实用神经外科诊治精要

魏峰 胡力 林亨 主编

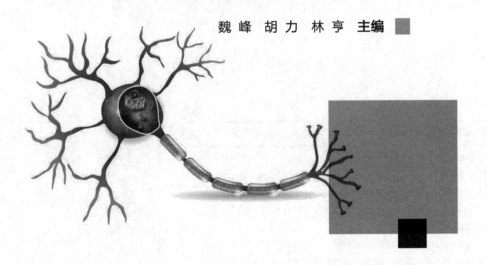

中国纺织出版社有限公司

图书在版编目（CIP）数据

实用神经外科诊治精要 / 魏峰，胡力，林亨主编
. -- 北京：中国纺织出版社有限公司，2023.12
ISBN 978-7-5229-1262-2

Ⅰ.①实⋯　Ⅱ.①魏⋯②胡⋯③林⋯　Ⅲ.①神经外
科学—疾病—诊疗　Ⅳ.①R651

中国国家版本馆CIP数据核字（2023）第241131号

责任编辑：傅保娣　　责任校对：高　涵　　责任印制：王艳丽

中国纺织出版社有限公司出版发行
地址：北京市朝阳区百子湾东里A407号楼　邮政编码：100124
销售电话：010—67004422　传真：010—87155801
http://www.c-textilep.com
中国纺织出版社天猫旗舰店
官方微博 http://weibo.com/2119887771
三河市宏盛印务有限公司印刷　各地新华书店经销
2023年12月第1版第1次印刷
开本：787×1092　1/16　印张：13.75
字数：330千字　定价：88.00元

编 委 会

前　言

随着神经科学和临床神经病学的飞速发展，神经外科学的发展也非往昔可比，新的发现接踵而至，新的成就层出不穷，使许多神经系统疾病在外科诊疗上的一些难点和盲点已逐步攻克和改善，各种神经系统疾病的检查、诊断和治疗也更加科学、有效、规范。

《实用神经外科诊治精要》首先介绍了病史采集与神经系统查体、神经外科手术基础、微创神经外科技术等基础内容，然后重点讲述了神经外科常见病、多发病的临床表现、诊断方法和治疗手段，涵盖了颅脑损伤、颅内肿瘤及神经外科疾病的手术治疗等内容。全书立足临床实践，内容精炼，重点突出，选材新颖，简明扼要，实用性强，力求深入浅出，便于神经外科相关从业人员查阅学习。

在编写过程中，虽力求做到写作方式和文笔风格的一致，但由于作者较多，再加上当今医学发展快速，疏漏之处在所难免，期望读者见谅，并予以批评指正，也欢迎各位医生在使用本书的过程中不断提出意见和建议，以供今后修订时参考。

编　者

2023 年 9 月

目　录

第一章

病史采集与神经系统查体

第一节　病史采集

　　疾病诊断的第一步是获取患病信息。病史的可靠性直接影响医师对疾病的判断，因此，采集病史应尽可能做到全面、准确。

一、采集方法

　　病史采集始于患者如何就诊。观察患者进入诊室的方式，由此判断患者的意识状态与运动系统是否健全，但被轮椅或担架床推进诊室并非都是不能行走者。聆听患者或亲属陈述是采集病史的关键，患者陈述尤为重要，能够提供思维、记忆与语言等信息，据此判断患者大脑的高级功能。此外，对不确切的表述，如"肢体活动不灵或不听使唤"可能涉及锥体系统损害的无力或小脑损害的运动协调不良，采用质询明确神经结构定位也是诊断不可或缺的环节。

二、采集内容

　　1. 主诉

　　患者就诊的主要原因，多为首发症状，是现病史的高度概括，包括患病症状与时间，一般不超过 20 个汉字。

　　2. 现病史

　　以主诉为中心展开的患病过程描述，包括主要症状出现时间、伴随症状、起病特点、发展过程，以及曾经就医的诊治情况。现病史描述按照症状出现顺序依次记录，这有助于医师判断原发病灶部位及可能累及的范围。

　　伴随症状是与主要症状同时或随后出现的症状，是定位依据。例如，第Ⅲ、第Ⅳ和第Ⅵ对脑神经受累均可出现复视，伴随睑下垂和瞳孔变化提示动眼神经受累；是否伴随肢体无力（锥体束损害）、视力改变（视神经）或面部感觉异常（三叉神经）是动眼神经损害进一步定位在脑干或颅内眶尖、眶上裂病变的依据。伴随症状还能提供病变范围，如头痛患者在复视后出现大小便障碍，提示病变从脑部波及脊髓。

　　起病特征和进展过程为定性诊断提供线索。血管疾病起病急，进展快；变性病与肿瘤起病隐匿，渐进发展，前者病程一般长于后者；炎性疾病介于血管病与肿瘤之间；反复发作和散在多发病灶提示脱髓鞘类疾病，如多发性硬化症。

3. 既往史

记录过去所患疾病（具体日期与诊治经过），为防遗漏，通常采用系统回顾。重点询问与本病相关疾病会有事半功倍的效果，如脑血管病更应注意以往血压、血脂和血糖等情况，癫痫发作患者不应遗漏既往脑外伤、一氧化碳中毒等信息。

4. 个人史

记录出生地点、居住地域（包括长期居住地与近期所到地区）、生活方式（包括烟酒嗜好情况）、生活习惯（左利或右利）、职业（工作环境与毒物接触史）及性格特点等。对于儿童患者，还应记录出生窒息与产伤，以及发育、成长过程。

5. 婚育史与月经史

记录结婚年龄与生育情况。女性患者还应详细记录月经与孕育情况，包括月经的初潮年龄、末次月经日期、月经周期与规律性，以及出血量等；有性生活史者应详细记录妊娠与分娩的时间与次数，以及有无流产等。

6. 家族史

记录家族成员的患病情况。与家族关系密切的神经系统疾病分为两类：一类是具有家族遗传特征的遗传性疾病，如肌营养不良症；另一类是具有家族患病特征的非遗传性疾病，如偏头痛。因此，不应忽视家族成员相关疾病的询问与记录。

（魏　峰）

第二节　神经系统查体

神经科患者的查体包括全身各系统的常规检查和针对神经系统的专科检查，后者是针对脑和脊髓等神经结构的专项检查，主要包括 12 对脑神经、感觉系统和运动系统等。开始神经专项检查前，应对患者的一般状况进行评估，包括意识状态、发育、营养状况，以及头颅、脊柱检查。

一、脑神经

检查 12 对脑神经是神经科医师必须掌握的临床基本功。为防止遗漏，检查顺序按照脑神经的排列，便于记忆将其编为顺口溜："一嗅二视三动眼，四滑五叉六外展，七面八听九舌咽，迷走和副舌下全。"

（一）嗅神经

嗅神经是第 I 对脑神经，属于辨认气味的感觉神经。检查时患者闭目、堵住一侧鼻孔，将柔和气味物品（香皂或食醋）放在一侧鼻下分辨气味，逐侧检查。因鼻腔黏膜还有三叉神经分布，应避免用氨水或葱等挥发物刺激三叉神经。嗅神经病变因损毁或刺激性质不同表现为嗅觉减退或幻嗅。单侧病变意义更大，见于颅底骨折、额叶肿瘤、炎症或痫性放电。

（二）视神经

视神经是第 II 对脑神经，属于感觉神经。视神经与嗅神经是两条不经过脑干直接与大脑皮质联系的神经。视神经检查包括视力（又称视敏度）、视野和眼底检查。

1. 视神经检查

（1）视力检查：在一定距离内阅读标准视力表或报纸记录视力，严重视力损害可用眼前数指或有无光感记录。

（2）视野检查：视野分为周边视野和中心视野。周边视野指固定视点30°范围外的视野。临床检查多采用手指晃动法。检查者与患者面对面，患者用手遮挡一侧眼，被检眼向前平视盯住固定视点，检查者从患者被检眼外侧向中心方向移动晃动的手指至患者能够发现为止，记录每侧眼的可视范围（图1-1）。正常人周边视野范围，额侧为55°、鼻侧为60°、颧侧为70°、颞侧为90°，眼周器官可影响视野范围。中心视野是指固定视点30°范围内的视野，需用专业平面视野计检测。中心视野内有一生理盲点，正常人不易察觉，系视盘内无视细胞分布造成的生理盲区，位于注视点外侧约15°，呈竖椭圆形，平均垂直径为7°~10°，横径为5°~7°。视盘水肿时生理盲区扩大，是发现视盘水肿的方法之一。

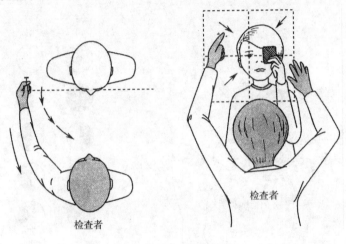

图1-1　视野检查方法

（3）眼底检查：使用专业检眼镜在暗室内进行。神经科医师经瞳孔窥视眼底的重点是视盘与血管。正常人的视盘边缘清晰，呈橘黄色，中央颜色略淡为生理凹陷，自视盘向外发出的血管源自视网膜中央动脉，是颈内动脉系统的眼动脉分支，分为颞上、下动脉和鼻上、下动脉。动脉与静脉并行排列，动脉细而色淡，静脉粗而色暗，动脉与静脉管径比为2：3（图1-2）。视盘异常的形式如下。①视盘水肿：早期表现为视盘充血、颜色发红，静脉充盈或明显增粗（动、静脉比例异常），随后静脉搏动消失；晚期视盘边界模糊，生理凹陷消失。调节检眼镜分别观察血管在视盘及视网膜位置的清晰度之差可获得视盘突起的高度，通常三个折光度相当于1 mm高度。②视神经萎缩：视盘颜色变淡，边界清晰为原发性，边界模糊为继发性。此外，眼底血管在动脉硬化时动脉变细或视盘水肿时静脉增粗均可导致动、静脉管径比值异常，甚至因血管破裂出现火焰状出血。

2. 视神经病变

主要表现为视物模糊、视力减退、视野缺损和眼底异常。视通路不同部位病变的视野缺损不同（图1-3）。

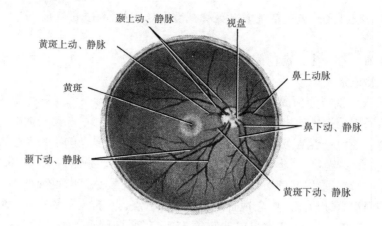

图 1-2　正常眼底（右侧）

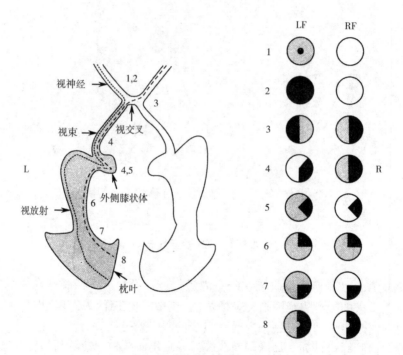

图 1-3　视通路病变部位与视野缺损

1. 视神经（黄斑纤维）；2. 视神经（完全）；3. 视交叉；4. 视束；5. 外侧膝状体；

6. 视放射（下部）；7. 视放射（上部）；8. 枕叶视觉皮质

（三）动眼神经、滑车神经、展神经

眼球运动是由多对脑神经共同协调完成，均属于运动神经，统称为眼动神经，临床检查常同时进行，包括第Ⅲ对动眼神经、第Ⅳ对滑车神经和第Ⅵ对展神经。

1. 眼动神经检查

包括瞳孔、睑裂、眼球运动、复视等检查。

（1）瞳孔检查：观察形状、大小，以及光照射或双眼球内聚时的变化，两侧对比。正常成人两侧瞳孔呈等大圆形，室内光线下直径为 3~4 mm，两侧直径差小于 1 mm。瞳孔缩小是指直径小于 2 mm。瞳孔散大是指直径大于 5 mm。检查瞳孔反射如下。①对光反射，检查者用手电筒从侧面照射患者的一侧瞳孔，分别观察照射侧和对侧的瞳孔变化。照射侧瞳孔迅速缩小称为直接对光反射，对侧瞳孔缩小称为间接对光反射。检查时应避免手电筒放在患者眼前导致注视近物引发调节反射的瞳孔缩小。②调节反射：检查时让患者注视医师的手指，并从远方（30 cm 外）逐渐移至患者眼前，观察患者瞳孔变化。注视逐渐近移物体时瞳孔随之缩小为调节反射。

（2）眼睑与眼球检查：观察患者平视时两侧眼睑位置是否一致，睑裂大小是否对称，眼球有无突出或内陷。测试眼球按"米"字分布的各方向运动是否充分，两侧眼球运动是否协调，注意眼球运动时有无复视或眼球震颤。

（3）辐辏反射检查：检查者伸出示指并由远处逐渐向患者眼前移动，观察患者随远物逐渐近移时双眼球是否内收汇聚，该现象称为辐辏反射。不能追视检查者手指移动时，可让患者自己移动手指代替。

（4）眼球震颤检查：眼球不自主的往返运动称为眼球震颤，与前庭神经受累有关。让患者注视某方向时，观察是否出现水平或垂直，或略带旋转的眼球震颤。

2. 眼动神经病变

第Ⅲ、第Ⅳ、第Ⅵ脑神经损伤均可导致复视，但各神经的复视位置不同。第Ⅲ对脑神经损伤时，患侧眼球固定在外展位，复视出现在上、下与内收运动时，并伴患侧上睑下垂、瞳孔散大、直接对光反射消失。第Ⅳ对脑神经损害时下视出现复视（下楼明显）。第Ⅵ对脑神经损伤后患侧眼球处在内收位，眼球外展时出现复视。

（四）三叉神经

三叉神经是第Ⅴ对脑神经，司面部感觉、并支配咀嚼肌运动，属混合神经。三叉神经运动核受双侧皮质延髓束支配，单侧核上损害时三叉神经支配的咀嚼肌不发生瘫痪，双侧核上病变时下颌反射亢进。

1. 三叉神经检查

包括感觉、运动及反射检查。

（1）感觉检查：三叉神经的感觉分支以眼角和口角为界，分别支配额（V_1）、颊（V_2）、颌（V_3）的面部浅感觉。检查时选用钝针、棉絮丝或盛有冷水（3 ℃）或热水（50 ℃）的试管，分别测试面部三支区域的痛觉、轻触觉和温度觉。检查中应先两侧对比，随后从外侧缘（耳前）逐渐向中心（鼻）方向测试，鉴别核性或神经干性损伤。

（2）运动检查：观察患者张口时下颌有无偏斜；检查者将双手放在患者颞部或腮部，比较咀嚼动作时两侧颞肌或咬肌的收缩力，也可让患者单侧咬住压舌板后试着拔出来检查咬肌。

（3）反射检查：①角膜反射，患者注视侧上方、充分暴露角膜，检查者用棉絮丝从一侧轻触角膜边缘（避免直对瞳孔的碰触动作引发瞬目反射），观察两侧眨眼速度；②下颌反射，患者口唇微张，检查者将左手拇指置于患者下颌、并叩击左手拇指；或用压舌板盖在患者下齿上，并从上向下叩击压舌板，观察下颌上提动作。

2. 三叉神经病变

因受累结构和病变性质而表现不同。感觉神经的刺激病变表现为患侧面部的疼痛，损毁病变表现为感觉减退；感觉异常区在神经干损害时按分支分布，核性损害时呈洋葱皮样分布。运动神经受累时，单侧病变的患侧咀嚼无力，张口时下颌偏向患侧，患侧角膜反射减弱或消失；双侧病变时下颌反射亢进。

（五）面神经

面神经是第Ⅶ对脑神经，属于运动和感觉的混合神经。躯体运动纤维支配面部各表情肌，内脏运动纤维支配泪腺、颌下腺和舌下腺分泌，内脏感觉纤维司舌前2/3味觉。

1. 面神经检查

重点在于面部表情肌运动与味觉。

（1）表情肌运动：让患者扬眉、闭目、鼓腮或吹哨等，观察两侧运动是否对称。持续用力挤眼后患侧睫毛最先暴露称为"睫毛征"，是发现轻度眼肌瘫痪的方法。

（2）味觉检查：患者将舌伸出口外，检查者将沾有糖水或盐水的棉棒涂在舌体一侧，让患者在纸上标出感受的味道。避免标出感受前舌回缩（引发吞咽动作经舌咽神经支配舌后1/3味觉）混淆检查。

2. 面神经病变

面神经损毁与刺激的表现不同，前者引起面肌瘫痪，后者出现面肌抽搐或痉挛。损毁部位决定了面肌瘫痪类型，病灶对侧下半部面肌瘫痪是面神经核上损伤，属于中枢型面瘫；病灶同侧全部面肌瘫痪是面神经核或其神经干损伤，属于周围型面瘫。

（六）前庭蜗神经

前庭蜗神经又称位听神经，是第Ⅷ对脑神经，神经干由感受听刺激的蜗神经和控制平衡的前庭神经共同组成。检查包括听力与前庭功能检查。

1. 听力检查

采用纯音、语音或音叉检测蜗神经。电测听是用纯音测定听力的定量方法。语音检查时，患者背对检查者保持一定距离，堵住一侧耳孔，检查者耳语后患者重复。音叉检查方法：①Rinne试验（骨气导比较），将振动音叉柄放在患者一侧乳突至不能听到声音后，再置于该侧耳前分辨声音。正常人气导大于骨导（Rinne试验阳性），传导性耳聋时骨导大于气导（Rinne试验阴性）；②Weber试验（两侧骨导比较），将振动音叉柄置于患者前额或头顶中央，令其分辨声音位置（感音性耳聋声音偏向健侧）；③Schwabach试验（骨导敏感比较），将振动音叉柄分别置于患者和检查者的乳突，比较两者骨导持续时间（检查者须听力正常）。

2. 前庭功能检查

包括测试平衡和观察眼球震颤。运动偏离试验：患者将示指放在检查者示指上，随后闭目，抬高上臂后再往返点击检查者示指（图1-4A）。罗姆伯格试验（又称闭目难立正试验）：患者两脚并拢、双臂向前平举，随后闭目保持该姿势。闭目后身体摇摆，不能维持平衡为罗姆伯格征阳性（图1-4B）。眼球震颤与前庭神经密不可分（检查详见动眼神经），头位性眩晕者应进行位置性眼球震颤诱发试验，患者仰卧，检查者双手托住患者悬空的头部分别向两侧旋转，至少持续观察30秒；随后让患者坐起，观察患者坐位和两侧转头时有无眼球震颤（图1-5）。此外，旋转和变温（冷热水）试验也是前庭功能检查方法。

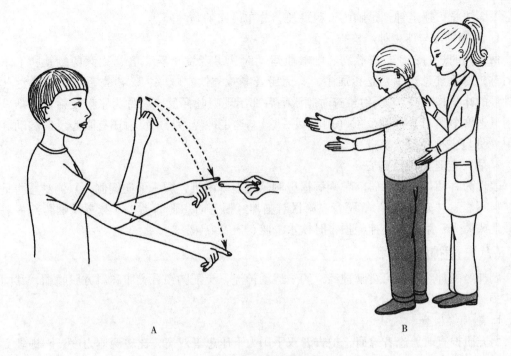

A　　　　　　　　B

图 1-4　平衡试验

A. 运动偏离试验；B. Romberg 试验

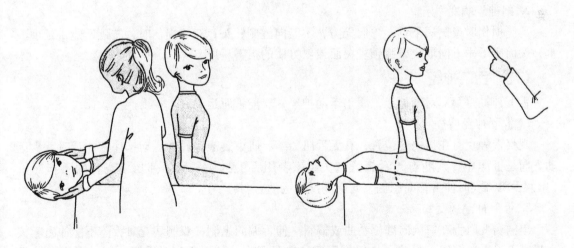

图 1-5　位置性眼震诱发方法

3. 前庭蜗神经病变

临床表现取决于受累纤维成分。耳鸣与听力减退是蜗神经受累，眩晕（视物旋转或自身颠簸感）与眼球震颤提示前庭神经病变。

（七）舌咽神经和迷走神经

舌咽神经和迷走神经是第Ⅸ、第Ⅹ对脑神经，含运动与感觉纤维，属于混合神经，主要分布于咽、腭部黏膜，司一般感觉，支配咽喉、软腭肌运动。舌咽神经尚有内脏感觉支，司舌后 1/3 味觉。迷走神经是脑内行程最长、分布最广的脑神经。

1. 舌咽神经与迷走神经检查

两者同时进行：①检查软腭、咽喉肌运动时让患者发"啊"音，注意两侧软腭上举是否对称，腭垂（悬雍垂）是否居中，有无声音嘶哑与饮水呛咳；②检查舌后 1/3 味觉（同面神经的味觉检查）；③反射检查时刺激咽后部出现呕吐样反应统称为张口反射，包括软腭反射（刺激软腭弓）和咽反射（刺激咽后壁）。迷走神经参与的反射还有眼心反射和动脉窦反射（见自主神经系统检查）等。

2. 舌咽与迷走神经病变

表现为吞咽与构音障碍。单侧病损患侧软腭上举困难，腭垂偏向健侧；双侧受累腭垂居中，但不能发"g、k、h"等腭音。第Ⅸ对脑神经损害时患侧舌后 1/3 味觉及咽腭部一般感觉减退或消失；第Ⅹ对脑神经损害时饮水呛咳、声音嘶哑。

（八）副神经

副神经的神经是第Ⅺ对脑神经，属于运动神经，支配胸锁乳突肌和斜方肌收缩，共同完成转颈、耸肩等动作。

1. 副神经检查

斜方肌检查时，患者耸肩，检查者双手用力下压患者双肩，比较两侧力度。胸锁乳突肌检查时，检查者将手掌置于患者一侧下颏，令其向该侧用力转头抵抗（单侧）或用手抵住患者额头，令其用力低头屈颈（双侧）。

2. 副神经病变

单侧损伤时患侧肩下垂、耸肩无力，不能向健侧转头；双侧损伤时，转颈不能，颈项下垂，头前后下垂方向取决于胸锁乳突肌或斜方肌的损害程度。

（九）舌下神经

舌下神经是第Ⅻ对脑神经，属于运动神经，支配舌肌运动。

1. 舌下神经检查

观察舌静止时在口内的位置，有无舌肌萎缩、肌束震颤和异常运动；注意伸舌时舌尖运动方向是否居中。判断有无舌轻瘫时，让患者用舌尖抵住一侧颊部与检查者的手指对抗（单侧舌肌瘫痪时伸舌偏向患侧，向健侧抵抗运动力弱）。

2. 舌下神经病变

单侧病变时舌在口内向健侧卷曲或偏斜，伸舌偏向患侧；双侧病变时舌体不能伸出。核上损害不伴舌肌萎缩，患侧舌体轻度隆起、略显肥大；核下损害时舌肌萎缩，患侧舌体较小，镰状弯向患侧。

二、感觉系统

感觉系统是人体与外界联络的信使，根据感受性质分为一般感觉和特殊感觉，根据感受器位置分为浅感觉和深感觉，多种信号经大脑皮质综合分析后获得的感觉为复合觉。感觉的多样增加了检查的难度。

1. 浅感觉检查

浅感觉包括浅痛觉、温度觉和轻触觉，是指感受器位于机体浅层。浅痛觉检查时，用大头针尖或针柄变换刺激，患者闭目辨认"尖"或"钝"；温度觉检查时，用冷水（5～10℃）和热水（30～40℃）交替接触患者后让其说出感受；轻触觉检查时，用棉絮轻触患者皮肤，令其闭目计数感受的次数。检查应在两侧对应部位比较，并从感觉低敏区向高敏区过渡，避免有节律的刺激致患者推测性计数。

2. 深感觉检查

深感觉包括音叉振动觉和关节位置觉，其感受器位于机体深方的肌、肌腱、韧带、骨和关节等，又称为本体感觉。音叉振动觉检查时，将 128 Hz 低频音叉柄振动后放在患者骨隆起处（踝骨、髂前上棘、颈椎棘突、胸骨、锁骨或手指关节等处），让其示意有无震动；关节位置觉检查时，检查者用手指捏住患者手指或足趾两侧，上下晃动后停止在某一位置，令患者闭目说出所处位置。此外，挤压肌腱，捏握睾丸或用压力计按压皮肤后读出压力数值也是深感觉（深痛觉或压觉）的检查方法。

3. 复合觉检查

在患者意识清醒与浅感觉正常条件下进行。

（1）两点辨别觉检查：用双脚规的单脚或双脚交替接触患者，让其报出单脚或双脚接触；调整两脚宽度至患者能说出两点接触的最小距离。两点辨别的最小距离是舌尖 1 mm，指尖 2～4 mm，手指背 4～6 mm，手掌心 8～12 mm，手背 20～30 mm，四肢与躯干距离较宽。

（2）图形觉检查：在患者身上书写数字、字母或简单图形，让其辨认，不能识别者为图形觉缺失。

（3）实体觉检查：患者闭目，用手触摸物品后说出它的形状与材质，不能辨认者为实体觉缺失或触觉失认。

（4）重量辨别觉检查：让患者比较体积相同、重量不同（相差50%）的物品，不能辨认者为失辨重能。

三、运动系统

运动系统检查是判断锥体系统、锥体外系统、小脑系统和周围神经系统的神经结构是否完整。检查包括肌力、肌张力和肌容积，共济运动与异常运动，以及生理与病理反射等。

（一）肌力

肌力（muscle strength）是指骨骼肌的收缩强度，具有明显个体差异，个体间无可比性，检查仅在个体两侧进行对比。肌力检查按近、远端关节，或功能相同肌群进行检测。

肌力分级标准（6级）：0级，无肌肉收缩，完全瘫痪；Ⅰ级，可见或触摸到肌收缩，但不能使关节移位；Ⅱ级，肢体关节可平行移动，但不能做对抗地心引力的运动；Ⅲ级，肢体关节能够进行对抗地心引力的运动，但无抵抗阻力能力；Ⅳ级，肢体可做抵抗阻力运动，但弱于正常；Ⅴ级，正常肌力。

（二）肌张力

肌张力（muscle tension）是肌放松、无自主收缩时被动运动关节所感受的肌紧张度。检查需在温暖、舒适体位下进行：①静态肌张力检查时，用手触捏无收缩的骨骼肌硬度；②动态肌张力检查时，注意被动运动关节的肌收缩阻力及关节活动度。

肌张力分级标准根据 Ashworth 标准，肌张力分为 5 级，临床很少用。

肌张力检查方法：①头颈部，检查者用右手在左手之上托住患者枕部，并突然向侧方撤离右手，观察头部是否垂落；②肩关节，检查者双手握住患者双肩前后或左右晃动，观察患者上肢摆动幅度；③肘、腕关节，检查者握住患者手指连续做屈伸肘、腕或内、外旋手腕动作；④髋、膝关节，检查者握住患者踝部，连续进行屈伸髋、膝关节运动。

（三）肌容积

肌容积是一定体积内的肌细胞含量，其变化提示肌萎缩或肌肥大。检查包括观察与触摸肌放松或肌收缩时肌外形与肌硬度是否一致，肢体肌还可采用肌围测量的方法。正常骨骼肌富有弹性，肌外形与肌容积一致；肌强直时肌容积增加，肌外形无变化但肌坚硬；假性肌肥大时肌容积减少，肌外形增大但肌柔软如面团；肌萎缩时肌外形与肌容积一致减少。肢体肌测量时以骨性标志作为测量点，分别进行肌放松或肌收缩时的肌围测量。正常人两侧肢体的肌围差在 1 cm 以内，优势侧肌围略粗。

（四）共济运动

共济运动是主动肌、协同肌与拮抗肌、固定肌共同协调，准确完成有目的的动作，受小脑及其联络纤维控制。协调运动障碍时出现共济失调。共济运动检查分为上肢、下肢与躯干。

1. 上肢共济运动检查

指鼻试验：观察患者连续屈伸肘关节用示指点击自己鼻尖的准确性（图1-6A）。指鼻试验：观察患者用手指点击自己鼻尖后再触及检查者手指的动作准确性。反击征试验：检查者一手护住患者肩部，另一手握住患者腕部与之屈曲上肢对抗中突然松手，患者无法停止屈臂，并反弹击中自己肩部为反击征阳性（图1-6B）。轮替试验：观察患者双手快速、连续翻转手腕动作的速度与灵活性（图1-6C）。

2. 下肢共济运动检查

跟膝胫试验，患者将抬高下肢的足跟点击对侧髌骨后，沿对侧小腿胫骨下滑至足背，观察动作的准确性（图1-6D）。

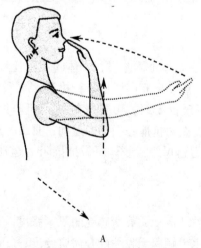
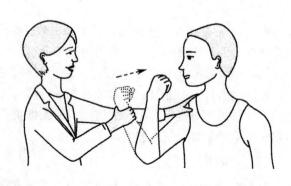

A   B

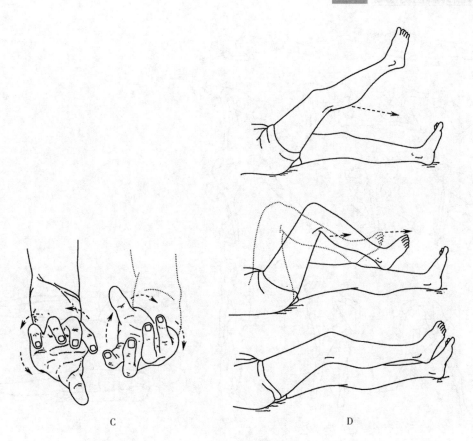

图1-6 共济失调检查方法

A. 指鼻试验；B. 反击征试验；C. 轮替试验；D. 跟膝胫试验

（五）步态与姿势

步态与姿势是判断运动系统病变部位的直观方法。

1. 步态异常的类型

（1）共济失调步态：与脊髓后索或小脑损害有关。前者行走不稳在闭目后加重，属于感觉性共济失调；后者睁闭眼均走路蹒跚，步基宽如醉汉，属于小脑性共济失调。

（2）痉挛步态：与锥体束损伤有关。单侧病变时，病变对侧下肢伸直自外向内划圈前行，上肢屈曲内收为痉挛性偏瘫步态；双侧病变时，两下肢伸直内收内旋，交叉前行似剪刀状为痉挛性截瘫步态。

（3）跨阈步态：与周围神经（腓神经）损害有关。行走时先高抬大腿，随后小腿甩出，足趾重落地似"跨栏"。

（4）肌营养不良步态：与肌损害有关。行走时髋部左右摆动如"鸭步"。

2. 特殊姿势类型

Gowers 征表现为从仰卧转为站立过程中需借助双手撑住大腿的力量才能完成站立动作，是肌病的特异性表现（图 1-7A）。去皮质强直是广泛大脑皮质受累，表现为双上肢屈曲、双下肢伸直（图 1-7B）。去大脑强直与中脑损伤有关，表现为四肢伸直，双臂轻微内旋（图1-7C）。此外，躯干或颈部向一侧强迫性扭转的姿势与肌张力障碍有关。

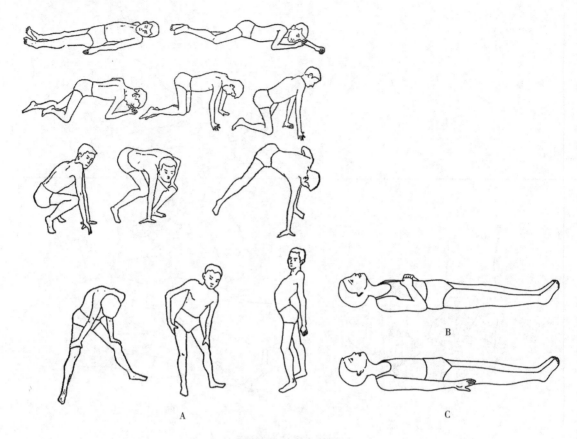

图 1-7　姿势与体位
A. Gowers 征；B. 去皮质强直；C. 去大脑强直

（六）异常运动

异常运动是指不受主观意志控制的运动，临床形式多样，与锥体外系或小脑损害有关。

1. 震颤

因互为拮抗肌的不随意交替收缩出现的节律性颤抖。安静时出现，运动后减弱为静止性震颤，见于帕金森病等；运动时出现，或在接近目标时加重，属于运动性震颤（意向性震颤），见于小脑损害；维持特定姿势出现的震颤为姿势性震颤。

2. 舞蹈运动

舞蹈运动是突然出现的不自主、无目的、不规则、无节律的非对称性过度运动，发生在肢体、躯干表现为甩臂、抛腿或晃腰，发生在面部、唇舌、咽喉时表现为挤眉、努嘴或不自主伸舌，说话顿挫似吟诗。

3. 手足徐动

手足徐动是不自主、无规律地缓慢、过度扭曲或蠕动运动，可发生在身体各部位，常见于肢体远端的腕指或足趾。

4. 偏身投掷

偏身投掷与舞蹈样运动相似，见于一侧肢体表现为连续粗鲁的抡臂、投掷动作，面部和躯干多无受累。

5. 扭转痉挛

扭转痉挛是以躯干为轴向一侧缓慢而强烈的不随意扭转，发生在颈部时头部持续侧转，称为痉挛性斜颈。

（七）反射

机体对外界刺激的特定反应称为反射，分为生理性反射和病理性反射。

1. 生理性反射

生理性反射是机体对外来刺激的正常反应，根据刺激部位分为浅反射与深反射。

（1）浅反射：刺激机体表浅部位（皮肤或黏膜）出现的反应。临床常用的浅反射包括：角膜反射，参见三叉神经检查；腹壁反射，轻划一侧腹壁皮肤，可见同侧腹壁肌收缩；提睾反射，轻划一侧大腿内侧皮肤，可见同侧睾丸收缩上提（图1-8A）；肛门反射，刺激肛门周围皮肤，可见肛门收缩（图1-8B）；足跖反射，由后向前划足底外侧缘皮肤，可见足趾跖屈（图1-8C）。

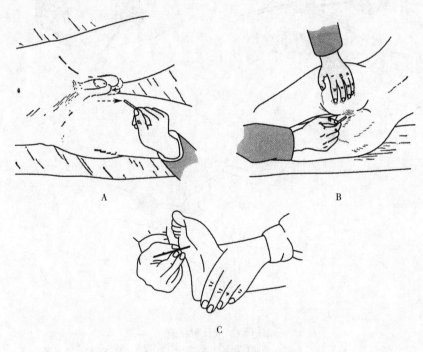

图1-8 浅反射的检查方法

A. 提睾反射；B. 肛门反射；C. 足跖反射

（2）深反射：刺激机体深处结构（肌腱或骨膜）引出的反应。临床常用的深反射包括：肱二头肌反射（$C_{5\sim6}$），检查者用拇指按压患者半屈肘的肱二头肌腱上，叩击检查者拇指引起患者前臂屈曲；肱三头肌反射（$C_{6\sim7}$），检查者叩击患者半屈肘关节鹰嘴上方的肱三头肌腱，引起伸肘动作；桡骨膜反射（$C_{5\sim8}$），检查者叩击患者前臂下1/3的桡骨茎突处，引起患者前臂和手指屈曲，前臂外旋；膝反射（$L_{2\sim4}$），叩击髌下股四头肌肌腱，引起小腿前伸动作；跟反射（$S_{1\sim2}$），叩击跟腱引起足趾跖屈运动（图1-9）。

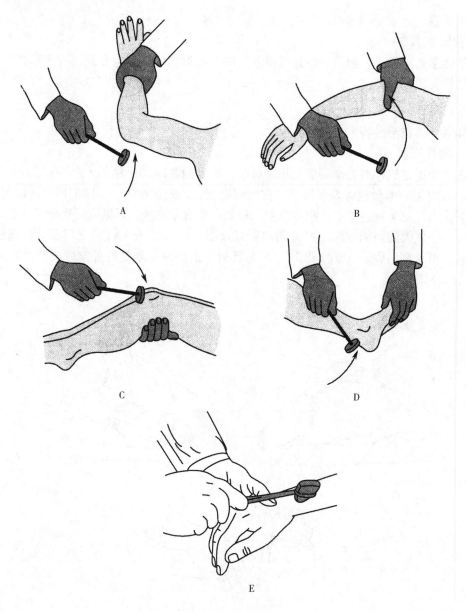

图 1-9　深反射检查

A. 肱二头肌反射；B. 肱三头肌反射；C. 膝反射；D. 跟反射；E. 桡骨膜反射

深反射分级标准：0 级（－），不能引出反应；1＋级（＋），轻跳动或仅有肌收缩不见关节动；2＋级（＋＋），正常反应；3＋级（＋＋＋），跳动幅度或叩击范围增大；4＋级（＋＋＋＋），反应极强或出现阵挛。

阵挛是深反射的病理反应，表现为被动运动过程中出现的关节连续跳动现象，常与深反射亢进并存。阵挛类型有：髌阵挛，检查者用拇指与示指用力向足背方向平推患者髌骨，并保持此位置时可见髌骨跳动；踝阵挛，检查者一手托住患者腘窝使其屈膝，另一手握住患者足部用力向上使其屈踝，并保持该位置时可见踝关节跳动（图 1-10）。

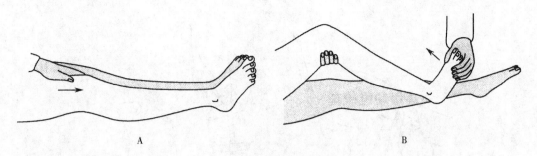

图 1-10 阵挛检查方法
A. 髌阵挛；B. 踝阵挛

2. 病理性反射

病理性反射是中枢神经系统（锥体束）病变后表现的特定反应，皮质脊髓束受累出现在肢体，皮质脑干束受累出现在头面部。

（1）肢体病理性反射：与锥体束损害有关，根据反应形式分为伸组反射和屈组反射。伸组病理性反射以巴宾斯基征最具代表性，检查时划足底外侧缘后出现足拇趾背伸、四趾扇形展开。此外，同巴宾斯基征意义的等位征还有普谢普征、查多克征、奥本海姆征、戈登征、贡达征、舍费尔征等，以普谢普征最敏感，但有假阳性（图 1-11）。常用的屈组病理性反射有：霍夫曼征，弹患者手中指的指甲后出其余四指屈曲；罗索利莫征，手部检查时患者手指松弛半握拳状，检查者用手指同时弹动患者 2～4 指后出现全部手指屈曲，足部检查时用叩诊锤敲击脚掌出现足趾跖屈（图 1-12）。

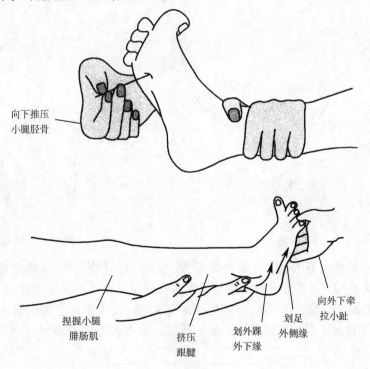

向下推压
小腿胫骨

捏握小腿
腓肠肌

挤压
跟腱

划外踝
外下缘

划足
外侧缘

向外下牵
拉小趾

图 1-11 下肢病理征的刺激部位

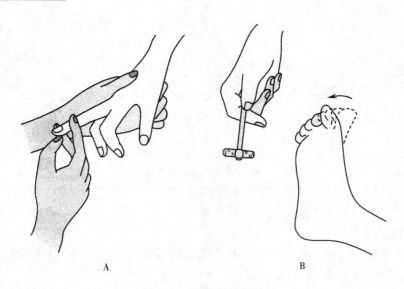

图 1-12 屈组病理反射
A. 霍夫曼征；B. 罗索利莫征

（2）头面部病理性反射：是皮质延髓束损害后出现在头面部的异常反应，属于皮质脑干反射。临床常用检查包括：掌颏反射，轻划患者一侧手掌大鱼际皮肤，见患者同侧下颏肌收缩（图 1-13）；下颌反射，参见三叉神经反射检查；努嘴反射，轻叩患者口唇，见其做噘嘴动作（图 1-14）。

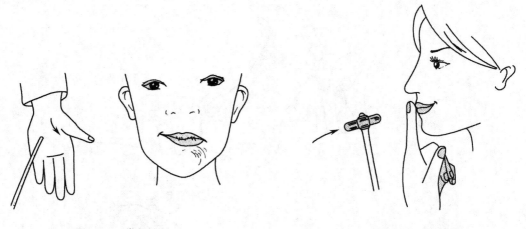

图 1-13 掌颏反射　　　　　　　　　　　　　　**图 1-14 努嘴反射**

（3）其他：某些反射出现在婴儿尚属正常，成年后再度出现即有病理意义。它与皮质脑干反射的意义不同，属于额叶释放反射，提示病变位于额叶前部至原始运动皮质范围内，也见于弥漫性脑损害。临床常用检查包括：强握反射，检查者从患者掌根向指尖方向轻划2~3遍，见该手出现不自主抓握反应；吸吮反射，检查者用手指轻刮或叩击患者唇周，见患者出现吸吮动作。

3. 反射的判断

生理性反射异常是指浅反射减弱或消失，深反射减弱、消失或亢进，以及病理性反射的出现均视为反射异常。

四、脑膜刺激征

脑膜刺激征是由脑膜受累引发的一组被动运动时的异常体征。它们包括：颈强直（nuchal rigidity），患者放松仰卧，检查者托住患者枕部做屈颈运动，屈颈阻力增大，甚至不能向两侧转头为异常；克尼格（Kernig）征，患者仰卧，检查者握住患者一侧踝部使髋关节与膝关节屈呈直角，随后上推小腿伸直膝关节，出现疼痛或上推阻力增加为阳性；布鲁津斯基（Brudzinski）征，患者两腿平伸仰卧，检查者用手托住患者枕部做屈颈运动，见双腿不自主屈曲为阳性（图1-15）。

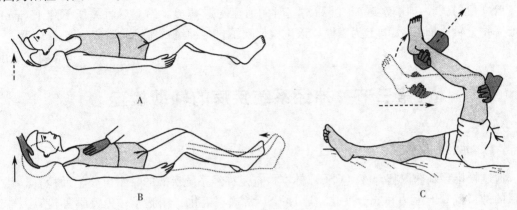

图1-15　脑膜刺激征

A. 颈强直；B. 布鲁津斯基（Brudzinski）征；C. 克尼格（Kernig）征

五、大脑皮质高级功能检查

大脑是人类精神活动、语言中枢的所在地，各脑叶控制不同的生理功能。检查主要包括语言能力，以及定向力、记忆力和计算力检查。

语言能力检查：与患者对话，并让其完成某些指令（如用右手触摸左耳）来判断语言表述与理解能力。语言表达时找词困难，用词单调或讷吃是运动性失语；语句丰满，但吐字或发声不清是构音障碍；不能听懂或理解复杂、抽象词语为感觉性失语。让患者说出展示物品的名称（如手表、钢笔、手电筒等），不能完成者是命名性失语。让患者抄写或听写句子，或按文字指令选择物品，或选读一段文字后复述阅读内容是检查文字语言的方法。患者无运动障碍，却丧失书写能力为失写症，无智力障碍及失明却丧失对视觉符号的认识能力，无法阅读文字、数字或绘画为失读症。

定向力、计算力、记忆力检查：①让患者说出就诊日期与时间，就诊地点或家庭住址，以及辨认周围亲属及众所周知的人物时分别检查时间定向力、地点定向力和人物定向力；②让患者在一定时间内完成100依次连续减7的计算，至少观察5个计算结果，并注意计算速度是检查计算力；③询问患者的近期生活，例如，晚饭吃了什么，或让患者先记住3种物品（如电话、手表、手电筒等），并在数分钟内或1小时后重复，据此判断瞬间记忆与近记忆，回忆数月或数年前事件是判断远记忆的检查方法。

六、自主神经系统

自主神经系统包括交感与副交感神经，不受大脑皮质控制，广泛分布于内脏、血管、汗腺等处。检查方法有皮肤划痕试验、体位性试验、发汗试验、竖毛反应、眼心反射和颈动脉窦反射等，简便易行和常用的方法是皮肤划痕试验、卧立反射试验。

皮肤划痕试验：用钝器轻划皮肤后观察反应。通常被划处在 10 秒内出现白痕并逐渐变红，半分钟后红痕增宽。如果白痕持续久，提示交感神经兴奋性增高；若红痕增宽并隆起，为副交感神经兴奋性增强或交感神经功能减退。检查的个体差异大，须在无皮肤过敏时进行。

卧立反射试验：比较安静平卧和站立时的血压与脉搏数。站立后收缩压下降 15 mmHg 或心率每分钟增加 12 次以上为阳性，该试验反映了自主神经对血管的调节功能。

（魏　峰）

第三节　神经系统疾病的辅助检查

一、脑脊液检查

通过腰椎穿刺获取脑脊液（CSF）标本检查是神经系统疾病的一个重要辅助检查。其主要目的是了解 CSF 压力和成分变化，通过 CSF 常规、生化、细胞学、免疫学等检查，辅助诊断神经系统疾病。此外，腰椎穿刺还可进行 CSF 动力学检查；注入显影剂和空气等造影，以观察脊髓蛛网膜下腔、脑蛛网膜下腔和脑室系统情况；注入放射性核素示踪剂，以了解 CSF 循环和吸收过程；放 CSF、进行 CSF 置换和鞘内注入药物治疗。

CSF 大部分由脉络丛产生，小部分为脑和脊髓实质的代谢形成。CSF 每日分泌 500 ~ 600 mL，每分钟产生 0.3 ~ 0.4 mL；即总量 140 mL 的 CSF，每 5 ~ 7 小时更新 1 次。影响 CSF 成分的因素包括：物质从血至脑和从血至 CSF 的弥散及主动转运，脑和脊髓代谢对溶质的影响，以及 CSF 形成速率。由于中枢神经系统局部代谢的差异及溶质在细胞外液与脑室和蛛网膜下腔 CSF 弥散或主动转运的差异，导致 CSF 溶质的浓度视标本的采集部位而异。许多 CSF 肽、激素和神经递质都存在头尾侧之间的浓度梯度和昼夜间的浓度变化。

颅内压由大气压、静水压和充盈压三部分组成。因此，在不同海拔高度的颅内压水平是不同的。静水压取决于测量水平以上截面所分隔的液体和组织的重量，故腰椎穿刺时 CSF 压力在坐位比侧卧位高。充盈压由颅内容物和被封闭组织的弹性决定。由于颅骨不可压缩，硬膜的膨胀能力也有限，因此，如果要保持颅内压不变，3 种颅内容物即 CSF、血液和脑组织的总体积应保持不变。脑血流和 CSF 虽只占颅内较小空间，它们的容量却能迅速减少。脑组织约占 80% 颅内空间，但占位病变只有在缓慢发生时，脑组织体积改变的代偿机制才能有效发挥作用。

正常成人侧卧时 CSF 的压力为 0.785 ~ 1.766 kPa（80 ~ 180 cmH$_2$O），高于 1.961 kPa（200 cmH$_2$O）为颅内压增高，低于 0.686 kPa（70 cmH$_2$O）为颅内压降低。压腹试验可了解穿刺针头是否在椎管蛛网膜下腔内。用手掌深压腹部，腹腔深静脉受压，导致椎管内静脉丛淤血，CSF 压力迅速上升，去除压力后，压力迅速下降，如穿刺针不通畅或不在蛛网膜下腔内，则压腹时压力不升。在脊髓病变疑有椎管梗阻时，应行压颈试验。正常情况下，压颈后 CSF 压力迅速上升 100 cmH$_2$O 以上，解除压颈后，压力迅速下降至初压水平。如在穿刺部位以上有椎管梗阻，压颈时压力不上升（完全梗阻），或上升、下降缓慢（部分梗阻），称为压颈试验阳性。如压迫一侧颈静脉，CSF 压力不上升，但压迫对侧上升正常，常指示该侧的横窦闭塞。但有颅内压升高或怀疑颅后窝肿瘤者，不应做压颈试验，以免发生脑疝。

正常 CSF 外观无色透明，白细胞数成人为（0～5）×10^6/L，儿童为（0～10）×10^6/L，超过 10×10^6/L 为异常。白细胞增多提示中枢神经系统有炎症。急性细菌性感染早期，常出现多核白细胞增多；结核或真菌性脑膜炎时，常出现单核白细胞增多，但在早期也可出现多核白细胞增多。正常 CSF 不应有红细胞，出现红细胞提示有出血。若 CSF 为血性或粉红色，多提示颅内或脊髓腔内有出血。可用三管连续接取 CSF，前后各管为均匀一致的血色，或离心后上清液呈淡黄色或黄色，表明为非损伤性出血，如蛛网膜下腔出血；前后各管的颜色依次变淡或离心后上清液呈无色透明，则为穿刺损伤出血。若 CSF 呈淡黄色或红黄色，提示脑或脊髓有出血，红细胞已破坏，血浆蛋白进入 CSF。一般腰椎穿刺损伤所致的血性 CSF 或 CSF 黄变，可存在 2～5 日。当 CSF 蛋白含量极高（多超过 10 g/L）时，CSF 离体后不久自发凝固，称为 Fromn 综合征。若 CSF 浑浊呈云雾状，通常是由于白细胞数超过 300×10^6/L 所致；蛋白质含量增加或含有大量细菌、真菌等也可使 CSF 浑浊；结核性脑膜炎常呈毛玻璃样微浑浊；而化脓性脑膜炎常呈明显浑浊。

CSF 和血液中的糖需要 2 小时才能达到平衡。正常 CSF 糖含量为 2.5～4.4 mmol/L，为血糖水平的 50%～70%，低于 2.25 mmol/L 为降低。糖含量明显减少见于化脓性脑膜炎，轻至中度减少见于结核性或真菌性脑膜炎以及脑膜癌病和转移癌。CSF 糖含量增加见于糖尿病、静脉注射葡萄糖等血糖增高情况。病毒感染时，CSF 糖含量正常或稍高。

CSF 氯化物正常值为 120～130 mmol/L，较血氯水平高。细菌性和真菌性脑膜炎时，CSF 氯化物含量降低，尤以结核性脑膜炎明显。剧烈呕吐或肾上腺皮质功能减退时，因血氯下降，CSF 氯含量也下降。

腰椎穿刺 CSF 蛋白质正常值为 0.15～0.45 g/L。蛋白质增高见于中枢神经系统感染、脑肿瘤、脑出血、椎管梗阻、吉兰-巴雷综合征等疾病。降低见于腰椎穿刺或硬膜损伤引起的 CSF 丢失、身体极度虚弱和营养不良。

对各种脑膜炎都应做 CSF 的细菌学检查，包括涂片和培养。疑有真菌性脑膜炎可做墨汁染色涂片，抗酸染色可查找结核菌。结核性脑膜炎的 CSF 静置 12～24 小时后，可见表面有纤维的网膜形成，取此膜涂片检查结核分枝杆菌，阳性率较高。为提高阳性率，应尽可能在抗生素使用前采集 CSF，在保温条件下尽早送检标本或在床旁培养，并分别进行有氧和厌氧培养。

正常脑脊液免疫球蛋白含量极少。免疫球蛋白增高见于免疫性疾病及中枢神经系统感染。当血-脑脊液屏障功能损害时，血中的免疫球蛋白可进入脑脊液中。确定中枢神经系统内（又称鞘内）是否有 IgG 合成对神经系统疾病尤其是多发性硬化的诊断具有重要的价值。临床上评估鞘内 IgG 合成的定性方法主要是测定脑脊液中寡克隆区带。IgG 指数和 24 小时 IgG 合成率可校正血浆中的蛋白进入对 CSF 免疫球蛋白水平的影响，是临床上评估鞘内 IgG 合成的常用定量方法。

特异性抗原和抗体检测对一些中枢神经系统疾病的诊断有较大的帮助，如单纯疱疹病毒抗原及抗体检测对单纯疱疹病毒性脑炎诊断，脑脊液密螺旋体荧光抗体吸收试验对神经梅毒，囊虫补体结合试验和囊虫酶联免疫吸附试验对脑猪囊尾蚴病等。

通过腰椎穿刺术直接将药物注入 CSF 中，可以绕开血脑屏障，促进药物进入脑实质内。这种治疗策略不同于高渗药物或缓激肽介导的血脑屏障开放技术，后者对小分子药物进入脑实质内的作用较大，但对高分子量药物（如神经生长因子）等穿越血脑屏障的效果很小。此外，血脑屏障开放也可能将血液中其他有害的物质带入脑内。但遗憾的是，腰池或脑室内注射药物的作用有限，并不能使药物大量进入脑实质。

二、脑电图和脑电地形图

脑电图（EEG）是脑自发性生物电位借助电子放大器放大后描记出来的曲线图，其特征是有节律的低频率交流型电活动。头皮表面记录到的脑电活动主要来自皮质椎体细胞顶树突的突触后电位，而脑电活动的节律由丘脑调控。

EEG 由频率、波幅、位相、波形等基本要素组成。一般采用双极导联记录头皮上两点间的电位差或单极导联记录头皮与无关电极（双耳垂）之间的电位差。正常 EEG 电位（波幅）为 $0.5 \sim 100\ \mu V$，通常需放大 100 万倍后描记于纸上。生物电信号发生位置与记录电极之间存在复杂的阻抗系统，因此 EEG 波幅的测定多少有些粗糙和不重要。

EEG 的频率可分为 4 种频带：α 波的频率为 $8 \sim 13\ Hz$，β 波的频率为 $14 \sim 30\ Hz$，θ 波的频率为 $4 \sim 7\ Hz$，δ 波的频率为 $4\ Hz$ 以下。θ 波和 δ 波称为慢波。

连续出现 ≥ 3 个形态、频率相同的波称为节律。正常人 80% 以上以 α 节律为主。α 节律主要分布在枕部和顶部，两侧对称，其 α 波的频率变化不超过 $2\ Hz$，两侧对应区差别小于 20%，在清醒安静闭目状态下容易出现，但睁眼则可能完全消失，代之以低波幅 β 波。β 活动是正常成人清醒 EEG 的主要成分，其波幅多低于 $25\ \mu V$，分布广泛，主要见于额叶和颞叶。少量 θ 波见于正常额颞区。δ 波在正常清醒状态下几乎没有，但入睡可出现，且由浅入深逐渐增多。过度换气时，约 80% 的儿童和 30% 的成人出现高波幅的慢波节律，不应认为是异常。

EEG 与年龄密切相关。初生时婴儿以 δ 波为主，随着年龄增加，慢波逐渐减少，而 α 波逐渐增多，至 $14 \sim 18$ 岁时接近于成人 EEG 表现。EEG 在睡眠时与清醒时完全不同。在非快速眼动相（NREM）的第 1 期（困倦期），清醒时的 α 节律消失，代之以低波幅慢波；第 2 期（浅睡期）出现睡眠纺锤波($12 \sim 14\ Hz$)；第 3、第 4 期（深睡期）出现广泛性分布的高波幅慢波。在快速眼动相（REM）则出现低电压、混合频率的脑电活动。

EEG 偏离正常范围即称为异常。常见的异常表现包括：①慢波增多，背景活动出现弥漫性慢波是最常见的 EEG 异常表现，见于各种原因导致的弥漫性脑损害；②出现异常波，如棘波、尖波、棘慢复合波、多棘复合波、三相波等；③波幅改变，其中以波幅降低比较有意义。广泛性 EEG 异常可根据异常程度分为边缘状态、轻度异常、中度异常和重度异常。通常，一侧性或局限性异常不再分度。

EEG 在临床上最大的应用价值在于帮助癫痫的诊断和分型。在发作时出现癫痫样放电，如棘波、尖波、棘慢复合波等，是癫痫诊断的强有力证据。但癫痫患者在发作间期 EEG 正常或仅有轻微改变并不少见。在闪光刺激、剥夺睡眠、过度换气等激发措施下，EEG 检查的阳性率可提高。约 1% 成人和 3.5% 儿童从未有过癫痫发作，神经系统检查也正常，但

EEG 上却出现癫痫样放电。过去，EEG 常用于脑卒中、脑肿瘤等病变的定位，自脑 CT 和 MRI 等神经影像学技术广泛应用于临床以来，EEG 已几乎不再用于这类检查。有些 EEG 的异常表现对某些疾病的诊断十分重要，如高度失律与婴儿痉挛；双侧同步对称 3 Hz 重复出现的棘慢复合波与失神小发作；局限于额颞区的周期复合波与单纯疱疹脑炎；间隔 0.5 ~ 2.0 秒周期性爆发波与克罗伊茨费尔特·雅各布（Creutzfeldt-Jakob）病；电静息（< 0.5 μV）与脑死亡等。

脑电地形图（BEAM）是将各种节律的脑电信号，用计算机进行处理，转换成一种能够定位和定量分析的脑电检查技术。各种节律的脑电信号可用不同的颜色显示其在头皮的相应位置分布。其优点是对背景的分析较人工分析更敏感，直观性比较强。但脑电地形图不能反映脑电波形及各种波形出现的方式等重要信息，因而不能取代 EEG 检查，脑电地形图检查应结合 EEG 检查应用。

三、诱发电位

诱发电位指神经系统相应部位对某种特定刺激产生的呈一定空间分布的、与刺激有固定时间关系的电位变化。与自发性 EEG 节律性电活动反映觉醒、意识、睡眠—觉醒周期等一般状态不同，诱发电位反映的是更离散的神经活动，是与感觉、运动、认知事物相关联而触发的短暂性电位。单个诱发电位的波幅很小，需将反复刺激下获得的多个瞬间反应电位进行计算机叠加处理，同时不断减除与刺激无时间关联的电活动波。一般诱发电位波形的命名为极性加平均峰潜伏期，波峰向下为正相波（P），向上为负相波（N），如在刺激后 100 毫秒出现的向下的波则称 P100。

根据刺激或记录的方式不同而有多种诱发电位，包括体感诱发电位（SEP）、视觉诱发电位（VEP）、脑干听觉诱发电位（BAEP）、事件相关电位（ERP）、运动诱发电位（MEP）等。

诱发电位主要用于了解感觉、运动、视觉等神经通路的功能和其客观评价，可较为敏感地检出亚临床病灶，甚至包括一些 CT 和 MRI 等影像学技术不能显示的中枢神经系统损害。缺点是缺少特异性，检查结果受各传导系统终端器官病变的影响。比较不同实验室的结果时，应注意仪器设置的刺激和记录参数一致。

四、肌电图和神经传导速度

肌电图（EMG）是通过同心圆针的针丝和针管两电极记录肌纤维微小电位差的一种技术，包括插入过程中、肌肉处于安静状态下、肌肉做不同程度随意收缩时的电活动。广义 EMG 还包括神经传导速度、重复神经电刺激、单纤维肌电图等内容。

当针电极插入肌肉时，刺激肌纤维产生短暂的电活动，称为插入电位。插入电位减少或消失见于肌肉纤维化或萎缩；增多或延长表明肌肉易激惹或肌膜不稳定，见于肌肉失神经支配或某些肌病。

在安静状态下，正常肌肉无电活动。急性肌肉损伤或肌肉失神经支配后出现肌纤维自发电位，常见纤颤电位和正锐波。肌肉自主收缩或受机械刺激后出现的节律性长时间持续性放电为肌强直放电。

当肌肉极轻微收缩时，只可记录到单个运动单位动作电位（MUAP）。一个运动单位是肌肉收缩的最小功能单位，由一个脊髓前角运动神经元及其支配的全部肌纤维构成。MUAP 是电极记录范围内一个运动单位所属肌纤维同步放电的总和，其波幅一般为 500 ~ 1 000 μV，持续时间 2 ~ 10 毫秒，波型多为双相或三相，称为单纯相。四相以上的波则称为多相波。由于远离电极的运动单位所属的肌纤维对 MUAP 影响很小，故一个运动单位的电活动特征不能以单个 MUAP 的检查结果来代表。常用方法是采用标准技术记录 20 个 MUAP 的平均时限和波幅。MUAP 时限和波幅减少提示运动单位肌纤维的数目减少，见于肌病或神经肌肉接头疾病；时限和波幅增加提示运动单位肌纤维的数目增多，见于肌肉失神经支配后获得残存神经元的神经再支配，此时多相波的百分比出现增加。

当肌肉中度收缩时，参与的运动单位数目增多，时而较稀疏，可分辨单个运动单位电位，时而密集，难以分辨单个运动单位电位，称为混合相。

当肌肉最大力收缩时，几乎所有的运动单位参与收缩，呈密集的、相互重叠的、难以分辨基线的许多运动单位电位，称为干扰相。在肌肉重收缩时，出现单纯相提示运动单位数量明显减少，出现混合相提示运动单位数量部分减少，出现低波幅干扰相（病理干扰相）提示肌纤维变性或坏死使运动单位变小。

神经传导速度测定主要包括运动神经传导速度（MCV）、感觉神经传导速度（SCV）、F 波和 H 反射。其主要异常所见是传导速度减慢和波幅降低。前者主要反映髓鞘损害，后者主要反映轴索损害。SCV 改变比 MCV 改变更为敏感。周围运动神经受超强电刺激后，引起一个大的复合肌肉动作电位（M 波）及一个小的在 M 波后的晚成分（F 波）。F 波由电刺激逆行传导至脊髓前角细胞再经运动神经回返放电引起，异常提示周围运动神经近端病变。H 反射是指在腘窝刺激胫神经，通过脊髓单突触反射，导致腓肠肌收缩而记录到的动作电位，主要用于腰骶神经根病变的诊断。重复神经电刺激是检测神经肌肉接头功能的重要手段。对 10 Hz 以下的低频重复电刺激，正常肌肉动作电位的波幅基本保持不变，而重症肌无力患者呈波幅逐渐递减现象。对 20 Hz 以上的高频刺激，Lambert-Eaton 综合征患者呈波幅递增反应。

EMG 和神经传导速度检查主要用于帮助诊断及鉴别诊断神经源性损害、肌原性损害和神经肌肉接头病变，帮助确定神经元、神经根、神经丛、周围神经病损的部位和程度，了解病变是急性或慢性，协助确定周围神经是轴索损害为主还是髓鞘损害为主，对一些肌肉病的诊断和神经损伤功能恢复的评估有重要意义。

（胡　力）

第二章

神经外科手术基础

第一节 手术主要器械设备

一、手术基本设备

神经外科手术设备包括可控手术床、头架、双极电凝器、手术显微镜、超声吸引器、手术用激光等。显微神经外科是现代神经外科的基础，显微手术器械包括显微手术剪刀、自动牵开器、显微针持（镊）等。随着高新技术的发展，现代神经外科在诊断和治疗上的方法和手段得到不断更新。

（一）多功能可控手术床

手术时术者最好坐在带扶手的专用手术椅操作，手术床的高度适应术者坐位时的双手高度。患者头被固定，为满足观察到各个角度的术野，需随时调整患者的头、体位。

（二）头架和脑牵开器

1. 头架

有不同类型，其中 Mayfield 头架有 3 个头钉，位置适宜。

2. 脑自动牵开器

由一组球面关节组成，内由一钢线穿连在一起，长 30~40 cm，一端固定不同规格的脑压板，另一端固定在头架或连接杆上。当扭紧钢线时，其臂硬挺，使前方脑板固定在所需位置。手术中牵开脑组织的时间不要过长，每 10~15 分钟放松脑压板 3~5 分钟，间断抬压脑组织，牵开脑的压力低于 2 mmHg 比较安全。

（三）双极电凝器和冲洗器

1. 双极电凝器

双极电凝器是神经外科手术重要的止血基本设备。其长度要求 8~25 cm，尖端直径 0.25~1.5 mm。双极电凝镊还是一把良好的分离器，可用作分离组织。一般为枪状，不阻挡视线，增加了术野的可视范围。

2. 显微冲洗器

在电凝和使用高速钻时，需不断地冲生理盐水，以降低钻头温度和防止双极电凝镊的尖端粘连。

（四）高速开颅钻

其动力有电和压缩气体两种，电钻的钻速不如气钻，但电钻可有正反两个方向旋转适用于临床。高速钻的优点是其运转时几乎无力矩。在启动、停止以及改变速度时钻头稳定，可确保手术安全。直径较小的钻头可用于钻孔，穿线固定骨瓣。磨钻头用于磨除蝶骨嵴、前床突、内耳道等部位颅骨。开颅器（铣刀）顶部的剥离端非常精细，可以把硬脑膜自颅骨内板分离，锯下骨瓣。术者应以右手持笔式握钻柄，并将腕部靠在手托上，以求稳定。

（五）吸引器

手术的全过程都需使用，用于清除术野的积血、冲洗水和脑脊液，也可用来牵开组织及做钝性分离。其顶端必须光滑，以防损伤细小的血管和神经。其柄上有一侧孔，用于调节压力，在大出血的紧急情况下，堵住吸引器侧孔，使吸力最大，及时吸除积血，保证术野清洁，以利止血。手术者手持吸引器的姿势以持笔式为好，拇指或示指位于吸引器孔处，根据需要调节孔开放的大小。

（六）显微手术器械

1. 手术显微镜

主要由照明系统，以及可供升降、前后左右调节的多关节支架和底座三部分组成。除吻合血管外，一般显微神经外科手术，放大 5 ~ 10 倍可以满足手术的要求，物距 300 ~ 400 mm，另有冷光源照明、摄像系统等。

2. 显微镊

由钛合金制作，质量轻，外表光滑，不易腐蚀，不磁化，具备足够弹性。分离组织时，先将镊尖端并拢插入组织，然后靠其弹性自动分开，上述动作反复进行，达到分离组织的作用。

3. 显微剪和蛛网膜刀

显微剪刀应锋利，关闭和开启要灵活自如。用显微刀切开颅底蛛网膜下腔池的蛛网膜、分离神经和血管周围的组织粘连时，其刀尖不应插入刀刃的 1/3，免损伤下面组织结构。

4. 显微针持

为吻合血管和神经持针用，以直柄针持常用。针持应用应熟练准确，必须在实验室反复地练习。在小的、深部术野中完成缝合、打结等操作。显微手术外科使用的缝合线为 6-0 至 10-0 尼龙线。颅内大血管可用 7-0 至 8-0 尼龙线，小的血管可用 9-0 线。

5. 显微分离器

除双极电凝镊外，专用的显微分离器（也称剥离器）有铲式和球面式不同形状。镊尖端并拢插入被分离组织，依靠其自身弹性，镊尖端分开，反复动作即可达到分离组织的作用。

二、显微神经外科设备与技术

显微神经外科技术从 20 世纪 50 年代以来逐渐成熟。随着神经影像学突破性的发展，显微神经解剖和显微手术器械及手术技巧的提高，神经外科手术范围日益扩大。在显微神经解剖及特殊器械的辅助下使手术的精细程度达到新的高度。患者术后生存质量显著提高。显微神经外科是由大体神经外科向微侵袭神经外科发展的主线，它的方法和理论为微侵袭神经外科奠定了一定基础。在当前和可预见的将来仍然是治疗疾病的主要手段。在给患者带来巨大好处的同时，也延长了神经外科医师的手术生命。

显微神经外科理论认为，蛛网膜为间皮成分，这些结缔组织在脑池形成纤维及小梁，它们成为蛛网膜的支架并与蛛网膜下腔中血管外膜相连。显微镜提供了观察接近生理状况活体蛛网膜下腔的机会，同时可以观察神经、血管的细致结构。蛛网膜对于神经外科手术的重要性在显微镜使用后被进一步认识，尤其是分离动脉瘤、动静脉畸形（arteriovenous malformation，AVM）和肿瘤的过程中蛛网膜及脑池的应用。

显微神经外科要求术者的手、眼在显微镜条件下建立反射，动作协调，具有特殊的操作技巧及难度，因此，对显微神经外科医师必须要有一定时间严格的实验室训练。

显微技术要求医师利用脑池的自然间隙解剖及暴露病变，手术过程要爱惜组织，尽其所能减少不必要的脑组织暴露和损伤。其操作原则为：①保持身体稳定，坐位手术，身体和术区保持自然的相对位置是减少疲劳、保持操作稳定准确的最简单的方法，尽量减少或不参与外科操作肌肉群的活动，使其保持松弛，减少疲劳和颤抖，节省术者体力；②保持手的稳定性，手托的应用对保证手术精细操作的准确性非常重要，手托应尽可能靠近术野，术者手臂、肩膀和后背肌肉放松；③移动视线，手眼协调，能通过自身本体觉和眼的余光来判断手和器械的位置；④减轻疲劳，术前避免剧烈活动。

三、神经内镜设备

神经内镜又称为脑室镜，作为微创神经外科的重要技术手段，可明显减少手术创伤，改善深部术野照明，放大术野解剖结构图像，扩大视角以减少手术盲区。在神经外科各个领域得到广泛应用。

早在 1910 年 Lespinase 即用膀胱镜电灼侧脑室内的脉络丛以治疗脑积水，但由于设备简陋，死亡率高，很难推广应用。1986 年，Giffith 提出了"内镜神经外科"概念，得益于照明系统、实时摄像监视、激光技术、硬和软的内镜、各种手术器械以及微球囊等的改进和应用，内镜在神经外科得到了广泛开展。神经内镜按质地分为硬质和软质（可屈曲性）两大类。按结构和功能又可分为两类：一类为具有操作孔道的内镜，可以通过其孔道对病灶进行切割、钳夹、烧灼和止血等操作，这类大多为硬质内镜；另一类为无操作孔道的内镜，可通过特殊设计的外加导管而实现前者的功能，常单纯地用于对脑深部病变的观察或进行治疗，该类内镜有硬质或软质的。因为手术全过程都在直径 <8 mm 的内镜下操作，所以手术创伤极小，恢复快。内镜手术可用于止血、活检和肿瘤切除等。

单纯神经内镜术方面，已常用于脑积水、颅内囊性病变和脑室系统病变。应用内镜定向穿刺进入侧脑室，再经室间孔进入第三脑室，用射频或激光在第三脑室底部开窗，再用球囊导管将其扩大而形成造瘘，脑脊液通过瘘口流入大脑脚间池，进入正常的脑脊液循环和吸收，形成内分流术，克服了以往脑室—腹腔（心房）分流术后常见分流管堵塞和感染的弊端；将颅内囊性病变（蛛网膜囊肿、脑实质内囊肿和透明隔囊肿等）与邻近的脑池或脑室穿通，使原来封闭的囊腔与蛛网膜下腔或脑室相通；对于脑室系统病变，囊性瘤可引流清除，实质性肿瘤也可活检和直接切除，如可完整摘除窄蒂的脉络丛乳头状瘤，可仅经钻孔穿刺达到清除和引流脑内血肿目的。

内镜辅助的显微外科手术方面，利用内镜的光源及监视系统，可对显微镜直视术野以外的区域进行观察，不但能增加术野的暴露，避免病灶的遗漏，同时也减轻了正常脑组织牵拉的程度，从而降低手术并发症和减轻术后反应。用于动脉瘤夹闭术、三叉神经血管减压术、经鼻—蝶入路脑垂体瘤切除术等；对囊性脑瘤可行肿瘤活检、抽吸囊液减压，并可行肿瘤的内放射治疗；直视下用 CO_2 或 YAG 激光是治疗脑深部中线结构病变及脑室内、基底核、丘脑和脑干等部位肿瘤的良好方法。还可在立体定向指引下，用内镜直视下进行颅内占位病变的活检，可克服单纯立体定向活检的盲目性，尤其是大大降低了对位于颅底和颅内中线部位肿瘤活检的风险。

神经内镜可用于椎管内病变的检查和治疗。对脊髓空洞症患者，分离粘连与分离膜性间隔，并进行空洞分流术，可避免对脊髓的损伤并取得良好的疗效。还可用于对脊髓血管畸形、肿瘤以及椎间盘摘除术、脊髓拴系松解术、脊膜膨出等的诊断与治疗。

内镜手术也存在一定的局限性：①受管径限制，视野狭小，难以观察手术部位全貌，若对周围组织的毗邻关系了解有限，易导致误判或操作失误；②需有一定空间才能观察和操作，在脑实质内无间隙可供操作，且图像显示不清，无法判断内镜所达到的位置，易误伤血管及脑组织，镜头接触血液等易致视野模糊；③目前可配套使用的手术器械有限，手术操作有一定困难；④内镜各种连接装置、配件多，操作过程中不易保持无菌条件，易致术后感染。

四、当代神经外科手术辅助设备

1. 超声吸引器

近年来，随着切割式超声手术刀的问世，超声外科吸引（CUSA）和超声驱动手术刀（UAS）已成为现代手术的新工具。CUSA 原理是利用超声高频机械振荡所产生的能量作用于软组织，使病变组织产生空化作用，将其碎裂成糊状或溶胶状，随即以负压吸引进行清除，从而逐渐地消除病变组织或除去多余的组织（如脂肪）等。CUSA 不易破坏血管，在手术中可明显地减少出血，又无过热等缺点。因此，CUSA 是目前医学界公认的一种较为理想的外科手术切割器械。但因显微手术术野小，为防止视野的死角，需要弯柄超声吸引器，振动功率降低，影响对质地硬的病变的切除。

2. 氩氦刀

氩氦刀又称氩氦超导手术系统，是近年来研制成功的治疗脑肿瘤等病变的高精度仪器，属于经皮冷冻治疗的设备。氩氦刀并非真正的手术刀，它采用计算机全程监控，对病变进行准确定位，并直接或经皮穿刺的微创方法治疗病变。应用于脑肿瘤（尤其是恶性肿瘤）的手术，既可在短时间内损毁瘤细胞，又可让冷冻的瘤体以手术方式被切除，在切除脑动静脉畸形中应用也可很好地控制出血。

3. 手术用激光

Rosomoff 于 1966 年将激光引入脑肿瘤的手术切除。激光与手术显微镜、立体定向技术及神经内镜的有机结合，为神经系统肿瘤的治疗提供了更多的方法。激光是激光器产生的一种电磁波光电辐射，它既具有波的性质，有一定的波长和频率，又具备光子流现象，有一定能量的粒子。在谐振腔，工作物质与激励源相结合，形成了激光辐射，对照射组织在数毫秒内可产生数百甚至上千摄氏度的高温，从而引起生物组织的蛋白质变性、凝固性坏死，甚至出现炭化或汽化等物理性改变。激光集中能量瞬间作用，对肿瘤周围正常组织影响极少，距激光焦点 1 mm 以外的组织细胞都不会造成损伤。二氧化碳激光主要用于切除颅底脑膜瘤、神经纤维肿瘤、颅咽管瘤、椎管内脊髓外瘤和中枢神经系统脂肪瘤，还可用于切开蛛网膜。氩激光和二氧化碳激光适用于神经切断性手术，如脊髓侧索切断术、后根神经节损毁术。氧激光等适用于治疗血运丰富的肿瘤和中枢神经系统血管性疾病。

（林　亨）

第二节　术前准备与术前评估

手术既是一个治疗过程，又是一个创伤过程。因此，手术前的准备，就是要采取各种措施，尽量使患者接近生理状态，以便使患者更好地耐受手术。

一、术前准备

术前准备工作主要包括两个方面：①心理方面的准备；②提高手术耐受力的准备。

一般性术前准备同普通外科。对神经外科比较特殊的术前准备，应注意：①若颅内压增高显著，应先行脱水治疗并尽早手术，若为第三脑室或颅后窝占位，头痛加剧，出现频繁呕吐或意识不清者，提示有严重颅内压增高，应行脑室穿刺外引流或脑室分流术，以缓解梗阻性脑积水，改善患者的病情，然后尽快手术；②脑疝患者除急行脱水利尿外，有脑积水者，应立即行脑室穿刺引流，使脑疝复位，缓解病情，如果效果不明显，而病变部位已明确，应考虑急诊开颅手术，解除危及生命的病变；③有些颅内血管性疾病，如颈动脉海绵窦段、颈内动脉床突上段动脉瘤，要在术前 2~3 周开始做颈内动脉压迫训练，以促进侧支循环的建立；对于鞍区病变，特别垂体功能低下者，术前 2~3 日开始应用肾上腺皮质激素类药物，以减少或防止术后发生垂体危象。

二、术前评估

（一）全身情况

（1）精神状态：是否紧张和焦虑，估计合作程度；了解患者对手术及麻醉的要求与顾虑；精神症状者，应请精神科会诊。

（2）体温上升或低于正常，表示代谢紊乱，情况不佳，对麻醉耐受差。

（3）血压升高，明确原因、性质、波动范围，同时了解治疗及疗效，是否累及心、脑、肾等器官，是否要进行处理再行手术。

（4）血红蛋白 $<80\ g/L$ 或 $>160\ g/L$，麻醉时患者易发生休克，栓塞等危险，需在术前给纠正。

（5）血细胞比容保持在 30%~35%，有利于 O_2 释放。

（6）中性粒细胞增多及红细胞沉降率增快，提示体内存在急性炎症，越严重麻醉耐受越差，术前需纠正。

（7）血小板 $<60\times10^9/L$，凝血异常者，术前给予诊断和纠正。

（8）尿糖阳性，应考虑有无糖尿病，需进一步检查。

（9）尿蛋白阳性，应考虑有无肾实质病变，妊娠期结合血压，考虑是否有妊娠期高血压。

— 27 —

（10）少尿、尿闭，应考虑有严重肾衰竭，麻醉耐受极差，因很多药物需肾排出，术后易出现急性肾衰竭。

（11）基础代谢高，麻醉药用量大，氧耗大，麻醉不易平稳，反之，麻醉药用量小，麻醉耐受差，基础代谢率（%）$= 0.75 \times$（脉率 $+ 0.74 \times$ 脉压）$- 72$，正常范围为 $-10\% \sim 10\%$。

（12）凡全身情况异常或主要器官障碍，术前、中、后均可请相关科室会诊。

（二）呼吸系统

术前有呼吸系统感染较无感染者发生呼吸系统并发症高出约 4 倍。

（1）急性呼吸系统感染（包括感冒），禁忌择期手术，一般感染得到充分控制 1~2 周后施行，临床上常以患者不发热、肺部无炎症而行手术，如急症手术，加强抗感染，同时麻醉医师避免吸入麻醉。

（2）肺结核（特别是空洞型），慢性肺脓肿，重症支气管扩张症，应警惕在麻醉中感染，沿支气管系统在肺内扩散或造成健侧支气管堵塞，或出现大出血而起窒息，麻醉时一般用双腔支气管插管分隔双肺。

（3）手术患者并存呼吸系统慢性感染和肺通气功能不全并不少见，其中以哮喘和慢性支气管炎并存肺气肿为常见，为减少并发症，术前应充分准备：①肺功能试验；②戒烟 2 周以上；③应用抗生素，治疗肺部感染；④控制气管和支气管痉挛，如拟交感药及甲基黄嘌呤或应用色甘酸钠治疗哮喘及肾上腺皮质激素的应用，还应准备处理可能出现的危象；⑤胸部叩击和体位引流，雾化吸入，促使痰液排出；⑥纠正营养不良，逐步增加运动，提高肺的代偿能力；⑦治疗肺源性心脏病。

（4）术前一般需做肺功能试验的情况：①每天吸烟 >1 包；②慢性咳嗽，不论有痰无痰；③肥胖；④支气管哮喘；⑤支气管炎或肺气肿；⑥神经或肌肉疾病；⑦累及肋骨或胸椎的关节炎或骨骼畸形；⑧所有需要进行胸或腹部手术的患者，包括累及腹壁肌肉的手术，如腹壁或腹股沟的修补术。

（三）心血管系统

心脏病患者能否耐受手术，主要取决于心血管病变的严重度和患者的代偿能力，以及其他器官受累情况和需手术治疗的疾病等，术前应具有完整的病史，如体格检查，相应的特殊检查及心功能检查记录，同为心脏病，其严重程度不同，对麻醉和手术的耐受也各不相同（表 2-1）。例如，房间隔缺损或室间隔缺损未伴肺动脉高压，心功能较好（Ⅰ、Ⅱ级）者，其对麻醉和手术的耐受与无心脏病者并无明显差别。有些心脏病患者，难以耐受血流动力学的波动，非心脏手术，则须先行心脏手术，情况改善后再行非心脏手术为宜，如重度二尖瓣狭窄。

表 2-1　心功能分级及其意义

心功能	屏气试验	临床表现	临床意义	麻醉耐受力
Ⅰ级	>30 秒	普通体力劳动负重，快速步行，上下坡无心悸、气急	心功能正常	良好
Ⅱ级	20~30 秒	能胜任正常活动，但不能跑步或做较用力的工作，否则出现心悸、气急	心功能较差	处理如果正确恰当，耐受力仍较好

心功能	屏气试验	临床表现	临床意义	麻醉耐受力
Ⅲ级	10~20秒	需静坐或卧床休息，轻度体力活动后即出现心悸、气急	心功能不全	麻醉前充分准备，术中避免增加心脏负担
Ⅳ级	10秒	不能平卧、端坐呼吸，肺底可闻及啰音，任何轻微活动即出现心悸、气急	心功能衰竭	耐受力极差，手术须推迟

目前，临床上常用的一些主要指标大多是反映左心功能的，如心指数（cardiac index, CI）、左室射血分数（left ventricular ejection fraction, LVEF）和左室舒张期末压（left ventricular end-diastolic pressure, LVEDP）。

1. 心律失常

（1）窦性心律不齐：多见于儿童，一般无临床重要性，窦性心律不齐是由于自主神经对窦房结节奏点的张力强弱不匀所致。迷走神经张力较强时易出现心律不齐，当心律增速时，不齐则多转为规律。但如见于老年人可能与冠心病有关，或提示患者可能有冠心病。

（2）窦性心动过缓：注意有无药物（如β受体阻滞药、强心苷类药）影响。一般多见于迷走神经张力过高，如无症状，多无须处理。如为病态窦房结所致，则宜做好应用异丙肾上腺素和心脏起搏的准备。窦性心动过缓时出现室性期前收缩可在心率增快后消失，无须针对室性期前收缩进行处理。有主动脉关闭不全的患者如出现心动过缓则可增加血液反流量而加重心脏负担，宜保持窦性心律于适当水平。

（3）窦性心动过速：其临床意义决定于病因，如精神紧张、激动、体位改变、体温升高、血容量不足、体力活动、药物影响、心脏病变等，分析原因后评估和处理。对发热、血容量不足、药物和心脏病变引起者，主要应治疗病因，有明确指征时才采用降低心率的措施。

（4）室上性心动过速：多见于非器质性心脏病，也可见于器质性心脏病、甲状腺功能亢进症和药物毒性反应。对症状严重或有器质性心脏病或发作频繁者，除病因治疗外，在麻醉前控制其急性发作，控制后定时服药预防其发作。

（5）期前收缩：一过性或偶发性房性期前收缩或室性期前收缩不一定是病理，但如果发生在40岁以上的患者，尤其是发生和消失与体力活动量有密切关系者，则患者很可能有器质性心脏病，应注意对原发病的治疗，一般不影响麻醉的实施。室性期前收缩系频发（>5次/分钟）或呈二联律、三联律或成对出现，或系多源性，或室性期前收缩提前出现落在前一心搏的T波上（R-on-T）易演变成室性心动过速和心室颤动，需对其进行治疗，择期手术宜推迟。

（6）阵发性室性心动过速：一般为病理性质，常伴有器质性心脏病。如发作频繁且药物治疗不佳，手术需有电复律和电除颤准备。

（7）心房颤动：最常见于风湿性心脏病、冠心病、高血压性心脏病、肺源性心脏病等，可致严重血流动力学紊乱，心绞痛、晕厥，体循环栓塞和心悸不适。如果不宜进行或尚未进行药物复律或电复律治疗，麻醉前宜将心室率控制在80次/分钟左右，不宜>100次/分钟。

（8）传导阻滞：①右束支传导阻滞多属良性，一般无心肌病，手术与麻醉可无顾虑；②左束支传导阻滞多提示有心肌损害，常见于动脉硬化高血压、冠心病患者，一般不致产生血流动力学紊乱；③双分支阻滞包括右束传导阻滞合并左前分支或左后分支阻滞、左束支传导阻滞，多为前者；左前分支较易阻滞，左后分支较粗，有双重血供，如出现阻滞多示病变重；双分支阻滞有可能出现三分支阻滞或发展为完全性房室传导阻滞；对这类患者宜有心脏起搏准备，不宜单纯依靠药物；④一度房室传导阻滞一般不增加麻醉与手术的困难；⑤二度房室传导阻滞Ⅰ型（莫氏Ⅰ型）心率 <50 次/分，宜有心脏起搏的准备，二度房室传导阻滞Ⅱ型（莫氏Ⅱ型），几乎属于器质性病变，易引起血流动力学紊乱和阿—斯综合征，宜有心脏起搏的准备；⑥三度房室传导阻滞施行手术，应考虑安装起搏器或做好心脏起搏的准备。

2. 先天性心脏病的术前估计和准备

（1）房间隔缺损、室间隔缺损如果心功能Ⅰ、Ⅱ级或无心力衰竭史，一般手术麻醉无特殊。

（2）房间隔缺损、室间隔缺损伴肺动脉高压、死亡率高，除急症手术外，一般手术应推迟。

（3）房间隔缺损、室间隔缺损并存主动脉缩窄或动脉导管未闭，应先治疗畸形，再择期手术。

（4）房间隔缺损、室间隔缺损、伴轻度肺动脉狭窄，不是择期手术的禁忌，但重度者术中易发生急性右心衰竭，禁忌择期手术。

（5）法洛四联症，择期手术危险性极大，禁忌择期手术。

3. 缺血性心脏病患者

若围手术期发作心肌梗死，其死亡率高，故术前应明确。

（1）是否存在心绞痛及严重程度。

1）病史中如有下列情况应高度怀疑并存缺血性心脏病，糖尿病、高血压、肥胖、嗜烟、高血脂，左室肥厚（心电图示），周围动脉硬化，不明原因的心动过速和疲劳。

2）缺血心脏病的典型征象有：紧束性胸痛，并向臂内侧或颈部放射，运动、寒冷、排便或饮餐后出现呼吸困难，端坐呼吸，阵发性夜间呼吸困难，周围性水肿，家族中有冠状动脉病变史，有心肌梗死史和心脏扩大。

3）对临床上高度怀疑有缺血性心脏病的患者，术前应根据患者具体情况做运动耐量试验超声心动图检查，或行冠状动脉造影等。

（2）是否发生心肌梗死，明确最近一次的发作时间。

1）心肌梗死后 3 个月手术者再梗死发生率为 27%，6 个月内手术为 11%，而 6 个月后手术为 4% ~5%。

2）对有心肌梗死的患者，择期手术应推迟到发生梗死 6 个月以后再进行。同时在麻醉前应尽可能做到：①心绞痛症状已消失；②充血性心力衰竭的症状已基本控制；③心电图无房性期前收缩或每分钟 >5 次的室性期前收缩；④尿素氮 <17.8 mmol/L，血钾 >3 mmol/L。

（3）心脏功能评级及代偿功能状况：随着疾病治疗水平的提高，并考虑到不同患者心肌梗死范围和对心功能影响不一，现认为不宜硬性规定一律间隔 6 个月。术前主要评价患者的心肌缺血和心功能情况，处理时要注意心功能的维护，尽可能保持氧供需平衡。

4. 对近期（2 个月内）有充血性心力衰竭以及正处于心力衰竭中的患者

不宜行择期手术，急症手术当属例外，有的急症手术本身即是为了改善患者的心力衰竭而进行（如对有心力衰竭的妊娠期高血压患者施行剖宫产手术）。

5. 心脏瓣膜患者的麻醉

危险主要取决于病变的性质及其心功能的损害程度。

（1）尽可能识别是以狭窄为主，还是以关闭不全为主，还是两者皆有，一般以狭窄为主的病变发展较关闭不全者迅速。

（2）重症主动脉瓣狭窄或二尖瓣狭窄极易并发严重心肌缺血，心律失常（心房扑动或心房颤动）和左心衰竭，易发生心腔血栓形成和栓子脱落，危险性极高，禁忌施行择期手术。

（3）心瓣膜关闭不全，对麻醉手术耐受力尚可，但易继发细菌性心内膜炎或缺血性心肌改变，且可能猝死。

（4）对各类心脏瓣膜患者术前常规用抗生素，以预防细菌性心内膜炎。

（5）心脏瓣膜病患者术前应给予抗凝治疗，以预防心脏内血栓脱落等并发症。如属急诊术前可用鱼精蛋白终止抗凝。

6. 高血压

高血压手术麻醉的安危取决于是否并存继发性重要脏器损害及程度，包括大脑功能，冠状动脉供血，心脏功能和肾功能。如果心、脑、肾等重要器官无受累的表现，功能良好，则手术与麻醉风险与普通人群无异。高血压择期手术一般应在血压得到控制后施行，现认为收缩压比舒张压升高危害更大，故更重视对收缩压的控制。对多年的高血压，不要很快降至正常，应缓慢平稳降压，舒张压大于 110 mmHg 者应延期手术；一般高血压患者的治疗目标为 <140/90 mmHg，糖尿病或肾病者应 <130/80 mmHg，未经治疗的高血压，术中血压不稳，波动大，急剧增高时可致卒中，伴左心室肥大的高血压患者本身已存在心肌缺血的基础，严重低血压易致心肌梗死。抗高血压药物，一般用至手术当日清晨。

（四）内分泌系统疾病

1. 糖尿病

若术前适当治疗，所有轻型和多数重型患者都可以控制血糖，纠正代谢紊乱，改善或消除并发症，使麻醉和手术顺利进行。

择期手术术前控制标准：①无酮血病，尿酮阴性；②空腹血糖在 8.3 mmol/L 以下，以 6.1～7.2 mmol/L 为宜，最高不超过 11.1 mmol/L；③尿糖为阳性或弱阳性；④纠正代谢紊乱，无"三多一少"；⑤合并酮症酸中毒患者绝对禁止麻醉手术，需紧急处理，待病情稳定数月后再行手术；⑥手术日晨不应使用口服降糖药，最好使用胰岛素将血糖维持至最佳水平。

急症手术术前控制标准：①尿酮消失；②空腹血糖控制和维持在 8.3～11.1 mmol/L；③酸中毒纠正。

紧急手术术前检查、准备、治疗和麻醉手术同时进行。

术前胰岛素治疗指征：①除不影响进食的小手术，轻型糖尿病患者均应术前 2～3 天开始合理使用；②对术前使用长效或中效胰岛素的患者，术前 1～3 日应改用胰岛素；③酮症酸中毒患者。

2. 妇女月经期

不宜此时行择期手术。

（五）肝功能

1. 肝功能影响

多数麻醉药物对肝功能有暂时性影响，手术创伤和失血，低血压和低氧血症，长时间使用缩血管药等，均使肝血流量减少和供氧不足，严重可引起肝细胞功能损害，尤其对原已有肝病的患者其影响更加明显。

2. 肝功能不全评估分级

肝功能不全评估分级见表2-2。

表2-2　肝功能不全评估分级

项目	肝功能不全		
	轻度	中度	重度
血清胆红素（mmol/L）	25	25 ~ 40	40
血清蛋白（g/L）	35	28 ~ 35	28
凝血酶原时间（秒）	1 ~ 4	4 ~ 6	6
脑病分级	无	1 ~ 2	3 ~ 4
每项危险估计	小	中	大

（1）1 ~ 3分为轻度肝功能不全，4 ~ 8分为中度肝功能不全，9 ~ 12分为重度肝功能不全。

（2）肝病合并出血，或有出血倾向，提示有多种凝血因子缺乏或不足。

（3）凝血酶原时间延长，凝血酶时间延长，部分凝血活酶时间显著延长，纤维蛋白原和血小板明显减少，提示DIC，禁忌任何手术。

3. 肝病患者的麻醉手术耐受力估计

（1）轻度肝功能不全，影响不大。

（2）中度肝功能不全，耐受力减退，术中后易出现严重并发症，择期需做好较长期的严格准备。

（3）重度肝功能不全，如肝硬化（晚期），常并存严重营养不良、消瘦、贫血、低蛋白血症、大量腹水、凝血功能障碍、全身出血或肝性脑病，危险性极高，禁忌任何手术。

（4）急性肝炎，除紧急抢救手术外，禁忌施行手术。

4. 保肝治疗

（1）高碳水化合物，高蛋白饮食，以增加糖原储备和改善全身情况。

（2）间断给予清蛋白，以纠正低蛋白血症。

（3）小量多次输新鲜全血，纠正贫血和提供凝血因子。

（4）给予大剂量B族维生素、维生素C、维生素K。

（5）改善肺通气。

（6）限制钠盐，利尿，放出腹水，注意水、电解质平衡。

（六）肾功能

（1）对急、慢性肾病而言，任何麻醉药、手术创伤和失血、低血压、输血反应、脱水、感染和使用抗生素等因素，都可以导致肾血流明显减少，产生肾毒性物质，加重肾功能损害。

（2）慢性肾衰竭或急性肾病，禁忌行任何择期手术，慢性肾衰竭人工肾透后，可以手术，但对于麻醉手术的耐受仍差。

（3）慢性肾病并发其他疾病，术前应尽可能给予正确判断和治疗，如高血压或动脉硬化、心包炎或心脏压塞、贫血、凝血机制异常、代谢和内分泌紊乱。

（4）术前准备：原则是维持正常肾血流量和肾小球滤过率。具体如下：①补足血容量，防止低血容量性低血压引起的肾缺血；②避免用缩血管药，必要时可选多巴胺；③保持充分尿量，术前均需静脉补液，必要时并用利尿剂；④纠正酸碱电解质平衡紊乱；⑤避免用对肾有明显毒害的药物；⑥避免用通过肾排泄的药物；⑦有尿感，术前须控制；⑧有尿毒症，术前人工肾或腹膜透析，在术前最后一次透析后应行一次全面的血液和尿液检查。

（七）水、电解质和酸碱平衡

术前需了解水、电解质和酸碱平衡状态，如异常应适应纠正。

（八）特殊患者术前估计与准备

1. 慢性酒精中毒

（1）对疑有慢性酒精中毒，手术推迟。

（2）对酒精中毒，需全面了解重要器官的损害度，对正出现的戒断综合征及其疗效进行评估。

（3）在戒酒期间禁行择期手术。

（4）急诊手术前，可给予安定类药物，安定类药物是目前治疗震颤谵妄的最佳药物，同时给予大量 B 族维生素和补充营养。

（5）对偶然大量饮酒致急性酒精中毒患者，如急诊手术，对各种麻醉药的耐受性并不增加特异性，但对麻醉药的需要量可能明显减少。

2. 饱胃患者

（1）急诊手术，6 小时内摄入食物的成人不可进行麻醉，这是最低限度的时间。

（2）在紧急下（如威胁生命、肢体或器官的情况），若延缓手术的劝告不被患者接受，此时手术医师应在病史上注明其后果。

（3）只有很少的紧急情况需要立即手术，包括气道梗阻、出血不能控制、颅内压迅速增高、主动脉瘤破裂和心脏压塞等。

（林　亨）

第三节　神经外科麻醉

一、神经外科手术常用麻醉

（一）麻醉方法

1. 全身麻醉

气管内插管全身麻醉是神经外科手术首选的麻醉方法，麻醉诱导和气管插管期是关键步骤，要求诱导平稳无呛咳、插管应激反应小，避免颅内压增高和影响脑血流。麻醉维持期常采用静吸复合麻醉，间断给予非去极化肌肉松弛药，术中持续适度过度通气，维持 $PaCO_2$ 在 30~35 mmHg。静脉容量治疗要求达到血流动力学和脑灌注压稳定的目的，根据术中具体情况和实验室检查判断是否需要输血治疗。麻醉苏醒期要求做到快速平稳苏醒，以便于对手术患者神经功能的早期评估。需拔除气管导管时注意避免剧烈呛咳以免引起颅内出血，保留气管导管的患者也需要避免呛咳和躁动，可以给予适度的镇静治疗。

2. 局部麻醉

在患者合作情况下，单纯局部麻醉可以用于钻孔引流术、简单颅脑外科手术、神经放射介入治疗、立体定向功能神经外科手术等。头皮的局部浸润麻醉是关键，目前推荐使用长效酰胺类局部麻醉药盐酸罗哌卡因，常用 0.5% 罗哌卡因 20~40 mL，起效时间 1~3 分钟，达峰值血浆浓度时间为 13~15 分钟，感觉阻滞时间达 4~6 小时，具有对心脏毒性和神经毒性低、镇痛效果确切和作用时间长的特点。

（二）麻醉药物

1. 静脉麻醉药

（1）咪达唑仑：具有抗焦虑、催眠、抗惊厥和顺行性遗忘等作用，常用于镇静或全麻诱导。全麻诱导经静脉给药，剂量为 0.1~0.4 mg/kg，呼吸暂停发生率 10%~77%，需引起重视。临床剂量咪达唑仑可降低脑氧耗量、脑血流和颅内压，对脑缺氧具有保护作用，不影响脑血流自动调节功能，可有效预防和控制癫痫大发作。咪达唑仑对脑电图也呈剂量相关性抑制。

（2）依托咪酯：为非巴比妥类静脉镇静药，具有中枢镇静催眠和遗忘作用，可以降低脑代谢率、脑血流量和颅内压，具有脑保护作用，该药心血管效应小、血流动力学稳定，因此脑灌注压维持良好，尤其适用于心血管功能不全的神经外科手术患者。依托咪酯用于全麻诱导剂量为 0.15~0.3 mg/kg。长时间输注可抑制肾上腺皮质功能，故不宜连续静脉输注。

（3）丙泊酚：为一种高脂溶性的静脉麻醉药，具有起效快、代谢快、苏醒迅速完全、不良反应少、持续输注后无蓄积作用等特点，用于全麻诱导和中到重度镇静维持。单次静脉诱导剂量为 2~2.5 mg/kg（复合其他镇静药、老年、体弱或颅内高压患者应减量），初始分布半衰期（2~8 分钟）非常短。麻醉维持需要联合阿片类药物，一般采用静脉泵注 4~12 mg/（kg·h）或靶控输注 3~6 μg/mL。临床剂量的丙泊酚可降低颅内压、脑血流量和脑需氧量，增加脑缺血的耐受和减轻脑缺血再灌注脂质过氧化反应。同时丙泊酚具有明显的抗惊厥特性，可以用于癫痫患者控制癫痫发作。丙泊酚对脑电图也呈剂量相关性抑制，大剂量使脑电图呈等电位。

（4）右美托咪定：高选择性 α_2 肾上腺素能受体激动剂，具有中枢性抗交感作用，一定的镇痛、利尿和抗焦虑、抗唾液腺分泌作用，能产生近似自然睡眠的镇静作用，最大特点是临床剂量对呼吸无抑制，具有脑保护作用，可用于围手术期麻醉合并用药，尤其是术中唤醒麻醉。麻醉诱导剂量每 10~15 分钟经推注泵入 0.5~1.0 μg/kg，麻醉维持剂量为每小时 0.2~0.4 μg/kg。

2. 吸入麻醉药

所有吸入麻醉药呈浓度相关性脑血流量增加和降低脑氧消耗，由于毒性和麻醉效能原因，如安氟醚现已不再应用。

（1）异氟烷：对脑血流动力的影响呈剂量—效应相关，当浓度大于 1 MAC（最低肺泡有效浓度）时，异氟烷增加脑血流量和颅内压，这种作用可被过度通气抑制，但异氟烷能减少脑氧消耗，尤其在脑缺血时可提供一定程度的脑保护作用。

（2）七氟烷：具有起效快、清醒快和对呼吸道无刺激的优点，可用于儿童和成人快速吸入诱导。七氟烷对脑血流的影响与异氟烷相似，吸入 0.5～1.0 MAC 使脑血流和颅内压轻度增加，在大于 1.5 MAC 时出现暴发性抑制、影响脑血流自动调节功能。临床剂量的七氟烷未见引起异常的癫痫样脑电的报道。

（3）地氟烷：具有血气分配系数低、起效时间短和药效缓和的特点，可以直接扩张脑血管，增加脑血流量及颅内压，降低脑氧代谢率。吸入大于 2 MAC 地氟烷时，脑血管自身调节功能消失。

3. 麻醉性镇痛药

（1）芬太尼：临床最常用的麻醉性镇痛药，对脑血流、脑代谢率和颅内压影响较小。反复注射或大剂量注射易在用药后 3～4 小时发生延迟性呼吸抑制，不利于术后早期拔除气管导管。

（2）舒芬太尼：镇痛作用是芬太尼的 5～10 倍，作用时间是芬太尼的 2 倍。可使颅内压增高，作用影响强于芬太尼，机制可能是其降低血压反射性扩张脑血管，增加脑血流而增高颅内压。

（3）瑞芬太尼：超短效阿片类药，注射后起效迅速、代谢消除快，无蓄积，经体内非特异性酯酶水解，停药后没有镇痛效应。

4. 肌肉松弛药

绝大多数非去极化肌肉松弛药对脑组织没有直接作用，可以在神经外科手术应用，但高血压和组胺释放引起脑血管扩张可增高颅内压，而低血压（组胺释放和神经节阻滞）可降低脑灌注压。麻醉诱导时可选用罗库溴铵，该药起效快，适用于气管插管。维库溴铵和顺阿曲库铵组胺释放作用小，可优先考虑术中应用。有条件建议应用肌松监测仪指导肌肉松弛药应用，但对一些特殊神经外科手术慎用或不用肌肉松弛药为佳。

（三）麻醉监测

神经外科手术常规监测与其他外科手术相同，但由于其自身疾病和手术的特殊性，术中有时需要做一些特殊监测。

1. 颅内压的监测

围手术期监测颅内压有助于对颅内高压的发现和及时处理，通常由神经外科医生在术前行腰穿脑脊液测压或脑室脑脊液压，后者由于操作简单、监测可靠、更能被大多数患者选用，因此被视为颅内压监测的"金标准"。另外还有研究通过植入压力传感器测定颅内压，包括硬膜外压力、硬膜下压力、脑室压力和脑组织压力。

2. 尿量和水、电解质的监测

神经外科手术经常使用渗透性脱水剂和利尿剂降低颅内高压，手术时间较长，术前需插入尿管，术中应每 0.5～1 小时测定 1 次尿量，了解出量指导补液，同时掌握电解质的变化，维持内环境的平衡。

3. 神经电生理监测

神经电生理监测应用于神经外科手术可以及时发现手术对神经组织的影响，实时反馈手术信息，指导手术进程，提高患者术后生存质量。目前应用于临床的神经电生理监测技术有脑电图（electroencephalogram，EEG）、肌电图（electromyogram，EMG）、躯体感觉诱发电位（somatosensor evoked potential，SEP）、运动诱发电位（motor evoked potential，MEP）、脑干听觉诱发电位（brainstem auditory evoked potential，BAEP）、视觉诱发电位（visual evoked potential，VEP）等。术中应用神经电生理监测技术不影响手术操作，受外界干扰小，通过术中监测还可以预测、判断手术后神经功能，对于大脑功能区手术、颅后窝手术、脊髓手术、脑血管手术及微创神经外科手术有着重要意义，但影响因素较多，需要多方密切配合。

4. 近红外光谱脑氧监测

脑组织对缺氧缺血耐受性很差，长时间缺氧将导致神经系统并发症，导致患者生存质量下降。因此，在神经外科手术有必要实时监测脑组织的氧合状况，以达到脑保护、防治脑缺氧的目的。近红外光谱（near infraredspectroscopy，NIRS）是近年发展起来的一种检测方法，可以直接实时无损地得到患者脑组织的氧饱和度（rScO$_2$），目前鉴于其具有一定技术要求，还未能作为常规监测实施。

二、术前麻醉评估

1. 全身情况

麻醉医师术前应访视患者，了解患者的全身情况，结合病史资料、体格检查和实验室检查结果，综合评估患者的全身情况和麻醉风险。根据美国麻醉医师协会（American Society of Anesthesiologists，ASA）分级，将患者全身状况分为 6 级，即目前临床常用的 ASA 分级。

Ⅰ级：正常健康。除局部病变外，无系统性疾病。

Ⅱ级：轻度系统性疾病，无功能受限。

Ⅲ级：重度系统性疾病，日常活动受限，但未丧失工作能力。

Ⅳ级：重度系统性疾病，随时存在生命危险（丧失生活能力）。

Ⅴ级：病情危重，生命难以维持的濒死患者。

Ⅵ级：确证为脑死亡，其器官拟用于器官移植手术。

ASA Ⅰ、Ⅱ级患者一般可以较好耐受手术麻醉，Ⅲ级及以上的患者麻醉风险大，应谨慎评估，综合全身情况和手术指征，判断手术时机。

2. 颅内压

颅内高压的定义为颅内压（intracranial pressure，ICP）持续大于 15 mmHg，临床表现为头痛、恶心、呕吐、视盘水肿、意识状态改变等，严重时导致患者神经系统功能损伤和形成疝，危及生命。CT 和 MRI 检查表现中线移位、脑室大小改变和脑水肿。临床上引起颅内高压的原因有很多，如脑脊液回流不畅、脑血流量增加、脑组织体积增大、体液增多、血—脑脊液屏障破坏（血管源性脑水肿）等。

3. 神经精神系统功能

神经外科手术患者术前评估还需记录患者的精神意识状态，是否呈嗜睡、昏迷或伴有癫痫状态，同时注意是否伴有缺氧、呼吸道是否通畅，术前体格检查应注意神经系统功能评估，是否伴有特定的神经功能减退，是否伴有偏瘫失语，是否伴有感觉运动障碍。

4. 术前用药评估

对伴有颅内高压患者术前多应用脱水、利尿治疗，应注意体液和电解质平衡紊乱；中枢介导的内分泌紊乱疾病如垂体瘤应注意有无应用皮质激素引起的血糖增高。对癫痫状态术前要使用抗癫痫药或镇静药控制发作，注意监测抗癫痫药的血药浓度。神经外科手术患者术前怀疑或已存在颅内高压避免应用术前用药，以免引起呼吸抑制，导致高碳酸血症，增高颅内压危及生命。而对于颅内动脉瘤、动静脉畸形的特殊患者术前需要镇静，有时需要持续镇静至麻醉诱导前。

三、常见疾病的麻醉管理

（一）颅内占位手术的麻醉管理

颅内占位病变的原因有多种，病变部位可位于颞部、额部、顶枕部等，临床表现主要取决于病变的位置、生长速度和颅内压变化，多表现为头痛、抽搐、认知功能减退、部分神经功能减退。

1. 术前处理及用药

术前访视患者，重点评估是否有颅内高压及神经系统病变，颅内压正常患者可给予苯二氮䓬类药物（口服或肌内注射咪达唑仑）。特殊用药如皮质激素或抗癫痫药应持续至术前。

2. 术中监测

除一般气管内插管全身、麻醉常规监测外，必要时应监测有创动脉血压和中心静脉压，便于动态观察血压变化、采集动脉血样做血气分析指导调节 $PaCO_2$，以及通过中心静脉通路输注液体，必要时泵注血管活性药物。位于特殊部位的占位应进行神经电生理监测，精确切除病变部位，减少手术造成的中枢损伤，如巨大垂体瘤切除监测视觉诱发电位，可以有效避免视神经损伤。

3. 麻醉特点

颅内占位手术的麻醉重点在于调控脑血流量、预防低氧血症及维持脑功能，麻醉用药选择不升高颅内压的药物。

（1）避免颅内压进一步升高进而影响脑血流，尤其在麻醉诱导和气管插管阶段。诱导前可以应用渗透性利尿剂、激素或脑室穿刺，引流脑脊液，改变颅内顺应性，诱导时可以配合适当的过度通气来降低颅内压，保持一定的麻醉深度，减少应激反应，可以选用丙泊酚、芬太尼配合非去极化肌肉松弛剂插管，对于循环不稳定患者可以应用依托咪酯替代丙泊酚。

（2）维持适当的动脉血压，血压过高使脑血流增加，加重脑水肿，导致颅内压增高；血压过低也会影响脑灌注压，进而造成脑功能受损。

（3）根据血气分析结果指导 $PaCO_2$，维持 $PaCO_2$ 在 $30 \sim 35$ mmHg。过低的 $PaCO_2$ 可能引起脑缺血和血红蛋白释放氧气障碍。

（4）严重脑水肿和颅内高压的患者应控制术中液体入量，避免应用含糖溶液造成脑缺血损害。术中应用渗透性利尿剂、高渗性脱水药的患者注意电解质的变化，根据术中实际出血情况决定是否输血。

（5）根据手术进程合理选择停药时机，没有发生神经系统并发症的患者清醒、自主呼吸恢复良好可以拔除气管导管，避免呛咳引起颅内出血或脑水肿。保留气管导管患者注意给予镇静避免躁动。

（二）颅内血管疾病手术的麻醉管理

1. 动静脉畸形

颅内动静脉畸形是先天性血管异常，临床出现症状时往往是在畸形血管破裂后，表现为蛛网膜下腔出血或颅内血肿，严重的伴有脑水肿、颅内高压，甚至脑疝。疾病的严重程度取决于血管破裂后出血量、血肿部位、脑疝程度以及抢救是否及时。目前治疗方式有血管内栓塞治疗、放射治疗以及手术切除畸形血管。

麻醉多选用气管内插管全身麻醉，由于术中手术时间较长、出血量较多，麻醉管理比较复杂，重点在于循环管理和脑保护。

（1）术前建立多条大静脉通路。对血管畸形范围大、病变程度严重的手术患者，术前需准备血液制品和术中应用血液回收机，还可以术前先行栓塞治疗以减少术中出血，这类患者术中要求建立中心静脉通路和有创动脉血压监测，动态观察血压变化，利于及时处理血压波动。

（2）术中根据手术进程和需要，施行中度控制性降压，降低畸形血管壁张力和脑血流，减少术中出血。常用药物有钙通道阻滞剂尼莫地平、血管扩张剂硝酸甘油或硝普钠等，应用控制性降压时需注意降压幅度不宜超过基础血压30%，降压时间不宜过长，尽量在短时间将血压降至所需水平，恢复正常血压后要观察防止颅内压反跳升高、脑出血和脑水肿。

（3）避免颅内压进一步升高，术中给予甘露醇和行适当的过度通气，维持 $PaCO_2$ 在 25～30 mmHg，有利于减轻脑水肿、降低颅内压，过度地降低 $PaCO_2$ 进一步加重畸形血管周围脑组织缺氧，加重脑损害。

（4）病变范围大、手术时间长的患者，注意施行脑保护措施，必要时给予低温治疗。

2. 动脉瘤

颅内动脉瘤多发生在大脑基底动脉环的前部，临床上大多数患者因为发生动脉瘤破裂，出现急性蛛网膜下腔出血而发现，典型的症状表现为突发头痛伴有恶心、呕吐，容易致残或死亡，治疗后也有发生再次出血和血管痉挛的可能，再次出血破裂的死亡率高达60%。

（1）术前处理及用药：术前评估重点是了解患者动脉瘤是否破裂、是否伴有颅内高压，根据临床症状及 CT 扫描结果可以作出判断。在没有颅内高压而意识正常的患者，在避免抑制呼吸循环的前提下，为了消除患者紧张情绪，防止发生动脉瘤破裂或再出血，可以给予镇静至麻醉诱导前，常用口服或肌内注射咪达唑仑。

（2）术中监测：动脉瘤手术中可能发生动脉瘤破裂或再出血，使血液丢失过多，因此术中需备血液回收机及开放多条粗大静脉通道，建立中心静脉压监测和有创动脉血压监测，指导液体入量和动态观察血压变化，视手术需要做控制性降压处理减少出血，维持适当低的平均动脉压或收缩压，但平均动脉压不应低于 50 mmHg，避免脑灌注压过低发生脑功能障碍。术中 $PaCO_2$ 维持在 25～30 mmHg，过度通气引起颅内压过度降低会增加动脉瘤的跨壁压和壁应力，增高瘤体破裂风险。

（3）麻醉特点：动脉瘤手术麻醉重点在于避免瘤体破裂或再出血、避免加重脑缺血或脑血管痉挛。

1）麻醉诱导过程应平稳，在不过度降低血压的同时适当加深麻醉深度，避免发生呛咳、体动等气管插管反应，必要时可联合应用小剂量的 β 受体阻滞剂或钙通道阻滞剂。

2）麻醉维持过程中，在分离瘤体时行控制性降压可以减少出血，良好暴露手术野，利于夹闭动脉瘤。可以通过加深麻醉深度、应用血管扩张剂如硝普钠、钙通道阻滞剂如佩尔地平等进行控制性降压，维持适当较低的平均动脉压。注意低血压时间不宜过长，避免发生脑功能障碍，期间可以给予轻度低温措施（冰袋、冰帽）保护脑功能。

3）术前应备好血液回收机及血液制品，术中根据中心静脉压、出血量和尿量指导液体入量，为防止脑血管痉挛，适当扩充容量，保持中心静脉压（central venous pressure，CVP）大于 5 cmH$_2$O、血细胞比容（haematocrit，HCT）在 30%～35%。避免输注葡萄糖注射液，其代谢产生水分引起脑水肿。可以选用平衡盐溶液和代血浆制品。

4）做好控制性呼吸管理，适当地降低 PaCO$_2$ 有利于降低颅内压，术中 PaCO$_2$ 维持在 25～30 mmHg，一旦发生脑血管痉挛就不必做过度通气。

5）术中一旦发生动脉瘤破裂，主动施行控制性降压，利于及时阻断供血动脉或暴露瘤颈夹闭，同时积极快速输血、输液，维持血容量，维持基本生命体征平稳，必要时给予血管活性药物处理。

6）手术结束根据患者神经功能状况决定是否拔除气管导管，拔除气管导管时注意保持患者安静、不躁动，避免再出血。

（三）颅后窝手术的麻醉管理

颅后窝手术具有特殊性，常累及脑干、延髓，手术可能损伤脑干生命中枢，同时支配颜面的周围神经集中于此，因此手术较为复杂。常见的颅后窝疾病包括小脑半球肿瘤、小脑蚓部肿瘤、第四脑室肿瘤、脑桥小脑角肿瘤及脑干肿瘤。手术需要特殊体位，多为侧卧位或俯卧位，部分采用坐位，坐位对颅后窝双侧病变手术有突出优势，但给麻醉管理和监测带来困难，增加了气颅、静脉空气栓塞发生的风险。

1. 术前处理

术前访视患者，重点在于评估患者的全身情况，尤其是发病以来的循环和呼吸功能状况，同时应注意有无强迫头位及颈部活动受累，这些评估对选择手术入路和手术体位具有重要意义。另外，还需了解病变的位置、大小及对周围组织的压迫情况。术前循环和呼吸功能不稳定、脑脊液梗阻、颅内高压等情况需重视，患者处于危象，麻醉风险较大需做特殊处理。

2. 术中监测

除常规标准监测外，有创动脉压和中心静脉压的监测对术中发生并发症的判断和处理具有重要意义。另外，PaCO$_2$ 的变化对监测静脉空气栓塞的发生也具有重要价值，术中维持适当的过度通气，维持 PaCO$_2$ 在 30～35 mmHg。术中应用脑神经监测技术，可以最大限度地切除病变，同时保护神经功能，降低神经病理损害。

3. 麻醉特点

（1）麻醉诱导要求平稳，避免血压波动过大、呛咳及屏气等影响颅内压和脑灌注压不良因素，选择丙泊酚等具有脑保护作用的麻醉药物；插管过程中不宜过度后仰头部，避免延髓过度受压。

（2）麻醉深度维持适当，保持血流动力学稳定，选择麻醉效能好、易于调控及具有降低脑代谢的麻醉药物，避免进一步增加颅内压，可以应用丙泊酚联合七氟烷平衡麻醉方法。

（3）术中液体入量根据中心静脉压、尿量指导，适当补液，首选平衡盐溶液，也可输注代血浆制品，维持尿量在 2 mL/（kg·h）。

（4）手术体位不论是侧卧位、俯卧位还是坐位，要注意体位摆放不当对患者造成损伤，尽量保持患者舒适，术前应在患者清醒状态下施行体位试验，取得患者配合。

（5）颅后窝手术发生空气栓塞的风险较大，尤其是坐位手术发生概率增加，由于头高于心脏水平，重力作用使开放的静脉压力低于大气压，空气易从损伤的静脉口、静脉血窦进入静脉系统形成气栓，严重者可引起急性肺动脉气体栓塞症，甚至肺动脉梗死、死亡。全身麻醉下，往往首先表现为 $PaCO_2$ 急速降低，但也可伴血流动力学改变症状，如突然的低血压、心率增快、心律失常等。一般只有较大量气体进入静脉才会有明显临床表现。一旦判断发生空气栓塞，应及时处理，维持血流动力学稳定，及早关闭颅腔、中断气源，通过中心静脉通路回抽出进入的空气，如果持续的循环停止应立即将患者置于平卧位进行高级生命支持步骤复苏。

（四）垂体腺瘤手术的麻醉管理

垂体腺瘤多具有分泌激素功能，临床表现依据肿瘤压迫正常垂体组织产生进行性不同内分泌功能紊乱，常见的分泌激素的垂体腺瘤有 ACTH 腺瘤、TSH 腺瘤、GH 腺瘤、PRL 腺瘤等。直径在 10 mm 以下的肿瘤通常在显微镜下经蝶骨入路手术，这类手术方式常见；直径大于 20 mm 的肿瘤通常行双额开颅手术。

1. 术前处理及用药

术前访视，注意不同患者内分泌功能变化，详查激素水平，功能低下者应注意补充，这类患者手术麻醉耐受差，而腺垂体功能亢进者如肢端肥大症等具有特殊面容，可能有困难插管，术前应做好评估。术前用药没有特殊要求，可以给予咪达唑仑稳定患者情绪，减小心理应激。

2. 术中监测

常规气管内插管全身麻醉监测，根据血气分析结果调节麻醉机参数，尽量保持患者呼吸参数符合正常生理水平；特殊患者围手术期需进行激素水平动态监测，如 ACTH 和皮质醇水平，在肿瘤切除后可能发生 ACTH 水平降低，应及时补充。合并糖代谢紊乱的患者注意监测血糖和尿糖变化，及时纠正。

3. 麻醉特点

经颅手术入路同一般开颅手术，经蝶入路微创手术具有手术时间短、刺激强度大的特点，因此麻醉用药选择短效、镇痛强度大的药物为宜。

（1）术前评估患者是否有困难插管，判断有困难插管的患者可以应用纤维支气管镜插管或表面麻醉加清醒插管。

（2）气管导管选用 U 形异型导管或加强型气管导管，避开患者口唇及其上方空间，配合显微外科手术特点，创造良好的手术条件；气管导管需带有气囊，防止围手术期各种分泌物流入口腔后进入气道，保障呼吸道管理安全。

（3）麻醉应用全凭静脉麻醉方法，选用丙泊酚联合瑞芬太尼，麻醉可控性强，术毕患者清醒快、恢复质量高，利于早期拔管。拔除气管导管前需吸引干净口腔内分泌物。为预防术后恶心、呕吐，可给予止吐药。

（五）脊柱手术的麻醉管理

施行脊柱手术的疾病原因有多种，常见的有先天性畸形如脊柱侧弯、创伤、退行性病变引起的神经根或脊髓压迫症、肿瘤及感染等，通过脊柱手术可以解除畸形、解除脊髓压迫以及切除肿瘤或引流脓肿、血肿等。

1. 术前处理及用药

术前访视患者重点在于评估是否存在心肺功能障碍和通气障碍，伴有高位截瘫的患者首先评估生命体征，记录神经功能障碍情况。了解手术方式，术中需要做唤醒麻醉的手术如脊柱侧弯矫形手术前需与患者进行良好沟通；创伤患者明确诊断后与外科医生沟通手术时机，尽可能恢复神经功能；仔细评估患者的头颈部情况，做好特殊插管准备。术前诊断为退行性病变的患者多有明显疼痛，术前用药可以考虑给予阿片类镇痛药，但术前伴有通气障碍或困难气道的患者应避免给予阿片类药物。

2. 术中监测

除了常规监测外，对一些特殊手术需要做特殊监测，如有创动脉血压监测和中心静脉压监测等，需要做控制性降压处理时利于动态观察血压和容量变化。术中需要做唤醒麻醉的患者，麻醉方法选择短效药物为主的全凭静脉麻醉，为避免术中知晓的发生及更好地调节麻醉深度，应做麻醉深度监测，如脑电双频指数监测或熵指数监测等。术中如果需要监测脊髓功能，可进行躯体感觉诱发电位和运动诱发电位监测，避免手术损伤和功能测定。

3. 麻醉特点

脊柱手术多在俯卧位下手术，手术涉及脊柱多个节段，手术方式复杂、风险较大，对麻醉管理要求较高。

（1）麻醉诱导前，评估患者的气道情况和麻醉耐受性，做好困难插管的准备，采取必要的特殊插管方式。

（2）术中需要俯卧位的手术患者，在摆放体位之前，注意气管导管妥善固定，建议选择加强型气管导管，避免导管受压、滑脱。俯卧位时，应保护患者的头面部、胸部、生殖器等部位压迫性坏死，应用软垫等支撑装置尽量使患者舒适，同时避免关节过度外展造成神经损伤。俯卧位下眼部受压引起眼压增高以及术中低血压发生时间过长会造成视网膜缺血而失明。

（3）预计术中血液丢失过多，术前需准备血液回收装置及备血液制品，术中根据患者情况和手术需要做控制性降压处理减少手术出血，将平均动脉压控制在 55 ~ 65 mmHg，掌握好控制性降压指征和明确风险，避免重要脏器灌注不良和失明。

（4）术中出血过多、创面渗血严重时，应注意凝血功能的纠正，必要时输注血小板、新鲜冰冻血浆和冷沉淀物。

（5）了解手术方式，术前与术者和患者沟通，术中需要做脊髓功能监测及采用唤醒麻醉方式的手术，麻醉维持用药选择短效麻醉药物，尽可能减少麻醉药物对脊髓功能监测影响及令患者术中按需清醒配合指令性动作，判断脊髓功能状况。

（六）脑外伤手术的麻醉管理

脑外伤可分为开放性和闭合性两类，外伤的严重性与受伤时神经损伤的不可逆程度以及有无继发性损伤有关。常见的脑外伤有颅骨骨折、硬膜下硬膜外血肿、脑挫裂伤、穿通伤等，多数为急症手术，伴有不同程度的意识障碍，甚至昏迷，若合并其他脏器损伤增加死亡率。一般采取手术治疗，术前 CT 检查可以明确诊断。

1. 术前处理及急救

迅速评估患者的呼吸及气道情况、循环状态、神经系统状态，了解有无复合伤及既往慢性病史，对这类外伤患者尤其是重型颅脑损伤患者，应采取有效措施控制呼吸道，保证有效的通气和氧合，及时纠正低血压。

2. 麻醉管理

（1）所有患者应按饱食状态处理，麻醉诱导前尽可能安置胃管，抽出胃内容物。诱导用药选用起效迅速的药物，如丙泊酚、罗库溴铵，伴有循环不稳定的患者减少丙泊酚用量或改用依托咪酯。

（2）严重脑外伤患者尽快建立有创动脉血压监测和中心静脉通路，积极纠正低血压，动脉血压过低影响脑灌注压继发脑功能损伤，动脉血压应维持在正常水平，过高血压加剧脑出血而且升高颅内压，处理上可以通过加深麻醉或者给予抗高血压药物。

（3）避免颅内压进一步增高，取头高位 15°，适当地过度通气，维持 $PaCO_2$ 在 30 ~ 35 mmHg，去骨瓣前快速给予甘露醇控制脑水肿、降低颅内压。

（4）术中根据中心静脉压指导液体入量，适当限制液体入量，避免加重术后脑水肿的发生。但伴有大出血、低血压时应积极输液输血。脑外伤患者多伴有血糖升高，可进一步加重脑损害，因此术中需监测血糖，对于高血糖可以给予胰岛素治疗。

（5）严重脑外伤患者可能伴有凝血功能异常，对这类患者及时监测凝血功能是成功治疗该类患者的关键环节，应监测国际标准化比值、激活凝血酶原时间、血小板计数等以及 D-二聚体，凝血功能异常发生与脑损伤程度相关，可以通过输注血小板、新鲜冰冻血浆和冷沉淀物甚至重组激活凝血因子Ⅶ治疗。

（6）手术结束根据患者神经系统功能情况、术前外伤严重程度、是否有复合伤等判断能否拔除气管导管。术前意识清楚、手术顺利的患者清醒应尽快拔管，尽早评估神经系统功能；严重脑外伤、持续颅内高压患者术后需保留气管导管，镇静带机。

四、术中唤醒麻醉

术中唤醒麻醉指在手术过程中的某个阶段要求患者在清醒状态下配合完成某些神经测试及指令动作的麻醉技术，主要包括局部麻醉联合镇静或真正的术中唤醒全麻（asleep-awake-asleep）技术。通过唤醒麻醉的实施，患者可以在唤醒状态下进行脑组织定位和脑功能监测，尽可能合理切除脑功能区病变，同时最大范围保留正常脑组织，减少术后并发症，提高生活质量。

唤醒麻醉技术目前广泛应用于脑功能区手术，其具体实施的过程即麻醉—清醒—麻醉3 个阶段，要求麻醉医生根据手术不同阶段作出不同麻醉深度调节，确保患者在唤醒时达到完全清醒配合脑功能区监测，避免术中发生麻醉相关并发症。

1. 术前访视

麻醉医师术前访视时首先要注意患者的合作程度，通过与患者良好的谈话沟通，消除患者的紧张、焦虑情绪，详细解释麻醉具体过程以及可能产生的不适，取得患者的理解配合。同时还应注意患者的神经功能状态以及在此期间的用药情况。术前避免应用镇静药，减少对皮质脑电描记的影响。

术中唤醒麻醉的禁忌证包括术前意识不清、精神障碍、交流理解困难、术前严重颅内高压、低位枕部肿瘤、与硬脑膜有明显粘连的病灶及无经验的神经外科和麻醉科医师。

2. 麻醉方法与麻醉药物选择

术中唤醒麻醉目前多选用局部浸润麻醉联合全身麻醉，局麻药物采用长效酰胺类药物盐酸罗哌卡因，心脏毒性和中枢神经系统毒性小，以0.5%罗哌卡因用于头皮切口（20 mL）和颅钉处浸润（5 mL）；还可以根据不同切口部位通过做选择性三叉神经感觉支阻滞，包括耳颞神经、颞浅神经、眶上神经、滑车神经、枕大神经、枕小神经，做头皮局部麻醉，每支神经0.5%罗哌卡因2~5 mL，效果更好。神经外科医师局部麻醉技术是关键，完善良好的局部麻醉效果可以减少全身麻醉用药、控制血流动力学稳定，唤醒阶段患者没有疼痛刺激，减少躁动发生。

全身麻醉方法多选用全凭静脉麻醉，短效麻醉药物可控性更好，丙泊酚和瑞芬太尼是常用选择，多采用静脉泵注或靶控输注模式。近年来，右美托咪定的临床应用得到关注，由于其没有呼吸抑制的不良反应，提高了在唤醒手术应用的安全性。

3. 术中麻醉管理

术中唤醒手术体位多为仰卧位或侧卧位，应注意在麻醉前给予患者体位固定尽量保持患者舒适，在腋下、背部、双腿等放置垫枕，四肢留有一定活动空间，避免唤醒阶段患者因体位不适发生躁动。

术中常规监测生命体征，应有呼气末二氧化碳分压（$PetCO_2$）监测，视手术需要决定是否给予有创动脉监测，癫痫患者的有创动脉置管需在发作肢体的对侧。术中联合与麻醉深度密切相关的脑电生理监测指标，如脑电双频指数（bispectral index，BIS）、听觉诱发电位（auditory evoked potential，AEP）、麻醉熵（entropy）、麻醉意识深度指数（cerebral state index，CSI）等，可以指导麻醉深度的判断和麻醉药物的输注，有助于提高唤醒的可控性。

头皮和头钉处的长效局麻药做局部浸润麻醉可以减少全身麻醉药物的用量，在唤醒期间兼具有镇痛作用，减轻患者的疼痛和不适。常用0.5%罗哌卡因，起效1~3分钟，感觉阻滞时间可达4~6小时。全身麻醉药物采用靶控输注丙泊酚和瑞芬太尼，在开、关颅期间疼痛刺激较大，适当地加大麻醉深度，一般给予丙泊酚3~6 μg/mL、瑞芬太尼4~6 ng/mL，在临近唤醒期间逐渐减浅麻醉深度，适当给予镇痛药如曲马多2 mg/kg，避免唤醒期间疼痛刺激。唤醒期间以丙泊酚0.8~1.0 μg/mL、瑞芬太尼1 ng/mL维持。术中应给予格拉司琼或苯海拉明等止吐药，避免因恶心、呕吐给患者带来不适，发生躁动、颅内压升高。右美托咪定由于具有镇静、镇痛作用且没有呼吸抑制的不良反应，可以联合瑞芬太尼和（或）丙泊酚进行术中唤醒麻醉，常用右美托咪定0.1~0.3 μg/（kg·h）输注。

唤醒麻醉术中气道管理是难点和关键。早期应用面罩、口咽/鼻咽通气道等保持患者自主呼吸，术中易出现脉搏血氧饱和度下降、高碳酸血症。以后应用气管内插管，但由于气管导管对呼吸道的刺激较强，在唤醒阶段患者难以忍受气管导管的刺激容易发生躁动、呛咳，升高颅内压。目前多推荐应用喉罩，喉罩是介于气管内插管和面罩之间的通气工具，既可保持患者自主呼吸，又可实施机械通气。尤其是第三代双管喉罩即食管引流型喉罩（PLMA）具有较大的杯罩和双罩囊，与咽部更加匹配，与呼吸道的密封性更好，其呼吸密封压比传统的喉罩高8~11 cmH$_2$O，在设计上增加了食管引流管，沿引流管放入胃管，及时排出胃内容，防止误吸的发生。喉罩的应用加强了呼吸道的管理，但在使用PLMA时应密切观察置入后气道压力的变化，避免位置不当、过浅过深、弯曲打折，影响通气效果。

4. 术中及术后并发症

术中唤醒麻醉为脑功能区手术定位提供了良好的条件，一方面保持术中合适麻醉深度、血流动力学稳定，另一方面通过患者清醒状态配合完成神经功能评估，为手术成功提供了保障，但术中唤醒麻醉仍然可能出现一些并发症，危害性大，包括呼吸抑制、癫痫发作、疼痛、烦躁不安、呼吸道梗阻、恶心呕吐、颅内压增高、低血压或高血压、低温寒战、空气栓塞等，其中呼吸系统并发症最为常见，虽然应用喉罩有效地管理了气道，仍应警惕喉痉挛的发生，整个围手术期应注意保持呼吸道的通畅，减少分泌物。对于癫痫发作的患者仅是短暂轻微发作可暂不处理，发生惊厥或全身性发作必须立即处理，包括保持呼吸道通畅、镇静、避免刺激、维持生命功能，可以给予丙泊酚静脉注射或地西泮控制惊厥。术中预防性应用止吐药可以有效减少唤醒期间和术后恶心呕吐，避免因尿潴留、尿管刺激等不良刺激和疼痛导致患者烦躁不安，提倡完善的镇痛、适度保温以及稳定血流动力学，尽量减少术中术后并发症。同时要注重患者的心理状态，避免导致唤醒手术后引起的严重的创伤后心理障碍（posttraumatic stress disorder，PTSD），术前良好的沟通、术后情绪调节、认知行为治疗等有利于这类手术患者心理治疗。

五、术后麻醉管理

神经外科手术患者术后早清醒、早拔管有利于患者神经系统功能早期评估和恢复，这类手术患者术后麻醉管理重点在于合理选择气管导管拔除时机和相关并发症的预防和处理。

1. 气管导管拔除

神经外科手术患者气管导管拔除时机一般选择在较深麻醉状态（意识未完全清醒）、生命体征平稳、自主呼吸恢复良好、吸入空气 5 分钟脉搏血氧饱和度（SPO_2）≥95%，拔管前仔细清理呼吸道分泌物，同时准备好口咽、鼻咽通气道及插管器具，以备再次插管。但对于术前评估气道困难的患者，以及行经鼻蝶垂体腺瘤切除手术的患者，要求患者必须意识恢复清楚再拔除气管导管。拔除气管导管动作轻柔，避免患者发生剧烈呛咳引起颅内出血、颅内压增高，可以静脉给予丙泊酚 20～30 mg 或利多卡因 1.5 mg/kg。

2. 神经外科手术麻醉后常见并发症及处理

（1）呼吸道梗阻、低氧血症：分泌物增多、舌后坠、声门水肿等是常见的呼吸道梗阻原因，严重呼吸道梗阻可以引起急性肺水肿，通过充分吸引分泌物、托下颌、放置口咽或鼻咽通气道可以改善呼吸道通畅。低氧血症多见于麻醉药和肌肉松弛剂蓄积、残余作用以及循环不稳定的患者。处理上予以吸氧、呼吸通气支持，适当给予催醒药物、肌肉松弛剂拮抗药物。如果是因为循环不稳定原因，应同时改善循环支持，必要时给予输液、输血或血管活性药物。

（2）高血压或低血压：术后高血压多见于患者术前有高血压病史、疼痛、尿管刺激不适、缺氧、二氧化碳潴留等，应仔细分析判断原因，对因治疗处理。对于术前即高血压正规服药降压患者，可以给予术前同类降压静脉制剂予以降压处理；因疼痛刺激引起血压增高，可以给予阿片类药物镇痛处理。术后低血压警惕手术部位出血、术中体液丢失导致容量不足，注意观察引流管中引流物的颜色和引流量。

（3）躁动：术后躁动多由于各种有害刺激诱发或加重，常见原因包括疼痛、气管导管刺激、导尿管刺激等，处理上可给予镇痛药物舒芬太尼、芬太尼或小剂量镇静药物咪达唑仑、丙泊酚等，但要警惕药物过量引起的呼吸、循环抑制。

（4）恶心、呕吐：神经外科手术后恶心、呕吐较常见，可静脉给予止吐药物5-羟色胺受体阻滞剂如恩丹司琼、格拉司琼等，也可联合应用地塞米松、氟哌利多增强止吐效果。

（5）寒战：神经外科手术一般时间较长，术中室温较低、失血失液、大量未加温液体输注引起体温降低、寒战。可以通过加强保温措施、减少体热丢失及静脉给予曲马多 $1 \sim 2$ mg/kg缓解寒战发生。

（林　亨）

第四节　神经外科体表定位标志

人体表面常因骨或肌的某些组分形成可以看到或触及的凹凸、孔缝，称为体表标志。临床上常利用这些标志作为确定深部器官位置、判断血管和神经走向以及穿刺定位的依据。神经外科相关的体表定位标志，对于手术切口的设计、入路的选择具有重要意义。

一、体表标志

（1）额结节：额骨两侧的隆起称为额结节，深面分别正对同侧大脑半球额中回。

（2）眉弓：眶上缘上方弓形隆起，眉弓适对额叶下缘，其深面有额窦。双眉弓内侧之间的平坦部为眉间。

（3）眶上孔：位于眶上缘的前中 1/3 交界处，也称眶上切迹。眶上血管和神经由此穿过。压眶反射即按压该处。

（4）颧弓：由颧骨的颞突和颞骨颧突构成的骨弓，其上缘相当于大脑半球颞叶前端下缘，深层为颞肌。颧弓将颅骨侧面分为上方的颞窝和下方的颞下窝。

（5）颞线：顶骨表面的中部的稍下方，自前向后的两条弓状骨线，为上颞线和下颞线，下者略显著。颞线是颞肌的附着点。

（6）顶结节：颞线中央的最隆凸处，称为顶结节。其深面为缘上回；下方 2 cm 适对大脑半球外侧沟的后支末端。两侧顶结节的连线长度是头部的最宽处。某些哺乳动物，顶结节是生长犄角的地方。

（7）翼点：位于颧弓中点上方两横指（3.5 ~ 4 cm）、颧骨角突后方 3.5 cm 处，为额骨、顶骨、颞骨、蝶骨 4 骨相接处形成的 H 形骨缝。此处骨质菲薄，内面有脑膜中动脉额支通过。

（8）乳突：位于耳的后下方，其根部的前内方有茎乳孔，面神经由此出颅。乳突后部的颅底内面有乙状窦沟。

（9）星点：枕骨、顶骨和颞骨乳突部汇合处，即顶乳缝与颞鳞缝的相交点。相当于人字缝下端，位于乳突尖后缘向上 5 mm 处，正对乳突上嵴的尾端，其深面为横窦与乙状窦交汇点。

（10）枕外粗隆：位于项后皮肤纵沟的上端，是后枕部中线处突出的骨结。其内面为窦汇。枕外粗隆（枕外隆凸）向两侧的弓形骨嵴称为上项线；其下方有与上项线平行的下项线。

（11）颅缝：主要有冠状缝、矢状缝和人字缝。额骨与两侧顶骨连接构成冠状缝，可于两侧翼点之间扣及。两侧顶骨连接为矢状缝，呈矢状位走行，其深面为上矢状窦和大脑纵裂。矢状缝多不位于正中，而是稍微偏右。后接人字缝。人字缝系两侧顶骨与枕骨链接成的骨缝，呈"人"字状。由人字缝和矢状缝交汇的人字点走向两侧乳突基部。

（12）颞鳞缝：前起翼点、后至星点，介于颞骨、额骨与顶骨之间的骨缝。

（13）枕乳缝：枕骨与乳突后缘间的骨缝，为人字缝向枕骨的延伸。

（14）顶乳缝：顶骨与乳突基部的骨缝，为人字缝向顶骨方向的延伸。

（15）颅囟：新生儿颅骨尚未发育完全时，被纤维组织膜充填，称为颅囟。前囟最大，位于矢状缝前端与冠状缝相接处，呈菱形，出生后 1~2 岁闭合。后囟在矢状缝与人字缝相接处。出生后约 3 个月即闭合。此外还有蝶骨大翼尖端处的蝶囟，顶骨后下角处的乳突囟，它们都在出生后不久闭合。

二、体表投影

采用 Kronlein 颅脑定位法，确定 6 条标志线，以描述脑膜中动脉和大脑半球背外侧面主要沟、回的位置及体表投影（图 2-1）。

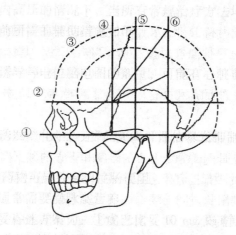

图 2-1　颅脑结构表面定位的标志线

①下水平线：通过眶下缘与外耳门上缘的线；②上水平线：经过眶上缘，与下水平线平行的线；③矢状线：从鼻根沿颅顶正中线到枕外隆凸的弧线；④前垂直线：通过颧弓中点的垂线；⑤中垂直线：经髁突中点的垂线；⑥后垂直线：经过乳突根部后缘的垂线。这些垂直线向上延伸，与矢状线相交

（1）脑膜中动脉：动脉干经过④与①交点，前支通过④与②的交点，后支则经过⑥与②交点。

（2）中央沟：投影在④与②交点与⑥和③交点的连线上，介于⑤与⑥间的一段。

（3）中央前、后回：分别投影于中央沟投影线前、后各 1.5 cm 宽的范围内。

（4）外侧裂：其后支在②与中央沟所成夹角的等分线上，此线由④斜向⑥，其中份为颞横回。

（5）Broca 区（运动性语言中枢）：在优势半球侧④与②交点前上方。

（6）角回：耳郭上方，在优势半球是 Wernicke 区的一部分。

（7）角回动脉：位于外耳道上方 6 cm。

（8）大脑下缘：由鼻根中点上方 1.25 cm 处向外，沿眶上缘向下后，再经颧弓上缘向后，经外耳门上缘连线至枕外隆凸。

三、脊柱的表面标志

（1）舌骨上缘：平第 3 颈椎（C_3）棘突。

（2）甲状软骨上缘：在第 4、第 5 颈椎（C_4、C_5）椎体之间。

（3）环状软骨：平第 7 颈椎（C_7）椎体。

（4）隆椎：第 7 颈椎（C_7）棘突，头前屈时此棘突最为后突。

（5）两侧肩胛冈连线：平第 3 胸椎（T_3）棘突。

（6）肩胛下角：平第 7 胸椎（T_7）横突。

（7）脐：平第 3 腰椎（L_3）横突。

（8）两侧髂嵴最高点的连线：正对第 4 腰椎棘突或第 3、第 4 腰椎（L_3、L_4）棘突间隙。

（9）两侧髂后上棘连线：平第 2 骶椎（S_2）棘突。

（梁丝陶）

第五节　体位与手术入路

一、开颅手术一般原则

1. 术前准备及用药

（1）术前一晚淋浴和洗头：如需要，同时剃头。手术消毒前可用甲紫在头部标画出中线、切口和邻近重要结构的体表位置。

（2）肿瘤患者如果术前应用激素治疗，术前 6 小时增加 50% 剂量。术前未用激素治疗者，术前 6 小时静脉滴注地塞米松 10 mg。

（3）如已经服用抗癫痫药，继续同样剂量。如术前未用抗癫痫药且手术涉及脑组织者，给予抗癫痫药，如苯妥英钠 300 mg，每 4 小时口服 1 次（早晨用少量水服下），连用 3 次。

（4）感染性手术，应在手术前给予抗生素。如为无菌手术，术中可预防性应用抗生素。

（5）推荐使用充气压力靴或长筒弹力袜，避免下肢静脉血栓。

2. 麻醉

对于一些相对简单的手术，如头皮肿物、颅骨骨瘤、慢性硬膜下血肿钻孔引流可采用局部麻醉，同时静脉给药镇痛。绝大多数神经外科手术需要全身麻醉。

3. 体位

根据手术部位而定，选取体位的原则是争取手术野的良好暴露，有利于手术操作，长时间体位摆放不应造成患者身体损害，头部不宜过低、过高，避免出血过多、气栓，具体如下。①仰卧位：适用于额部、颞部和鞍区病变，头部可偏向手术对侧；②侧卧位：适用于颞部、顶部、枕部、颅后窝和脊髓手术，可增加侧卧角度以利暴露；③俯卧位：少用，适用于枕部、颅后窝和脊髓的手术；④坐位：少用，适用于颅后窝和高段颈髓的手术。

4. 手术切口选择

一般原则是选择入路距离近，同时避开重要结构和功能区，又可获得最佳手术视野（图2-2，图2-3）。在神经导航设备、内镜等辅助下，可以选择小切口小骨瓣锁孔入路（keyhole）。幕上开颅皮瓣基底应朝向供血动脉方向，基底宽度一般不小于 5 cm，皮瓣不宜过高，横与高比不宜超过 1 ：1. 25。

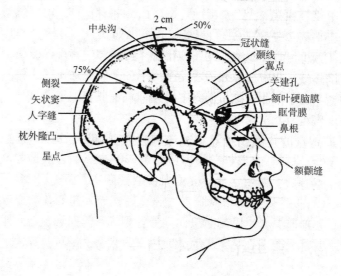

图2-2　脑重要结构的体表定位

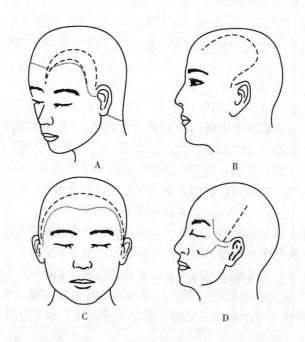

图2-3　不同手术入路切口

A. 额颞瓣入路；B. 改良翼点入路；C. 双侧额颞瓣（冠瓣）入路；

D. 骨窗开颅手术入路

48

二、标准开颅术

1. 头皮切开

头部局部麻醉后，术者和助手每人用一只手，手指并拢用纱布压在切口两旁，一次切开皮肤长度不应超过手指范围，深度到达帽状腱膜下，头皮夹止血，手术刀锐性或钝性分开帽状腱膜下至皮瓣基底。皮瓣下填纱布卷翻向下方，盐水纱布覆盖。

2. 骨瓣成形

如骨瓣游离，可切开和仔细推开骨膜或肌肉筋膜。如保留肌蒂和骨膜，可切开远侧骨膜，分别打孔。一般打孔 4~5 个，如应用铣刀，骨孔可适当减少。不易出血部位先钻孔，近静脉窦和脑膜中动脉处最后钻孔。如怀疑颅内压高，应在钻孔前静脉输注 20% 甘露醇 250 mL，降低颅内压。在相邻两个骨孔穿入线锯导板，带入线锯锯开骨瓣。肌蒂处可在保护肌蒂下锯开，也可两侧咬骨钳咬开。骨瓣取下后，骨窗边缘涂骨蜡止血。

3. 硬脑膜切开

切开硬脑膜前，应将术野冲洗干净，骨缘四周悬吊硬脑膜，避免硬脑膜塌陷出现硬膜外血肿。骨缘四周铺湿棉条，手术者洗净或更换手套。硬脑膜可十字切开，颅后窝为 Y 形切开，U 形切开硬脑膜时基底应在静脉或静脉窦方向。切开中如血管出血，可用银夹止血，尽量避免电凝。造成硬脑膜回缩，关颅时缝合困难。如硬脑膜张力高，可穿刺脑室或肿瘤囊腔，降低颅内压，避免切开过程中损伤脑组织。翻开的硬脑膜应悬吊，用湿棉条覆盖。

4. 脑切开

脑组织切开部位应选择在非重要功能区和距离病变最近的部位。尽量利用脑沟、裂切开脑组织，减少脑组织的损伤。囊性肿瘤或脑内血肿可尝试用脑室穿刺针穿刺病灶，吸除部分内容，达到减压效果，但不要抽空所有内容物，抽空所有内容物以后寻找病灶时比较困难。穿刺针可以留置以引导病灶的定位，如果穿刺的隧道可以找到，也可拔除。

5. 缝合伤口

手术结束后，应用生理盐水冲洗至清亮为止。并询问血压，不宜在血压低时缝合伤口，以免术后出血；减压性手术，可不缝合硬膜。尽可能严密缝合硬脑膜，避免皮下积液，如硬脑膜缺损，可应用骨膜，筋膜或人造硬脑膜进行修补。游离骨瓣可用粗缝线、钢丝或钛夹固定。带蒂骨瓣可缝合肌肉筋膜和骨膜固定。缝合肌肉、帽状腱膜和皮肤，每隔 1 cm 缝合一针，分层缝合。如留置外引流管，须在切口外引出，外接引流袋。

术中气栓：当板障静脉或硬脑膜静脉窦暴露于空气时，手术有潜在形成气栓的致命危险。血管内是负压时（头位高于心脏位置）空气可被血管内血液带走，积存于右心房内，静脉回流减少引起低血压，也可引起心律失常。特殊的气栓可发生在卵圆孔未闭或肺动静脉瘘，可产生缺血性脑梗死。头的位置越高，负压越明显，气栓的发生率越高。气栓可发生于任何头部高于心脏的手术。检测方法不同，发生率差距很大：用多普勒检测估计坐位手术的气栓发生率为 2.5%~7.0%。有明显气栓危险手术，如坐位手术时，要求心前区多普勒监测并在右心房放置中心静脉导管。

气栓的诊断：发生气栓时，最早表现是末梢血 PCO_2 下降。心前多普勒也可提示气栓。血压可呈进行性低血压。

气栓的治疗：发现并闭塞空气进入位置，快速用湿海绵盖住伤口，用骨蜡抹骨缘；尽可能降低患者的头（30°或水平面下）；压迫颈静脉（最好压迫双侧）；使患者左侧卧位（空气积于右心房）；经中心静脉导管从右心房抽吸空气；给患者吸入纯氧；麻醉中不能继续使用一氧化氮（可以加重气栓）；使用升压药和扩容药维持血压。

（梁丝陶）

第三章

微创神经外科技术

第一节　术中磁共振颅脑手术

一、术中磁共振的历史和使用现状

20 世纪 80 年代初，Lunsford 使用术中 CT 指导手术，开创了术中影像学的新纪元。但 CT 扫描有许多不足，如放射线的副作用、仅能进行横断面扫描、软组织显像质量差等，限制了术中 CT 的发展。磁共振（MRI）具有无放射损伤，软组织分辨率高，并可提供矢状面、冠状面、横断面图像等优点，因此，术中磁共振便成了神经外科医生的需求。1993 年世界第一台术中磁共振（iMRI）在美国哈佛大学医学院 Brigham 医院投入临床使用，此后，术中磁共振逐渐被认为是神经外科非常重要的影像指导工具。Brigham 医院的术中磁共振系统为垂直双圈的开放磁体系统，又被称为"双甜甜圈"系统。磁体间有 56 cm 的间隙，供放置患者头部及手术之用，场强 0.5 T。此后，在明尼苏达等地，又有少数此类系统投入使用。使用此类系统时，手术操作在磁体间进行，因此可以快速更新手术区域的 T_2 扫描图像（约 2 秒/次），能够得到近似于实时动态的术中磁共振图像。但要求使用磁共振兼容的手术设备（如显微镜、电凝机等）和手术器械，投资费用很高，而狭小的手术操作空间也使手术者手术时的舒适程度大大降低。此外，由于场强较低，此类系统仅能进行术中解剖结构成像，且成像质量较低，无法进行脑功能成像（如纤维束成像等）。

为了降低系统成本，使用常规手术设备和器械，并改善手术者的舒适程度，20 世纪 90 年代中期，德国 Erlangen-Nuernberg 大学医学院神经外科开发了新型的术中磁共振系统。患者在磁体外的手术床上接受手术，因为手术区域此时位于 5 高斯线（5 G）以外，所以可以使用常规手术器械。当需要术中磁共振扫描时，将患者转运至滑动检查床上，并滑动进上下排列的 0.2 T 场强开放磁体内进行扫描。类似的系统还有 Odin 公司的 PoleStar 系统，该系统有一个可升降的 0.12 T（后升级为 0.15 T）开放磁体，当需要进行术中磁共振扫描时，才将磁体升起至手术区域进行扫描。2006 年，我国上海华山医院引进国内第 1 台 0.15 T 低场强术中磁共振即为 PoleStar N20 系统。此类系统的优势是，可以使用常规手术器械，降低了整体成本，同时，手术者有足够的操作空间，操作舒适度较好，但存在场强太低，无法进行术中功能成像等缺点。

高质量磁共振图像和脑功能成像要求使用高场强封闭磁体系统，为了解决这一难题，

1999 年，Sutherland 等报道了移动磁体的术中磁共振系统，在此系统中，1.5 T 磁体被安装在天花板上的特制轨道上。通常情况下，磁体位于手术室外，在需要进行术中磁共振扫描时，将磁体沿轨道滑动至手术室内进行成像。2003 年，德国 Erlangen-Nuernberg 大学医学院神经外科率先使用了旋转床式的高场强（1.5 T）术中磁共振系统。在此系统内，手术区域位于 5 G 线以外，可以使用常规手术器械。当需要进行术中 MRI 扫描时，将手术床旋转进入磁体内进行扫描。该系统的优点：磁体场强高，图像质量好，且能进行术中脑功能成像；使用标准手术器械，节省了开支。缺点：间断进行扫描，不能实时获取图像；磁体和手术患者在同一房间内，因此，在手术过程中，即使不进行术中扫描时，其他患者也不能使用该磁共振机，降低了系统的使用效率。

为了提高系统使用效率，同时采用高场强磁体以提高图像质量，两种新的系统被开发。这两种系统基本设计都是双房间系统，一间是手术室，另一间是诊断室，使用高场强磁体（1.5 T 或 3 T），因此能在获得良好术中影像的同时，进行脑功能成像。这两种系统的区别在于，进行扫描时是移动患者还是移动磁体。

在以比利时 Leuven 大学和日本 Tokai 大学为代表的系统中，磁体固定于诊断室内，在不需要进行术中扫描时，可以进行常规诊断性扫描。当需要进行术中扫描时，将患者包裹无菌巾后，连同手术床、麻醉机和监护仪等，沿地轨或是转运床，运送至诊断室内进行扫描。此类系统的主要问题在于移动患者时，麻醉、监护设备和管道需要和患者一起移动，存在安全隐患。而为了确保安全，又需要多名工作人员陪同患者一起移动，费时费力。

另一种设计为移动磁体，当不需要进行术中扫描时，磁体位于诊断室内，可以进行诊断性扫描。需要进行术中扫描时，将磁体沿轨道滑动至手术室内进行扫描。该系统由于不用移动患者，在很大程度上提高了安全性，只需一人，即可完成移动磁体的工作，省时省力。2008 年，中国人民解放军总医院引进国内第 1 台 1.5 T 高场强术中磁共振即为移动磁体的双室系统。

场强是影响磁共振成像质量和成像功能的一个重要因素。高场强术中磁共振多指磁场强度为 1.5 T 或以上系统，主要产品有 Magnetom Symphony 系统（1.5 T）、Magnetom Espree 系统（1.5 T）、Waukesha WI 系统（3 T）和 Philips 系统（3 T）等。高场强术中磁共振系统术中成像质量很高，而且能进行脑功能成像。高场强系统成像时将患者移入系统内或根据需要将磁体移入、移出手术室，术中仍可使用多数传统手术器械及仪器，节约了器械方面的投资，患者体位和医生操作与常规手术一样不受限制。此外，高场强术中磁共振系统信噪比、空间分辨率提高，成像质量更佳，可完成常规诊断 MRI 的各种功能成像。这些功能使高场强术中磁共振既有诊断功能又有治疗功能。但高场强术中磁共振系统使用成本高，多需专业改建和严密屏蔽的手术室。此类系统更适合具有一定术中磁共振使用经历，需要进行临床研发的较大型医疗机构使用。在术中磁共振问世之初，由于技术和经济条件的限制，多数单位使用低场强术中磁共振系统。近年来，高场强术中磁共振系统因图像清晰且不限制患者体位和医生的操作空间，吸引了许多单位选择使用。

低场强术中磁共振指磁场强度低于 0.5 T 的系统，主要产品有 Signa SP（0.5 T）、MAGNETOM Open（0.2 T）和 PoleStar N10（0.12 T）、PoleStar N20（0.15 T）等。低场强 iMRI 多为开放式系统。使用成本低，对手术室改建要求不高，手术及麻醉器械要求低磁性，术中成像相对较方便，可以确认肿瘤边界、指导穿刺活检、纠正脑移位。但低场强磁体导致成像时间延长，信噪比低，空间分辨率低，扫描序列单一，且无法进行术中脑功能成像，多数设备限制了患者的体位及医生的操作空间，造成使用效率下降。低场强 iMRI 适合刚刚开始采用 iMRI 的医疗机构使用。

二、术中磁共振辅助的多模态神经导航

导航辅助下的神经外科手术是微侵袭神经外科技术的重要组成部分之一，是由立体定向手术、数字化扫描技术、计算机软硬件技术和显微外科技术等综合发展而来，是一种人工智能化的神经外科手术辅助系统，它使神经外科手术的定位更精准，术中精细测量变得非常简单，误差降低，减少手术时间和侵袭性，能够保证手术的精确定位、最大切除病灶、最小神经功能损伤，使一些神经外科手术禁区得以突破。如果说显微镜是对神经外科的第一次革命性发展，那么神经导航技术无疑是神经外科的第二次革命。

虽然 20 世纪 90 年代才逐渐发展起来，但是随着计算机技术日新月异的发展，神经导航技术已经从单纯解剖导航发展成为多模态功能神经导航，即通过图像融合技术，将脑磁图（MEG）、功能磁共振成像（fMRI）、弥散张量成像（DTI）、磁共振波谱成像（MRS）等功能影像资料与 CT、磁共振解剖成像等融合在一起并进行三维重建，从而直观地定位病变与功能皮质、传导束及血管之间的空间关系，在术前帮助手术医生制订虚拟手术计划。通过先进的注册配准技术，将影像坐标系统与手术野内的位置动态链接起来，能够提供术中实时持续定位。如果神经导航系统与手术显微镜整合在一起，还可以实现显微镜下导航，术者能够在显微镜下更加直观地看到导航的指示。此外，神经导航系统与术中磁共振系统、术中超声、术中皮质电刺激等结合在一起能够不同程度地纠正术中脑移位造成的导航偏差，其中术中高场强磁共振成像技术能够根据术中成像结果实时更新导航，被认为是目前纠正脑移位的最佳方法。

功能神经导航的技术流程包括术前患者影像学资料的采集，术前手术计划的制订，导航注册，以及术中实时定位等，如果与显微镜结合使用需要与显微镜进行连接、校准，以实现显微镜下导航，如果与术中影像手段联合使用，则可以在术中更新手术计划，纠正术中脑移位引起的导航误差。

由于神经导航系统采用的影像资料来自术前，随着手术的进行脑组织发生移位，会造成术中导航定位不同程度的误差。影响因素包括病理生理性和物理性因素，其中病理生理因素包括肿瘤性质、部位、体积、脑水肿、麻醉剂、脱水剂的使用、机械性通气等；物理性因素包括重力、脑脊液流失、骨窗范围、患者体位、脑室引流、脑组织牵拉及组织切除等。采集术中影像资料并更新导航数据是纠正术中脑移位误差的主要方法，包括术中超声、术中 CT、术中 MRI 等。术中超声具有使用灵活、简单、安全、相对成本较低等优点，但缺点是分辨力较低，不能发现小的、深在的病灶，不能作出实质性肿瘤的定性诊断，不能明确病灶边界；术中 CT 组织分辨力较超声高，使用较灵活，缺点是 X 线剂量较高，增加患者的 X 线暴露，不适合多次扫描；术中 MRI 组织分辨力最高，术者能够利用术中扫描的影像资料更新导航计划，重新注册，高场强的术中 MRI 图像质量与术前几乎相当，术中 DTI 成像还能够显示手术对传导束的影响，判断残余肿瘤与传导束的关系，缺点是设备昂贵，目前还不能普及应用。术中成像技术能够纠正脑解剖结构的移位，但难以在术中精确定位脑功能皮质。而术中唤醒及皮质电刺激技术虽然能够在术中定位皮质功能区，解决导航下功能区移位的问

题，但是术中皮质电刺激有一定风险，手术需要暴露的皮质面积要更大一些，电刺激有可能导致癫痫的发生，此外术中唤醒也有一定的失败率。未来发展方向可能会集中于如何将上述两种技术更好地结合起来，起到相辅相成的作用。

三、术中磁共振及多模态神经导航系统的临床应用

自 1986 年神经导航系统技术应用于临床以来，经过 30 余年的发展和推广，已广泛应用于临床神经外科。近年来，还增加了术中磁共振、术中 CT、术中 B 超等术中成像手段，应用范围和使用效果有了长足的进步。下面结合一些典型病例，简单介绍术中磁共振和多模态神经导航在颅脑肿瘤、脑血管病、穿刺活检、功能神经外科、脊髓及脊柱病变等领域的临床应用。

（一）术中磁共振及多模态神经导航辅助下颅脑肿瘤外科治疗

1. 胶质瘤

胶质瘤呈浸润性生长，与周围脑组织没有明确的边界，在显微镜下很难与正常脑实质相鉴别，皮质表面也常无明显异常，即使经验丰富的手术医师也必须在探查中多次取组织进行快速冰冻病理检查，以确定切除范围。术中借助导航虽可提示当前手术操作的部位与肿瘤边界的关系。然而，由于"脑移位"的发生，导航系统术中有可能发生较大移位，影响肿瘤边界的判断，此时，需要使用术中磁共振在术中更新导航影像，并客观评估肿瘤切除范围。据文献报道，术中磁共振首次术中扫描时，残留肿瘤的发现率高达 30% ~ 60%，这说明单纯使用导航系统评估胶质瘤边界和切除程度的不确定性，并强调了使用术中影像手段实时更新导航的重要性。另外，如果肿瘤位于功能区附近，术前导航计划可以标记功能区皮质及相邻传导束的空间位置关系，并在术中提供进一步切除病灶的方向，避免伤及周围组织。而术中高场强磁共振系统可以在术中进行脑功能成像，并将病变附近的重要功能结构影像导入神经导航系统指导手术。

2. 垂体腺瘤及鞍区脊索瘤

经蝶垂体腺瘤及鞍区脊索瘤手术中导航有助于定位，内镜下经鼻腔蝶窦入路切除垂体腺瘤已经广泛开展，目前手术并发症的发生率仍较高。甲介型蝶窦患者的蝶窦发育不良，过去是经鼻蝶入路手术的禁忌证，在神经导航辅助下经蝶入颅手术切除甲介型蝶窦垂体微腺瘤能够取得满意的疗效。对于解剖变异及二次手术的患者，术者更加难以判断蝶窦前壁、鞍底、鞍膈、鞍旁及海绵窦等主要结构，利用神经导航系统可以摆脱对骨性标志的依赖，使操作更准确。在术前进行导航计划时，利用 MRA 影像将颈内动脉进行三维重建可以更加直观地了解肿瘤与颈内动脉的关系，并在导航的辅助下防止损伤颈内动脉。

3. 脑膜瘤

对于中央区及窦旁脑膜瘤等，术前导航计划可以利用 fMRI 和 MRV 成像将运动皮质和静脉窦标记出来，导航可确定手术切口的位置及范围，评价受压移位的中央前回、锥体束、矢状窦等，最大限度地利用皮瓣及骨窗，避免开颅误伤引起大出血。

转移瘤、淋巴瘤、血管网织细胞瘤、神经鞘瘤、生殖细胞瘤、炎性肉芽肿等均为导航的选择性适应证，尤其是病灶位置处于重要功能区或位置较深时。

（二）功能神经导航辅助下脑血管病的外科治疗

1. 海绵状血管瘤

常位于脑实质的深部，甚至在脑干、丘脑等致命部位，病灶一般较小，传统的手术治疗方法易损伤周围结构，引起术后不同程度的神经功能障碍。术前导航计划可以标记病变位置及邻近的功能区、传导束等，术中根据导航确定的皮质切口位置，在导航引导下寻找病灶，能最大可能地减少对周围正常脑组织、神经功能的损伤。如果结合术中磁共振成像技术，可以在术中更新导航计划以纠正脑脊液流失造成的脑漂移。

对于重复出血和有症状的海绵状血管瘤病例，手术是首选的治疗方法。而当病变紧邻功能区时，术前详细的风险评估十分必要。对于手术来说，由于海绵状血管瘤特殊的病理特点（病变多较小，不包含脑实质，血供不丰富并与静脉系统不交通），均能做到全切但保留相关的静脉异常。传统开颅手术与影像导航下的开颅手术在切除率和术中远期并发症方面没有显著区别。影像导航技术的积极意义在于使这类病变的手术适应证进一步扩大；与传统开颅手术相比，更小和更深的病变也可以积极进行手术治疗。而功能神经导航技术的引入，使得对于重要功能区和白质纤维束变得可见，更加有利于功能的保护。对于功能区的保护，仍然强调精确显微解剖暴露及细致的手术操作，而功能导航系统的辅助更多体现在手术入路的设计及皮质切开位置的选择。通过在导航系统中显示的病变与各个功能结构的位置关系，从而选择有效避开上述结构的入路。对于皮质下病变，还能够选择避免重要功能区及距离病变位置最近的皮质切开位置。目前影响影像导航技术的一个主要因素的术中脑漂移。脑组织漂移的影响因素很多，从开放硬脑膜开始，脑组织就可能开始产生漂移，而目前认为其方向和程度无法预测。这一问题带来两个方面的影响：①使病变位置产生偏差；②使功能导航标注的功能结构（传导束、皮质功能区）与实际不符。上述问题对于深部的小的海绵状瘤来说尤其明显，甚至导致导航指导下仍然无法找到病变。而术中磁共振技术是解决病变漂移问题的一个有效方法。对于小的海绵状血管瘤，目前一个新的手术方法是无框架导航技术结合神经内镜进行微创手术切除。通过特质的透明带芯鞘在导航下穿刺脑组织到达病变，取出内芯后，应用内镜辅助，在鞘形成的空间内进行病变切除。海绵状血管瘤明确的边界及缺少大供血动脉及引流静脉，使这种方法可行。优势是不但对脑组织创伤小，而且可以有效克服脑移位问题。而通过精确选择穿刺通道，可以有效避免对重要结构的损伤。

2. 动静脉血管畸形

神经导航对一些位置深、体积小、位于运动语言功能区、脑干、丘脑的动静脉血管畸形尤为重要。术前可将 MRA 和 MRV 影像学数据输入神经导航系统中进行三维重建，获得动静脉畸形的供血血管及引流，对手术提供重要的帮助。利用 fMRI 和 DTI 成像将皮层功能区及重要传导束进行标记，能够帮助术中避免损伤功能皮质及传导束。

3. 动脉瘤

由于传统血管造影的图像不能用于导航系统，导航对于动脉瘤手术的辅助作用受到限制。在对多数动脉瘤的导航手术中，术前计划的意义大于术中影像引导。术前利用 CTA 及 MRA 资料进行三维血管重建，可直观了解动脉瘤的大小、形状、瘤颈、走行及与周围血管、神经的比邻关系，分析动脉瘤与载瘤动脉的角度，选择最合适的手术入路，在最安全的位置、最好的显露角度下彻底夹闭动脉瘤，从而减少术中动脉瘤破裂出血及术后脑梗死的发生率。对于复杂性动脉瘤，如巨大动脉瘤、大脑前动脉远端、小脑后下动脉（PICA）、小脑前下动脉（AICA）的动脉瘤，导航辅助下制订详尽的术前计划是非常必要的。

（三）功能神经导航辅助下无框架穿刺活检和功能神经外科

传统的神经外科穿刺活检是利用有框架立体定向仪进行的，患者术前安装金属框架有一定痛苦，而术者需要进行复杂的运算，有一定的操作难度。Kratimenos 等在 1992 年将神经导航系统应用于癫痫外科手术，称为计算机辅助的立体定向选择性海马杏仁核切除术，取得了良好的效果。现代导航系统平均精确度在 2 mm 以内，无须安装头颅框架，且可提供穿刺过程的多角度动态图像，使得穿刺过程更安全、更精确。安装专用的功能神外手术导航软件及相关附件后，导航系统可完全取代传统的框架立体定向仪，完成苍白球损毁术、海马切除等手术。术前应用 fMRI、DTI 和 MEG 成像进行导航计划，将癫痫灶、重要传导束和皮质功能区融合到神经导航系统中，能在术中标记出病灶和重要传导束及功能区的位置，从而在准确切除病灶的同时保护重要功能区。Rydenhag 等报告 654 例手术，较严重并发症仅为3.1%。Oertel 等在神经导航系统辅助下进行 37 例颞叶癫痫手术，结果发生轻度偏瘫、脑神经麻痹、失语、术后感染等并发症的概率明显小于没有应用神经导航系统的颞叶癫痫手术。

（四）功能神经导航辅助下的脊髓及脊柱外科治疗

新一代导航系统均开发了脊髓脊柱手术软件包及专用配件，使导航系统得以应用于脊髓及脊柱外科手术。神经导航可适用于髓内星形细胞瘤、室管膜瘤、神经纤维瘤、海绵状血管瘤等常见髓内外病变的手术治疗，并可引导椎弓钉的固定，降低手术损伤的发生率。

（曹　军）

第二节　神经导航

20 世纪 90 年代神经外科进入微创时代，神经导航是微创神经外科技术重要组成部分。

神经导航系统使神经外科手术定位更准确、最大限度地切除病变并避免损伤正常脑组织。神经导航定位和实时引导为微创神经外科手术提供可靠技术支持，广泛应用于脑血管病、肿瘤、活检、脑内异物取出、脊髓/脊柱病变等手术，日益得到神经外科医师重视，在一些经济发达国家已经成为神经外科常规手术设备。

脑内手术最困难问题是如何在不（或少）损伤正常脑组织的状态下，探查到脑内病灶。神经导航的用途主要有 3 个。①手术前定位颅脑病灶部位和颅脑重要解剖标志，形成三维模拟图像，设计手术入路和准确、安全开颅。②手术中发现脑内占位病灶，确定切除范围；确定动静脉畸形血管边界，协助判断巨大动脉瘤与源生动脉关系；利用功能磁共振导航确定重要脑功能。③神经导航与多普勒超声技术合作，实时了解病灶切除状态。

一、神经导航发展历史

神经导航又称影像引导神经外科（IGS）或无框架立体定向，是现代立体定向外科技术之一，其发展历经一个世纪。

1906 年英国 Horsley 和 Clarke 研制出脑立体定向仪，用于动物实验研究。1941 年后Specigel 和 Wycis 发明人体脑立体定向仪，并利用脑室造影定位技术，采用前后联合线，以脑室标志为基础，获得人体三维立体定向图谱，并应用立体定向技术，通过毁损苍白球治疗帕金森病。以后，相继出现 Leksell、Reichert、Gillingham 和 Mccaul-Fairman 等脑定向仪。有框架立体定向外科又称立体定向外科，用于脑组织活检、帕金森病手术和脑内放射治疗。

早期有框架导航外科应用脑室、气脑造影和 X 线平片技术，不仅定位欠准确，而且操作复杂，创伤性比较大。另外，采用带框架脑立体定向手术时，患者需佩戴框架，操作较复杂且不能实时导航，长期以来带框架导航外科发展缓慢，临床应用范围比较小。

20 世纪 80 年代，临床医学向微创发展，CT 和 MRI 等数字化影像资料可输入计算机，出现无框架立体定向外科，又称神经导航。

神经导航系统在模拟数字化影像与神经系统实际解剖结构之间建立起动态联系，使医师能够"透视"患者脑内微细结构，个体化的设计手术入路；实时了解病变与周围重要结构，如脑干、颈内动脉和脑神经的关系，目前已被广泛应用于颅内肿瘤、脑血管病、血肿清除和活检等手术。神经导航技术改变了神经外科传统的开颅手术方式。

二、神经导航方法

（一）术前准备

1. 贴标

术前 1 天将 6~9 枚定位标记尽量分散贴放在不宜移动的部位，如耳上、岩骨乳突、顶结节、枕隆突等处。

2. 获得影像资料

将 MRI 资料录 4 mm 磁带或通过网络传入导航工作站。如病变呈等 T_1 信号，需增强扫描确保三维建模成功。

3. 影像资料处理

将 MRI 输入导航系统工作站后，进行头皮、病变、血管及脑室等结构三维建模；在工作站注册定位标记；计划手术入路。

（二）开颅前准备

1. 导航设备旁注册

患者全身麻醉后装头架，将头颅参考环安装在头架上，确保头部与参考环位置相对固定。校对照相机的角度及距离，与参考环之间无屏障。连接有线探针，在参考环注册点进行注册。

2. 定位标记联合注册

用有线探针按标记顺序逐一注册头部定位标记，随后工作站自动计算定位误差（机显定位误差），应确保误差 <4 mm，否则导航程序无法继续运行。同时监视器也可显示导航精确范围，由此评估机显病灶误差，尽量确保 <2 mm。

（三）设计手术入路

手术前在神经导航工作站可以获得头皮、病灶、血管和脑室结构三维图像，选择最理想的个体化手术入路改变了传统开颅入路模式。

实时导航下用有线探针在患者头部描出病灶投影设计手术入路。选择入路原则：①非功能区；②手术入路最短；③尽量利用脑自然沟、裂，缩小皮瓣面积或采用微骨孔入路，减少脑组织暴露。

注册成功后拆除术野内有菌设备，包括头颅参考环、探针及定位标记。

（四）术中导航

（1）头皮常规消毒铺巾，安装消毒的头颅参考环，用有线或无线探针注册。

（2）翻开骨瓣前在骨窗四周用微钻磨四孔为精确定位点，探针依次注册。如头部、参考环移位，通过对四点再注册给以纠正，本组用此方法纠正移位获得成功。

（3）实时导航探查病灶及毗邻重要解剖结构位置，力争处理病变时脑组织损伤最小。

三、神经导航系统存在问题及对策

脑漂移影响导航效果仍是未完全解决的问题，术中应用超声波扫描提供补偿影像可纠正。有学者采用以下方法减少脑漂移的影响：①骨缘进行精确定位点注册后，可纠正因钻孔、体位变化、头架移位等造成的漂移；②侧卧位较仰卧体位脑漂移轻微；③少用或不用脱水剂，缓慢释放脑脊液；④利用鞍结节、嗅神经、视神经、颈内动脉、内听道等作参考标志；⑤及早发现脑室内及其附近病灶，避免过早开放脑室；⑥脑干、第四脑室底深部脑结构相对固定，漂移影响不明显；⑦先切除功能区病灶，尽量避免切除脑组织。此外，AVM 和（或）伴有癫痫的血管病骨窗设计要足够大。

四、神经导航应用

（一）脑血管病

1. 脑内海绵状血管畸形（CM）

脑内 CM 是神经导航的绝对适应证。脑 CM 多位于脑实质深部，甚至在脑干、丘脑等致命部位，有反复出血的病史。多数脑 CM 经 MRI 及 CT 扫描可清楚显示，因此，导航系统可精确的引导手术进程，结合微骨窗入路和脑沟入路能最大限度地保护正常脑组织并减少神经功能的损伤。然而值得注意的是，一些非常微小的脑 CM 在出血后仅残留机化样组织，如果手术距出血时间较长，手术显微镜下很难与周围脑组织区别，因此以 MRI 作为导航数据时，在术前 3 日内应再次为患者进行 CT 扫描以明确出血吸收情况。

2. 脑 AVM

对于位置较深、体积较小、位于运动区、语言区、丘脑及脑干的 AVM 导航辅助的作用不可或缺。出血在 1 个月内尚未完全吸收的 AVM，应以 CT 影像作为导航数据；未出血或出血已经完全吸收的病例使用强化 MRI 作为导航数据，导航经验丰富的医师可在术前重建出主要的供血及引流血管对手术有很大帮助。

3. 动脉瘤

颅内动脉瘤是导航的相对适应证。多数动脉瘤的导航手术，术前计划的意义大于术中影像引导。利用导航系统重建的三维图像，将强化后 CT 及 MRI 资料转化为立体血管影像，可直观了解实际手术视野中动脉瘤与周围神经、血管的毗邻关系，分析动脉瘤在与载瘤动脉的角度，选择同侧或对侧开颅，决定翼点或眶上眉弓入路，在最安全的角度显露并夹闭动脉瘤。对位于颈内动脉近段、眼动脉、椎动脉、基底动脉的动脉瘤而言，导航系统辅助下制订详尽的术前计划尤其必要。

一些特殊部位动脉瘤，如大脑前动脉远端、小脑后下动脉（PICA）、小脑前下动脉

（AICA）的动脉瘤，应用导航系统更有价值。在导航下经纵裂入路可以准确地夹闭前动脉远端的动脉瘤，而不必从 A1 段近端开始探查，降低了血管痉挛及损伤前动脉的风险。

（二）颅脑肿瘤

1. 胶质瘤

胶质瘤特别是低恶性度的星形细胞瘤是导航的绝对手术适应证。实性的 I 级星形细胞瘤在显微镜下很难与正常脑实质相鉴别，皮质表面也无明显异常，即使经验丰富的医师也必须在探查中多次取组织进行快速冰冻病理检查以确定切除范围，如果肿瘤位于功能区附近则很容易造成术后神经功能缺失。因为这类肿瘤不易在平扫、增强 CT 及 MRI 获得肿瘤与脑组织的边界，所以以 T_2 像 MRI 数据作为导航资料，在术中根据导航提供的肿瘤位置及范围全切肿瘤，不过多损伤正常组织。对于高恶性度胶质瘤，应以增强 MRI 数据为导航资料，尽可能地完全切除肿瘤。对于囊性胶质瘤而言，应特别注意打开硬脑膜后要先利用导航确定肿瘤位置及范围，一旦释放囊液后出现影像漂移导航的准确性会明显降低。

2. 转移瘤

位于皮质下的脑移瘤是神经导航绝对适应证，其注意事项同恶性胶质瘤。

3. 脑膜瘤

多数脑膜瘤是神经导航的绝对适应证。窦旁及大脑突面的脑膜瘤导航可以帮助确定手术切口位置及范围，显示受压移位的矢状窦，避免开颅误伤引起大出血。脑膜瘤包绕重要血管或神经，如蝶骨嵴内侧或 CPA 脑膜瘤，开启导航前瞻窗口可时刻提醒手术医师肿瘤与血管、神经以及脑干的距离，避免损伤。

4. 垂体腺瘤

经蝶（单鼻孔）入路切除垂体腺瘤手术中导航定位是必不可少的。在以往的手术学中经蝶入路手术必须在 C 型 X 线机监测下进行，由于操作不便及放射性污染已经逐渐被安全的神经导航所取代。平扫的 CT 或 MRI 数据均可作为导航资料，术中可明确提示鞍底的位置，避免误穿斜坡骨质导致致命的损伤。

5. 其他肿瘤或病变

颅内淋巴瘤、血管网织细胞瘤、神经鞘瘤、生殖细胞瘤以及炎性肉芽肿等均为神经导航选择性适应证，其中位置较深的淋巴瘤、生殖细胞瘤和肉芽肿等，神经导航系统辅助完成手术是非常必要的。可根据肿瘤的影像学特点选择 CT 或 MRI。

（三）穿刺组织检查

穿刺活检是神经导航的绝对适应证，经典神经外科活检是利用有框架立体定向仪进行，患者术前需安装金属框架有一定痛苦。现代神经导航系统平均精确度在 2 mm 以内，无须安装头颅框架，且系统可提供穿刺过程的多角度动态图像，使穿刺过程更安全、精确。

（四）功能神经外科手术

安装专用的功能神外手术导航软件及相关附件后，导航系统可完全取代传统的框架立体定向仪，完成苍白球损毁术、海马切除等手术。

（五）脊髓及脊柱手术

神经导航下定位椎体节段，颅颈交接手术时螺钉固定等。

（曹　军）

第三节 微骨窗入路

一、微骨窗入路的由来

神经外科学的发展历史，大致经历了人类环钻术、近代神经外科、经典神经外科、显微神经外科和微创神经外科 5 个阶段。回顾其历程，不仅体现了人类科学技术的进步和智慧的结晶，还可以看到患者和医师一直不懈地追求一个共同的目标，即在以最好的疗效治疗疾病的同时，尽量保护正常组织，最大限度地降低手术的并发症，使患者手术后尽早康复。

早期神经外科开颅手术的皮肤切口和骨窗都很大，其中原因是多方面的。第一，受限于当时的诊断技术，病变只有达到巨大的体积时才能得到诊断，大多数只能通过大的切口才能治疗。第二，手术照明设备简陋，因此只有采用足够大的切口才能使光线照射入手术部位。第三，当时应用的器械多是为普通外科设计的，而不是为神经外科设计的专用器械，体积相对较大，不适合在狭小的骨窗内使用。第四，当时神经外科手术人员至少有 3 人，6 只手和手术器械覆盖了术野的大部分，所以骨窗必需够大，以便充分地观察手术部位。

20 世纪 60 年代起，手术显微镜被应用于神经外科手术。随后在以 Yasargil 等为代表的神经外科大师的努力和推动下，显微神经外科手术技术广泛地应用于神经外科的各个领域，手术疗效得到大幅度提高，手术死亡率和残疾率大幅度下降。然而，在手术显微镜被引入以后不久，许多神经外科医师意识到传统的神经外科显微手术技巧和方法仍需要不断地更新和完善。主要原因如下。首先，各种手术入路有一个共同的特征：相对较大范围的脑组织暴露和牵拉，从而可能造成神经、血管的损伤，导致与手术而非病变本身相关的手术致残率的增加。其实在各种常规显微外科手术中，对脑组织的有效牵开空间一般多在 2.0 cm 左右，过大的骨瓣及脑组织暴露并无必要。其次，对于累及或起源于颅底的病变，为了解决显微镜下深部手术的照明和操作问题，常需对颅面部的正常骨结构进行扩大切除，造成多种术后并发症，如脑脊液漏、感染和影响美观等。最后，随着影像诊断技术的进步，越来越多的患者获得早期诊断，其病变很小，几乎无症状，患者对手术效果的要求提高。

20 世纪 70 年代初，Wilson 等在显微神经外科手术的基础上首先提出微骨窗入路，又称为"锁孔"入路概念，倡导采用比传统手术小得多的皮肤切口和骨窗以减少不必要的手术损伤。然而，受限于当时的影像学诊断技术水平和显微手术器械发展的水平，早期微骨窗的理念仅强调通过有限的暴露节省手术时间，并取得较好的伤口愈合，一直未能被广泛接受。

20 世纪末，在神经影像、神经导航、神经内镜、血管内介入和立体定向放射等技术和设备迅速发展的推动下，出现了微创神经外科。微创神经外科的形成主要基于医学模式从生物医学模式向生物—社会—心理模式的转变。随着社会的进步，患者对治疗疾病的要求、对手术结果的期盼、对重返社会的渴望不断提高。越来越多的患者要求微创的神经外科治疗；现代临床影像技术的进步，为早期发现、准确定位颅内病变提供了可靠的影像学保证，并可根据每例患者个体的解剖特点，制订个体化手术入路计划；手术技术的发展和相关应用解剖的研究，开创了新的微创手术入路和手术方法，加之上述微创技术手段的应用，使过去的不可能成为今天的现实可行。

现代神经外科微骨窗入路是在开展神经内镜手术的基础上逐步发展起来的。内镜辅助下的显微神经外科手术的开展，促进了相关应用解剖的研究，也促使医师们对术中脑牵拉、手术入路以及对微骨窗概念实施策略的研究。1991年日本神经外科医师 Fukushima 等采用3 cm 直径的纵裂锁孔入路对138例前交通动脉瘤进行手术夹闭，开启了微骨窗手术在临床上较大范围应用的大门。1999年德国的 Perneczky 等出版了《神经外科的锁孔概念》专著，对锁孔技术的概念和应用进行了较系统的论述，标志着该项技术走向成熟。这样神经外科微骨窗的概念在出现20多年后，迎来了第二次复兴。

二、从对微骨窗入路的争议看如何正确理解微骨窗入路理念

由于对微骨窗入路理念存在理解上的误区，关于微骨窗手术的争论一直存在。实施微骨窗入路手术的主要依据是"锁孔"的门镜效应，即离微骨孔越远，视野越宽，能满足切除病变操作的需要。但曾有学者认为，将"锁孔"门镜效应的理论应用到神经外科是一个错误。也有学者怀疑在一个小孔下手术是否必要和可行。解决争议，无疑是要正确理解神经外科"微创"理念的内涵与微骨窗入路理念之间的关系。

对于微创显微外科手术来说，仅仅操作轻柔是不够的。它不仅要求对靶点及其周围神经组织、血管最低限度的损伤，而且也包括对手术入路中遇到的所有组织最低限度的损伤。必须强调的是，通过一个个微创的入路进行手术，如不能充分和最佳地处理病灶，如非肿瘤本身原因而未能完全切除、动脉瘤颈未能完全夹闭或术中破裂无法处理，这种入路的手术就不能称为微创手术。另外，任何大的手术入路虽然能有效地切除病变，但是在手术过程中未考虑到将对各层组织的损伤减到最小也不能称为微创。

早期微骨窗入路的理念过分强调孔径大小，是许多专家反对的原因之一。现代微骨窗入路的理念将成熟的显微神经外科技术与现代神经影像技术结合在一起，采用三维空间精确的立体定位，使用新型的设备和器械，经过头部体表微小切口入路，到达颅内深部区域，进行微创显微手术。其宗旨在于根据个体解剖及病灶特点设计手术入路，充分利用有限的空间，去除不必要的结构暴露或破坏，凭借精湛的显微手术技术，以最小的创伤（包括心理创伤和物理创伤）取得最好的手术疗效。其核心并不在于微骨窗孔径的大小，而在于能够提供一个对脑组织重要结构最小损伤的手术通道，它既大到有足够空间处理病变，又尽可能地小到摒除了一切不必要的损伤。而这个损伤必须考虑同时降低颅内外组织的医源性损伤，尤其是颅内脑组织、神经、血管的损伤。其优点包括术中暴露和创伤微小、缩短手术时间、术后感染率下降、症状轻、外观影响少、节省费用、减少患者对手术的恐惧、缩短住院期等。

由此可以看出，现代微骨窗入路体现了微创神经外科的特征，即具有减少创伤的优越性，和标准的显微外科手术相比，至少能同样有效地切除病变。它是对传统神经外科手术入路的一种革新。随着越来越多人对现代微骨窗入路理念的深入理解，它从初始不断受到质疑和不理解，到目前广泛应用于神经外科各个领域，已成为现代微创神经外科的一大内容。大量的临床实践，如德国美因兹大学 Reisch 等报道了3 000余例微骨孔显微手术，国内兰青和所在单位也已开展了近4 000例微骨孔入路手术，应用于各种脑肿瘤、脑血管病及脊髓病变等的治疗，均证实了该入路手术是可行、安全、微创和有效的。世界著名神经外科专家Samii 教授也认为，利用2 cm 左右直径的骨窗，再磨除近1 cm 的内板，足以进行各种手术，可成为一种标准术式。

三、微骨窗入路实施策略与方法评析

遵循微骨窗入路手术是以尽可能小的创伤代价追求最佳手术疗效的神经外微创手术方法，这一核心理念，是实施微骨窗入路手术的关键所在。

（一）开展微骨窗入路既要积极又要稳妥

一方面，微骨窗入路手术作为微创神经外科的一个重要组成部分，值得去积极尝试和开展。另一方面，由于对手术操作有较高的要求，为确保对患者手术的安全、有效，更强调应在条件具备的基础上稳妥地开展。这就涉及开展这项技术的基本要求，包括技术与知识要求和硬件要求。

1. 技术与知识要求

（1）术者熟练掌握了常规开颅手术，并经过显微神经外科训练，具备显微手术的基础和经验。

（2）掌握了相关的解剖、疾病和影像知识。

（3）对神经外科微创理念和微骨窗入路手术理念有全面、正确的理解。

2. 硬件要求

微骨窗入路由于具有骨窗小、手术通道狭小、需通过不断变换体位和光线角度来实现对病灶的暴露和处理等特点，因此，在配备手术器械和设备时应能满足实现微骨窗开颅、建立有效手术通道和对病变安全、有效处理的要求。为达到这些要求，其基本配置包括高性能手术显微镜、专科电动手术床、头架、磨钻、铣刀、显微器械（特别是枪式或杆状显微器械）、脑软轴牵开器等，高档配置包括超声吸引器、射频刀、激光刀、神经内镜、神经导航等。

（二）如何把握微骨窗入路的适应证

是否所有的病灶都可以采用微骨窗入路手术呢？又或者是否仅简单、浅表或小体积的病灶才适合微骨窗入路手术呢？对于一些解剖位置固定的病灶，如鞍区、桥小脑角、脑室系统肿瘤、各种动脉瘤等，可选择相应的微骨窗入路到达病灶，最适合微骨窗入路手术。而对于大体积肿瘤，特别是颅底肿瘤来说，常规手术时，因病灶周围神经、血管结构众多，通常采用分块切除病灶的方法，微骨窗入路完全可以满足此类手术的要求。微骨窗入路的"锁孔"效应仅对深部病变有效，对脑表面病变仍应按其表面大小设计手术骨窗，在暴露其全貌的前提下手术。对一些颅内压较高的急诊手术患者，特别是脑疝患者，还是以大骨瓣开颅为佳。

（三）做好术前计划，确保微骨窗入路手术安全、有效、微创

周密的术前计划是微骨窗入路手术成功的保障。其目的是使手术尽可能地安全和有效。

首先，术前设计有赖于对病灶本身的位置、性质、大小和生长方式等特点、邻近解剖关系、可能的手术入路进行综合分析，选择一种既能有效手术，又能避开重要结构，取得最小手术创伤的入路。其次，因微骨窗开颅时已确定了到达靶区的手术通道的大小，因此，骨窗位置必须精准，以避免造成手术困难或术中迷失方向。精确确定骨窗的位置需要对手术靶区有精确的三维概念，这依赖于对术前多模式影像资料详细的研究。必要时，辅以神经导航或立体定向系统。更精确的计划，还可以利用三维手术计划平台，来进行影像重建与模拟手术，显示手术入路相关结构可视的三维空间，以精确设计微骨窗位置和手术通道。

（四）实施微骨窗入路手术应关注的要点

（1）微创理念必须贯穿于每一步操作和手术全过程。在切除病灶时，应时刻注重对周围脑组织、神经和血管的保护。

（2）"三位"正确，即摆好体位、头位，准确定好骨窗位。在术中还要根据手术需要，通过调整手术床以调整头位、体位。

（3）手术的关键步骤是微骨窗开颅、有效手术通道建立和病灶的安全、有效处理。

（五）各种微骨窗（"锁孔"）手术入路概述

1. 经眉弓眶上额下"锁孔"入路及其变型

包括经眉弓眶上额下入路、外侧变型（又称为额外侧入路）、内侧变型、眶上—眼眶联合开颅等。各种切口及骨窗见图3-1。眶上入路可达双侧基底动脉环，暴露对侧眼动脉、颈内动脉内侧壁、大脑中动脉M1段、大脑前动脉A1段、后交通动脉、前交通动脉、大脑后动脉P1段和小脑上动脉，并夹闭动脉瘤。对鞍区、鞍上区的垂体瘤、颅咽管瘤、鞍结节、前颅底脑膜瘤等也均可采用该入路进行手术。

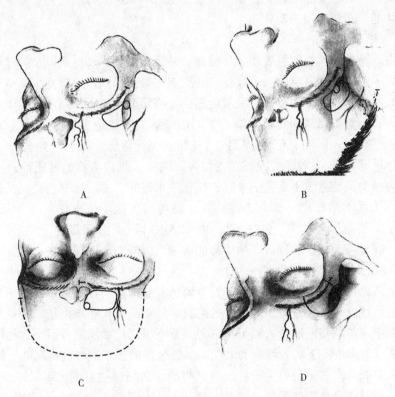

图3-1 经眉弓眶上额下"锁孔"入路及其变型各种切口及骨窗示意图

A. 经眉弓眶上额下入路；B. 外侧变型；C. 内侧变型；D. 眶上—眼眶联合开颅

1885年，Francesco和Durante描述了经额下—额叶入路，1908年Krause描述了眶上额下入路。此后，Frazier、Cushing、Heuer、Dandy和Poppen也先后报道了类似入路。由于当时条件的限制，各种眶上及额下入路骨窗大、创伤重，导致与手术而非病变本身相关的病残率增加。Reisch 在 2002 年和 2005 年描述了经眉弓眶上额下"锁孔"入路，它基本包含了经翼点入路的前额部分，其优点是从前方进入时，鞍上的解剖结构可不受阻挡，可较早到达侧裂的内部，并能将直接倾斜于入路外半侧的侧裂轻易地由内向外分离而不需要处理颞叶。

2005 年，芬兰 Juha 教授提出了"经眶上外侧入路"，认为与 Yasargil 标准翼点入路相比，其开颅范围更小、创伤更小、手术更迅速，避免了颞肌萎缩、面神经损伤、脑脊液漏、术后硬膜外血肿、感染等并发症。骨窗范围 3.0 cm×4.0 cm 左右，该入路足以到达双侧基底动脉环，位置高于前床突的基底动脉前部，以及鞍区、鞍上区，进行动脉瘤夹闭或病变的切除，适用于绝大多数标准翼点入路的适应证，可作为标准翼点入路的替代方法。该入路不适用于瘤颈朝向后的大脑后交通动脉动脉瘤、大型和巨大型大脑中动脉动脉瘤（尤其是瘤颈朝向外侧的蝶骨嵴）以及位置较低的基底动脉顶端动脉瘤。上述入路与经眉弓眶上额下"锁孔"入路外侧变型相似，与经眉弓眶上额下"锁孔"入路相比，不仅在于锁孔骨窗的位置更靠外侧，而且要部分切除蝶骨小翼，同时暴露额叶和颞叶硬脑膜。可从侧面更多暴露颞叶前内侧、额叶外侧基底大脑皮质、外侧裂及鞍旁三角，能够安全地对海绵窦的前部和床突旁区域进行解剖。通过磨除前床突，也可以暴露颈内动脉床突旁段。但是需要牵拉视交叉及对侧视神经才能暴露对侧颈内动脉。

2. 翼点"锁孔"入路

标准翼点入路是到达双侧基底动脉环前部、鞍区和鞍旁、外侧裂以及斜坡和基底动脉上部病变的经典入路。标准翼点入路也存在一些缺点，如：术前多要剃光头，造成某些患者心理负担；可能有面神经额支的损伤和颞肌萎缩；皮瓣切开范围大，周围软组织水肿显著，延长了住院时间；脑组织暴露面积大，增加了损伤或感染的机会。翼点"锁孔"入路则避免了传统翼点入路缺点，保持了它所能提供的良好的视线角度。翼点"锁孔"入路，只剃掉手术切口发际后宽 2 cm 左右的头发；直线切口，减少了肌肉萎缩的可能性；避免损伤面神经额支；大大减少了脑组织不必要的暴露；缩短手术时间，术后恢复较快。从图 3-2 可以看到与传统翼点手术入路相比，翼点"锁孔"入路可极大减少头皮切口、骨窗切开的范围。该入路适合于前循环动脉瘤（不包括 A2、M3 以后各段）、前颅窝底，鞍上、鞍旁、鞍后、海绵窦上壁、蝶骨嵴、额极、颞极、颅中窝底前端、脚间池等区域手术。

3. 颞下"锁孔"入路

包括颞下入路以及后颞下及后颞下—乙状窦前联合入路两种变型。后颞下变型骨窗位于颞后乙状窦前，优点是可显著减少对颞叶的牵拉。对小脑幕切迹周围结构的视线较少受到颞叶的阻挡。颞下—乙状窦前联合入路可从幕上及幕下更广泛暴露岩骨后上方周围结构。后两种入路难点在于对 Labbe 下吻合静脉的处理。多数病例通过仔细解剖将颞叶桥静脉从皮质表面和硬脑膜入口处分离可避免发生梗死。如果桥静脉必须牺牲，则应尽量减少颞叶的牵拉，利于颞叶表面静脉吻合血流的开放。颞下"锁孔"入路可达岩斜区、天幕缘、海绵窦侧壁、三叉神经节、视神经后区的视神经—颈内动脉窗和颈内动脉后窗、鞍上垂体柄，鞍背、ICA 床突上段、PCoA、动眼神经、滑车神经、BA 顶部脑桥前池、PCA 的 P1 段及 P1～P2 交界处、SCA，中脑和脑桥上部的前、侧面。该入路适合于治疗颈内动脉后至内听道前方的岩斜区及鞍上区肿瘤，PCA 的 P2 段动脉瘤和基底动脉顶端动脉瘤及 BA－AICA 交界处动脉瘤。颞下"锁孔"入路还可达海绵窦侧壁，进行大部分海绵窦的手术。

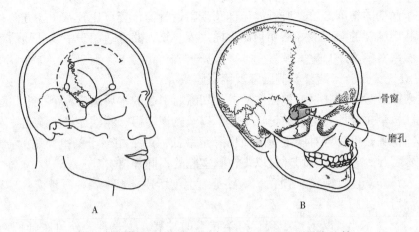

图3-2 传统翼点入路与翼点锁孔入路切口及骨窗比较

A. Yasargil 翼点入路切口及骨窗；B. 翼点锁孔入路切口及骨窗

4. 乳突后"锁孔"入路

乳突后入路可以显露三叉神经、面神经、听神经、后组脑神经、脑桥外侧面、前外侧面、小脑半球外侧面、椎动脉、小脑后下动脉，可用于听神经瘤、三叉神经鞘瘤、脑膜瘤等脑桥—小脑角或岩斜区肿瘤、脑桥侧方肿瘤手术、三叉神经痛、面肌痉挛等血管减压手术，椎动脉及其分支小脑后下动脉瘤的夹闭手术。对于后组脑神经处病灶手术时，手术切口及骨窗位置可相应下移。

5. 枕下正中"锁孔"入路

枕下正中入路可显露整个第四脑室，适用于该部位各种肿瘤手术。如将手术切口下移，可用于 Chiari 畸形手术。

6. 经半球间—胼胝体"锁孔"入路及其变型

包括经半球间—胼胝体入路以及经前额胼胝体下、经枕叶胼胝体下半球间入路两种变型。可显露侧脑室体部、第三脑室、丘脑、松果体区等结构，适合于该区域的各类肿瘤手术。采用经半球间入路时，保护矢状窦及其静脉分支非常重要。尤其是在合并了大脑牵拉后，静脉的闭塞可造成广泛的静脉性脑梗死，导致术后神经功能恶化。桥静脉闭塞后，使用脑压板可能严重压迫静脉吻合，引起随后周围区域的梗死。因此，大脑的牵拉必须限制在所需的最小范围。通过适当的设计锁孔骨窗位置、仔细解剖以及限制脑牵拉才可有效降低手术损伤。

7. 幕下小脑上"锁孔"入路

松果体肿瘤位于颅内正中线脑干平面以上，在解剖上对其安全的暴露和切除造成一个很大的手术挑战。早期手术为了获得足够的光线进入位置深在的松果体区域，曾采用创伤巨大的开颅暴露，甚至切除整个枕叶等，因而手术结果也不理想，死亡率可高达58.8% ~ 70%。20 世纪 70 年代早期引入显微技术后，将显微神经外科技术应用于 Krause 幕下小脑上入路，开创了松果体区手术暴露的一个新时代。该入路优点在于松果体区的解剖结构无须手术分离，天幕与小脑之间提供一个不易侵犯到任何脆弱的颅内结构的手术通道。位于中线附近、该入路最适用于 Galen 静脉水平及以下的肿瘤，可降低深部静脉损伤的风险。锁孔骨窗的最佳位置取决于病变的精准定位。胼胝体压部顶端附近骨窗位置可比较靠颅底方向；相反，四叠体板及小脑中脑裂的病变最好从靠顶部方向进入。该入路也适用于中线外侧的病变，可采用旁中线开颅从对侧暴露目标区域。

8. 经皮质"锁孔"入路暴露侧脑室及第三脑室

经皮质入路最常见的并发症包括皮质扩大切除后引起的术后癫痫，牵拉半卵圆中心导致的偏瘫，尾状核牵拉或梗死引起的记忆下降，以及意识障碍、缄默症等。锁孔技术限制了大脑皮质的暴露范围，可以将对脑组织的损伤降至最低，近乎相当于脑室穿刺的损伤。另外，通过扇形手术切开，有限皮质切开足以窥视脑室腔的不同部位。

除上述入路外，还有椎板"锁孔"入路等。综上所述，上述各种微骨窗（"锁孔"）入路有以下几点启迪。

（1）微骨窗手术出现既得益于现代科学技术的发展，也是神经外科医师们对微创理念不断追求的结果，是他们智慧的结晶。

（2）各种微骨窗手术与传统常规手术相比，可极大减少头皮切口、骨窗、硬膜切开范围及脑组织暴露范围，从而显著减少与开颅手术相关的并发症、缩短手术时间。

（3）微骨窗手术并不拘泥于一种手术入路，各种手术入路又有其变型，有利于根据个体病变特点选择恰当的手术入路进行个体化治疗，达到以最小创伤取得最佳治疗效果的目的。

（李晓龙）

第四节　神经内镜技术

一、概述

现代神经外科一个具有划时代意义的里程碑是微侵袭神经外科理念和技术的形成，神经内镜手术技术是其中重要的组成部分。

随着现代科学技术的迅猛发展，内镜神经外科的理论体系日新月异。神经内镜手术治疗的疾病种类从传统的脑室、脑池疾病以及颅底疾病扩展至包括脊柱脊髓疾病、硬膜下血肿、脑室内出血、脑血管病变、脑脊液漏、三叉神经痛、面肌痉挛、脑脓肿、脑实质肿瘤、动脉瘤等各个神经外科亚专业领域。

目前，根据内镜手术操作的途径是完全在内镜中还是在内镜外将内镜神经外科分为以下两类。

1. 镜内内镜神经外科

手术过程中内镜是唯一的照明设备，所有的手术操作都是通过内镜的工作管道来完成。这种手术包括三脑室底造瘘术、脑室内囊肿造瘘、透明隔造瘘、脑室内肿瘤活检以及切除等。

2. 镜外内镜神经外科

手术过程中内镜是唯一的照明设备，所有的手术操作是在内镜管道之外来完成的。这种手术方式并不需要内镜工作管道。它包括内镜下经鼻颅底肿瘤切除术、部分内镜下脑室肿瘤切除手术及脊柱内镜手术等。

二、神经内镜手术的仪器设备

(一) 神经内镜分类

神经内镜根据其功能、所达部位及结构可分为不同类型。

按神经内镜的功能分为单功能镜及多功能镜。单功能镜主要是指没有工作通道仅有光学系统的观察镜。多功能镜除了具有观察镜的功能外，在同一镜身还具有 1 个以上的工作通道，具有照明、手术、冲洗、吸引等多种功能。

按神经内镜所达到的部位或应用领域的不同分为脑室脑池内镜（又包括工作镜和观察镜）、颅底内镜、脊髓脊柱内镜。根据内镜观察角度不同分为 0°、25°、30°、70°、110°等。根据神经内镜的结构和形状分为硬性内镜和软性内镜。

(二) 神经内镜构成

神经内镜主要由镜体、光源及成像系统、监视器及图像记录装置等部分构成。

1. 神经内镜镜体

目前临床上有许多不同类型的软性和硬性神经内镜在使用，各种内镜的应用范围不同，可以根据手术操作进行选择。

(1) 硬性内镜：简称硬镜。硬性内镜外径一般在 2 ~ 8 mm，其中硬性多功能镜内部可有多个通道，如照明、冲洗、吸引、工作等通道，长度一般为 130 ~ 300 mm。内镜操作器械可以沿着内镜内、外进入术野，手术在显示器引导下完成。物镜可有不同的视角，如 0°、30°、45°、70°、120°等。不同视角的神经内镜其用途各异。0°内镜给出一个直线视野。30°内镜给出一个侧面视野，这种内镜在颅底手术观察各个手术角落时很有用，如在听神经瘤切除时观察内听道，在经鼻垂体瘤切除时观察海绵窦，切除颅底表皮样囊肿时观察显微镜死角残余瘤体。拥有更大角度的内镜，如 70°和 90°内镜，使用相对难度较大，偶尔使用。

(2) 软性内镜：包括纤维内镜和电子内镜，简称软镜。软性内镜一般细而长，最长可达 1.0 m，外径 0.75 ~ 4.0 mm，头端直径为 2 ~ 4 mm。因软性多功能内镜外径小，通常将工作通道、冲洗通道和吸引通道合而为一。软性内镜除镜体柔软、可屈伸等特点外，头端还可以根据需要作成角或偏侧，最大视角可达 160°。软性内镜用途多，非常灵活，可以在脑室或脑池内移动，抵达硬性内镜无法到达的部位进行观察和操作。

(3) 观察剥离镜：是一种短小的硬式内镜，头端直径约 1 mm，像显微神经外科器械一样，使用灵活但视野较小。最初用于脊柱手术，后逐步用于颅内蛛网膜下腔的观察。

(4) 其他：应用于脑室—腹腔分流术的内镜，外径仅有 1 mm，主要用作将分流管脑室端放置入脑室正确的部位，避免损伤血管，减少脉络丛包裹的机会。

2. 光源及成像系统

神经内镜常用的光源有卤素灯和氙灯。电子内镜的成像主要依赖于内镜前端的微型图像传感器传输图像数据。图像数据传输至图像处理器，经过处理后，显示在电视监视器的屏幕上。

与显微外科技术相反，内镜技术的操作过程不能在手术部位直接控制，而是要通过电视屏幕。术中需要摄像头、监视屏和图像记录装置。

(1) 摄像头：与神经内镜的目镜相接，通过摄像转换机将图像传至监视屏。理想的摄像头应是体积小、重量轻。最近，高清、全数字摄像头使图像质量进一步提高。

（2）监视屏：显示整个内镜手术过程中摄像头摄取到的所有图像。它是外科医师的"眼睛"。

（3）图像记录装置：良好的图像记录装置有助于记录和保存完整的资料信息。

（4）计算机管理系统：理想的神经内镜系统应配备一套完整的计算机管理系统，包括内镜图像管理软件和内镜多媒体图文系统。前者实际上是一个图文数据库，后者能够与各种内镜组成先进的图像显示和图像处理系统。

（三）神经内镜手术基本器械和辅助设备

神经内镜的手术器械和辅助设备包括内镜手术器械、内镜固定装置和导向设备。

许多特殊的显微器械被专门设计用于神经内镜手术，包括显微剪刀、显微吸引器、双极电凝、显微剥离子及其他显微器械。这些内镜器械共同的特点是比传统器械更细、头端更小。

根据用途，内镜器械可分为以下几类。

1. 用于活检和颅底硬膜、囊肿、脓肿壁切开的器械

显微钩刀和显微剪刀。

2. 用于磨除骨质的高速磨钻

主要用于内镜经鼻和经口颅底手术磨除颅底骨质，同时用于生成锁孔骨窗和钻磨颅骨内骨性结构。对于内镜颅底手术，笔式、小型、动力强、重量轻的微钻使外科医师在狭窄空间内能够平稳操控。

3. 用于切取整块病变或取异物的器械

取瘤钳和不同大小的环形刮匙等。

4. 用于囊肿穿透、脑室造瘘的器械

如球囊导管。

5. 用于止血的器械

如单、双极电凝。用于工作腔道内操作的双极电凝有点式、叉式和剪式。使用时剪式双极电凝最佳，可在术中夹住出血点，止血灵活可靠。

6. 冲洗设备

内镜图像的清晰度需要清晰的介质。为了避免频繁移动、清洁、重新置入内镜的危险操作，内镜有专门的冲洗通道，该通道和冲洗泵相连，使用无菌盐水冲洗镜头，而内镜无须移动。在需要清洁术野时，动力化脚踏控制的泵输送清洁的水流以冲洗内镜的头部。

7. 工作套管

内镜的工作套管是脑室内镜手术必需。单腔套管适用于本身带有工作通道的内镜。先将套管插入脑内，之后通过套管腔将内镜引导入脑内。多腔套管上有多个通道，包括观察镜通道、器械通道和冲洗通道等。无论何种方式，套管外径均不得超过 8 mm，否则易造成脑组织的撕裂出血。

三、神经内镜治疗的主要疾病

（一）脑积水

传统治疗脑积水的方法多采用脑室—腹腔分流术，但存在分流管堵塞、感染等并发症，

另外还可能导致分流管依赖及心理障碍。目前，内镜下第三脑室底造瘘术（ETV）已经成为治疗梗阻性脑积水的首选方式。ETV治疗脑积水操作简便，构建的脑脊液循环较脑室—腹腔分流术更符合生理状态，且无须放置分流管，消除了分流手术的许多缺点。

特别强调在实行ETV手术前动态评价脑脊液的吸收功能。对于脑脊液吸收功能正常的脑积水患者，即使影像学提示交通性脑积水，ETV对部分患者仍然有效。对于脑脊液吸收障碍的脑积水患者，即使影像学提示为梗阻性脑积水，仍应采取分流手术。

其他用于治疗梗阻性脑积水的手术有中脑导水管扩张术，适用于中脑导水管狭窄、闭塞引起的梗阻性脑积水。

另外，特殊造瘘技术包括透明隔穿通术、室间孔成形术、侧脑室—四叠体池穿通术等，被应用于复杂脑积水的治疗。内镜手术治疗脑积水可同时对病灶进行活检。多房性脑积水可采用内镜手术沟通脑室分隔，将多房变为单房以利下一步治疗。

脑积水的内镜手术方法与指征如下。

室间孔成形术，属于疏通手术，用于单纯室间孔狭窄或闭塞所致一侧或双侧侧脑室积水。

透明隔造瘘术，属于旁路手术，用于透明隔囊肿所致一侧或双侧脑室积水；单侧室间孔狭窄成形困难者可通过透明隔造瘘使患侧脑脊液经过透明隔造瘘口由对侧侧脑室—室间孔进行循环。

导水管成形术（必要时支架植入术），属于疏通手术，用于导水管短程狭窄或膜性闭塞所致梗阻性脑积水以及孤立第四脑室。

第四脑室流出道造瘘术，属于疏通手术，用于第四脑室流出道膜性闭塞。

第三脑室造瘘术，包括终板造瘘、第三脑室底造瘘、第三脑室—小脑上池造瘘等多种方式，属于旁路手术，用于导水管狭窄且导水管成形困难的梗阻性脑积水，部分正常压力脑积水和交通性脑积水通过第三脑室底造瘘术治疗也有效。

脉络丛烧灼术，通过减少脑脊液分泌治疗脑积水。

内镜下脑室灌洗术，用于出血后脑积水或感染后脑积水的脑室清洁。

脑积水的病因治疗：四叠体池蛛网膜囊肿可因压迫导水管导致梗阻性脑积水，内镜下四叠体池蛛网膜囊肿造瘘术能够重新开放导水管，对脑积水达到病因治疗效果；脑室内囊虫导致的脑积水可通过内镜下囊虫摘除术进行病因治疗。

（二）颅内囊肿以及脑室内、脑室旁病变

颅内囊肿包括不同部位蛛网膜囊肿、脑室内囊肿、脑实质内囊肿及透明隔囊肿等。这些疾病大多为先天性病变，对于有症状者是内镜手术很好的适应证。应用神经内镜技术治疗颅内囊肿能够做到较大范围的囊壁开窗或部分囊壁切除，使囊肿和蛛网膜下腔、脑池或脑室充分沟通，效果确切，损伤小。所有颅内囊肿均应首选神经内镜手术治疗。

在切除脑室内病变时，神经内镜不仅能看清脑室内形态和结构，还能使术者明确脑室内病变的位置及多发病变的数目，从而避免盲目操作可能带来的副损伤。同时，神经内镜可观察和切除脑室内显微神经外科手术盲区的残留肿瘤。

（三）颅底疾病

使用内镜经鼻、经口可直接显露从前颅底到鞍区、斜坡、枕骨大孔等颅底中线区域的

病变。

经鼻颅底手术，内镜和显微镜比较，具有以下优点：①手术视角广，可多角度观察，显示某些手术显微镜所无法到达的盲区和死角，内镜可以把外科医师的"眼睛"带到使用显微镜无法想象能够清晰看到的手术区域，经过同样的手术通道，其观察及手术操作范围明显扩大；②在较深的术野，手术显微镜的光亮度可能出现衰减，神经内镜可以近距离观察病变，不受术野深度影响，为深部术野提供更好的观察质量，分辨清晰度优于显微镜，更有利于精细手术；③手术创伤小。

1. 垂体瘤

内镜下经鼻蝶手术切除垂体瘤的技术已经成熟。与传统的显微镜经蝶垂体瘤切除术比较，应用内镜治疗垂体瘤，可以利用鼻腔生理通道，无须切开鼻中隔黏膜，也无须使用蝶窦牵开器，甚至术后可以不填塞膨胀海绵或油纱，从而将手术创伤降到最低。并可以明显扩大病灶显露，增加直观切除病变的机会，最大限度地保护了鼻腔的正常结构。

在垂体瘤切除手术中，内镜独特的近距离和多角度观察优势如下。①对于位于显微镜观察死角的病变不再使用刮圈等器械非直视操作，而是将内镜深入瘤腔内直视操作。②对于垂体微小腺瘤，可以利用内镜近距离精细观察明确瘤体和垂体的界限，从而在较小损伤正常垂体的前提下，全切肿瘤。③垂体纤维型大腺瘤在显微镜下切除时，由于视野显露缺陷，只能看到肿瘤下部，肿瘤质地硬韧又无法用刮圈刮除，盲目牵拉更不可行，所以切除困难。此时，在内镜下，可以从不同方向、路径切除肿瘤，更利于达到全切肿瘤。

总之，内镜经鼻蝶手术治疗垂体瘤是一种创伤小、治疗效果好的微侵袭神经外科技术，目前已经成为许多国内外医疗机构的首选方法。

2. 脊索瘤

目前神经内镜应用于颅底脊索瘤的范围包括：①内镜经鼻蝶入路，并以此为中心向周围扩展，适用于位于蝶筛窦、中上下斜坡的肿瘤；②内镜经口咽入路，适用于位于下斜坡、枕骨大孔、上位颈椎前方的肿瘤；③内镜与显微镜结合使用，适用于生长范围广泛、单纯一种方法难以彻底切除的肿瘤。

内镜治疗颅底脊索瘤光源充足，术中投照的视野相对宽广，颅底肿瘤显露良好，能发现在显微手术中"死角"处的肿瘤，有利于全部清除肿瘤，降低肿瘤复发。手术中随着肿瘤的分步切除，操作腔隙可进一步扩大。因此，应用神经内镜切除脊索瘤能够增加肿瘤的显露，避免非直视盲目切取肿瘤，且手术创伤小，术后严重并发症少，患者恢复快，住院时间短。

3. 颅咽管瘤

随着内镜手术技术、颅底重建技术及设备的不断进步，对于完全位于硬膜内的颅咽管瘤也开始采取神经内镜手术技术切除。适合内镜经鼻切除的颅咽管瘤为鞍内型、鞍内鞍上型及部分鞍上型颅咽管瘤，不适合内镜经鼻切除的颅咽管瘤为第三脑室型。

4. 脑膜瘤

颅底脑膜瘤基底位于肿瘤腹侧，血供主要也来源于腹侧，而其相邻的重要血管和神经则位于肿瘤背侧，所以从肿瘤的腹侧切除颅底脑膜瘤更适合肿瘤的病理特点和生长方式。

但是因为解剖结构的限制，内镜经鼻手术目前主要应用于切除颅底中线区域的颅底脑膜瘤，其优势为可以首先切除肿瘤的基底，首先切断肿瘤的血供，而且对于肿瘤基底的切除更彻底。

5. 胆脂瘤

颅底胆脂瘤有沿蛛网膜下腔向邻近部位生长的特性，从而形成巨大不规则占位性病变。因病变不规则，单纯显微手术常因镜下存在"死角"而使肿瘤难以全部切除。神经内镜能直接到达颅内深部，凭借其良好的光源和不同角度的镜头，施术者可清晰地观察到各种直线视野无法看到的死角病变及周围的结构，有助于发现残存在显微镜"死角"处的肿瘤，提高全切率，减少肿瘤复发；同时能够有效地避免损伤深处病灶周围重要的脑神经、血管，减少手术并发症。

（四）颅内实质肿瘤

应用神经内镜技术切除脑内实质肿瘤仍然处于起步阶段。对于此项技术的应用还需要长期的观察来验证。

（五）动脉瘤

颅内动脉瘤手术中最大的难度是手术空间小，容易造成神经和血管的损伤。神经内镜应用可以减小动脉瘤手术的开颅范围，缩小头皮切口，避免过多地暴露脑组织。使用神经内镜不但可以多角度观察动脉瘤结构，还可以探查到瘤蒂具体位置及动脉瘤后壁下隐藏的穿通支血管，可以在动脉瘤夹闭后从后方、侧方观察瘤夹的位置是否恰当，从而减少对周围脑组织、重要神经和血管的损伤。

（六）颅内血肿

神经内镜手术技术可用于治疗外伤性和自发性脑室内出血、脑实质内血肿、慢性硬膜下血肿等。其原则是在不损伤血肿壁或引起新的出血的前提下，尽量清除血肿。较传统治疗方法，手术创伤更小。

（七）肿瘤活检

内镜神经外科技术是脑室或脑池内位置深在肿瘤活检最理想的方法，可以尽可能地减少周围重要结构的损伤，同时能够直视下进行活检操作。与影像学介导的立体定向活检比较，神经内镜介导的直视下操作大大减少了活检组织的误差，并可以在获得明确诊断的前提下尽量减少并发症。另外，神经内镜最大的优势在于脑室肿瘤经常会伴有脑积水的发生，神经内镜可以在活检的过程中同时治疗脑积水。

（八）脑脓肿

神经内镜手术治疗脑脓肿，对脑皮质及脓肿周围正常脑组织损伤小，既能直视脓肿腔冲洗脓液，也可避免盲视操作下穿刺引起的脑出血。对于多房性脑脓肿，可在内镜直视下打通脓肿腔之间的间隔，以便更有效地冲洗引流。

（九）脑脊液鼻漏

脑脊液鼻漏是由于硬膜和颅底支持结构破损，使蛛网膜下腔与鼻腔相通，脑脊液经鼻腔流出而形成，常见于外伤、肿瘤、鼻窦疾患和手术后。用内镜经鼻腔修补脑脊液漏有微创、直视下操作、术中瘘口判断准确、无面部瘢痕、不易感染等优点，已成为治疗脑脊液鼻漏的首选治疗方法。

（十）微血管减压

使用神经内镜进行微血管减压术具有锁孔开颅、对脑组织牵拉轻微、照明清楚、寻找责任血管确切、能够多角度观察等优点。

（十一）脊柱脊髓疾病

采用特制的椎管内镜可行椎管内脊髓探查，能明确诊断经椎管造影、数字减影血管成像、磁共振检查不能确诊的脊髓病变。神经内镜下应用管状牵开器切除硬脊膜内外肿瘤，可使肿瘤完全切除，与传统的后正中椎板切开肿瘤切除术比较，具有创伤小、住院时间短、失血少、术后麻醉药剂量少等优点。经皮内镜下椎间盘切除、椎间孔成形术已渐趋成熟。内镜下治疗寰枢椎脱位或畸形、脊髓空洞症、脊髓栓系以及内镜下脊柱内固定、椎旁脓肿引流、胸交感神经节切除术等报道也日益增多。神经内镜技术可以减少脊柱脊髓手术时间，明显减少术中出血，手术切口小，患者住院时间明显缩短，恢复期的疼痛也明显减轻。

四、垂体瘤内镜经鼻蝶入路手术方法

（一）手术设备和器械

1. 内镜

目前内镜经鼻蝶入路手术使用外径 4 mm、长 18 ~ 20 cm 的硬性内镜，多使用 0°内镜和 30°内镜。

2. 内镜设备

光源和光纤，双极电凝器，冲洗泵，摄像装置，显示器，图像记录系统等。

3. 手术器械

长柄双极电凝，高速磨钻，蝶窦咬钳，直镰状刀，钩刀，枪装剪刀，取瘤钳，不同角度的刮圈和细吸引器等。

4. 可配合内镜使用的设备

B 超，神经导航系统，超声吸引，激光切割系统。

（二）手术技术（经鼻孔中鼻甲—鼻中隔入路）

（1）常规气管内插管全身麻醉，患者取仰卧位，头部后仰 15°。消毒鼻腔。

（2）根据术前头颅 CT 和 MRI 结果选择鼻孔。在内镜直视下逐步进入鼻腔，首先辨认下鼻甲，继续深入鼻腔可见到中鼻甲，中鼻甲和鼻中隔间为手术通道，向蝶筛隐窝的方向塞入 0.01% 肾上腺素盐水棉条，逐渐扩张手术通道，找到蝶窦开口。

（3）从蝶窦开口内上缘，沿蝶窦前壁和鼻中隔后部，弧形切开鼻黏膜，用枪装剪刀从鼻腔黏膜和蝶窦黏膜的连接部剪开，将黏膜瓣掀向下方，显露蝶窦前下壁和骨性鼻中隔。

（4）在两侧蝶窦开口间，用磨钻磨除蝶窦前壁骨质和骨性鼻中隔后部，开放蝶窦腔。部分去除蝶窦黏膜，可见蝶窦间隔。

（5）用磨钻磨除蝶窦间隔，显露鞍底、两侧颈内动脉隆起和鞍底—斜坡隐窝。对于甲介型蝶鞍或蝶窦气化不良的患者，可在导航引导下进行定位，磨钻磨除骨质。

（6）用磨钻从鞍底下部磨开底骨质，根据肿瘤大小，开放直径 1.0 ~ 1.5 cm 的骨窗，显露鞍底硬膜。

（7）用穿刺针穿刺鞍内，抽吸排除动脉瘤后，用直镰状刀十字形或放射状切开硬膜，显露肿瘤。

（8）先用取瘤钳取部分肿瘤组织留做病理检查，用环形刮圈和吸引器分块直视下切除肿瘤。切除肿瘤的顺序应先从前下，切向后下，达到鞍背水平，两侧达到海绵窦水平；再从后上到前上依次切除。这样可使鞍隔从后向前逐渐塌陷，有利于减少因鞍隔下陷过早而增加视野死角。

（9）切除肿瘤后，瘤腔内充填吸收性明胶海绵或止血纱布，可用人工硬膜封闭鞍底。

（10）将蝶窦前壁黏膜瓣和中鼻甲复位。蝶窦内尽量减少充填物质，保持蝶窦内引流通畅。

五、第三脑室底部造瘘（ETV）手术方法

（一）手术设备和器械

内镜设备同常规神经内镜手术，单纯第三脑室底造瘘术有硬性内镜和软性内镜两种选择。其他器械包括钝头活检钳、内镜专用的单、双极电凝、激光及专用的扩张球囊导管等。大多数第三脑室底造瘘手术操作简单、用时较短，不需采用支持臂来固定内镜。

（二）手术技术

1. 体位

采用仰卧位，气管插管全身麻醉。

2. 手术切口的确定

成人采用直切口，小儿头皮和颅骨较薄，容易发生脑脊液漏，多采用马蹄形切口，小骨瓣开颅。颅骨钻孔部位根据脑室形态、室间孔的位置和大小决定。通常采用冠状缝前 1 cm，中线旁 2～3 cm 处钻孔。尽量采用"笔直"路径经室间孔到达第三脑室底造瘘部位，以减轻对脑组织的牵拉。

3. 脑室穿刺

"丨"形或弧形剪开硬脑膜，双极电凝电灼皮质后切开，以内镜穿刺导鞘行侧脑室穿刺，穿刺方向为两外耳孔假想连线中点，稍偏向中线。

4. 置入内镜，脑室探查

内镜下可显露额角和室间孔，辨认脉络丛、丘纹静脉、室间孔、隔静脉等重要解剖结构。通过室间孔，到达第三脑室底，可观察到漏斗、乳头体及第三脑室底等结构。

5. 第三脑室造瘘

造瘘位置选在漏斗隐窝和乳头体之间的三角区，最薄弱的无血管处。先用内镜活检钳在第三脑室底进行穿刺，再用扩张球囊导管或活检钳置入穿刺孔，扩大瘘口，通常瘘口直径不应小于 5 mm，以避免术后瘘口粘连闭塞。检查下方的 Liliequist 膜，用同样方式打通该膜，以保证在镜下可清晰辨别基底动脉分叉和斜坡结构，确认瘘口通畅、与脚间池充分沟通。

6. 冲洗缝合

仔细冲洗脑室后撤出内镜和工作鞘，吸收性明胶海绵填塞皮质隧道，缝合硬膜，骨瓣复位，缝合伤口。

（李晓龙）

第四章

神经外科急重症

第一节　垂体卒中

垂体卒中是一种罕见但可能致命的疾病，临床特点为突然发作的剧烈头痛伴有神经系统或内分泌恶化。很容易漏诊，因为大多数患者的垂体腺瘤未能诊断，在临床上，其影像可被误认为蛛网膜下腔出血（SAH）或脑膜炎。垂体卒中是神经外科在紧急情况下快速干预可能会终止甚至逆转神经缺失和危及生命的情况。

垂体卒中继发于蝶鞍内肿块的突然扩张，通常为出血和（或）梗死的结果。一个较好的理论描述是，随着肿块的快速增长，肿瘤超过了其血液供应，造成缺血和继发出血。Cardoso 和 Petersen 推测内在血管病变使垂体腺瘤更容易发生梗死和出血。这也许可以解释为什么垂体腺瘤比其他任何肿瘤更容易发生血管损伤。

虽然多数情况下垂体卒中为自发性，但仍有许多促发因素。Biousse 等报道多种卒中突发的因素，分为 4 类：①腺体中的血流减少；②脑垂体血液急性增加；③过度刺激脑垂体；④抗凝状态。多巴胺受体激动药的应用及停药（如溴隐亭和卡麦角林）也与卒中有关。

垂体卒中的临床特点多样，可由轻度症状到灾难性的表现：永久性的神经缺失症状，甚至死亡。约 95% 的病例表现为头痛。头痛为突发性，通常在眼窝部位，常伴有呕吐。头痛的机制归结为脑膜刺激和（或）颅内压增高。垂体卒中时，与脑垂体邻近的视器和动眼神经（即海绵窦）受累导致视觉缺失和眼肌麻痹。经典的视觉缺失发生于双侧颞部上象限。

动眼神经最常受累，从而导致单侧瞳孔散大、上睑下垂、眼球向下、侧方偏离。患者也可因继发脑积水或低钠血症（艾迪生危象）导致精神萎靡。其他临床表现包括霍纳综合征、颈部僵硬、畏光、低血压、癫痫发作和下丘脑功能障碍。

头颅 CT 可能显示蝶鞍区的出血性肿块；然而，磁共振是首选的成像技术，因为它可清晰地显示出血和梗死的特征，蝶鞍上扩展，压缩视交叉，并扩展到海绵窦。有时需要脑血管造影区分垂体卒中和动脉瘤性蛛网膜下腔出血。

脑垂体残余少到 10% 时仍能分泌适量的激素，但激素不足可导致肾上腺危象。最重要的是立即给予垂体卒中患者开始类固醇替代治疗。每 8 小时静脉注射 1 次 100 mg 的氢化可的松。垂体卒中的明确治疗方法是手术减压，尤其是在患者视力下降或视野缺失、意识水平下降、视觉或动眼神经功能进行性恶化时。大多数病例适合经蝶窦手术路径。视觉的预后与损伤的持续时间、最初视觉缺陷的严重程度、视盘的形态和早期减压相关。

有文献报道，孤立的和稳定的假性脑膜炎或眼肌麻痹可经内科治疗。内科治疗包括严密的内分泌、神经、眼肌功能监测，使用激素、液体和电解质的静脉支持。

（郭　嘉）

第二节　颅内高压的处理

在大脑损伤的患者中，颅内压（ICP）增高是导致发病率和病死率的首要因素。头颅骨是一个刚性容器，有固定的体积容量，包含物由大脑（80%～90%）、脑脊液和血液组成。颅内压的基本规则是一个组成部分的扩大，必将有其他部分的损失。例如，如果患者有颅内血肿，颅骨内的压力线性上升，直到一个临界点到达，这时颅内容物不能在容量上补偿。在这一点上，颅内压增高指数陡升。随着颅内压的增加，机体通过反射增加全身血压，试图保持脑灌注压。如果这个过程不中止，会产生脑缺血，从而颅内压进一步增高，最终死亡。

一、颅内压监测的指征

不应轻易决定连续监测患者的 ICP，但是一般而言，任何一个颅内压可能升高的患者及接受内科或手术治疗的患者应给予 ICP 监测。脑外伤基金会指南推荐下列患者给予 ICP 监测：重度颅脑损伤患者（GCS 评分为 3～8 分），入院头颅 CT 异常，显示血肿、挫伤、基底池挤压或水肿；或者头颅 CT 正常，但同时有两个或多个以下情况存在：年龄 >40 岁、收缩压 <90 mmHg，或查体发现运动体态。CT 扫描发现的血肿可能来源于硬膜下（subdural，SDH）、硬膜外（epidural，EDH）或脑实质内（IPH）。ICP 监测的最重要目的是维持合适的 CPP，以及监测药物或手术治疗的反应。

二、颅内压监测的禁忌证和并发症

清醒的患者没有必要监测 ICP，可用于临床追踪。放置 ICP 监测装置时，凝血功能障碍为相对禁忌证。凝血障碍是头部严重外伤中常见的但常被忽视的问题，高达 30% 的外伤患者可能会出现。在这种情况下，应推迟放置 ICP 监测装置，直到凝血功能障碍通过应用新鲜冷冻血浆（FFP）、Novoseven［一种重组人凝血因子Ⅶa（rFⅦa），可通过激活凝血外部途径，促进凝血级联反应］，血小板或其他血液制品得以纠正。

在严重的脑水肿和侧脑室受压的患者中，经脑室造瘘术放置导管可能非常困难。这种情况下，可以选择在脑实质内或蛛网膜下腔放置监测器，来代替脑室造瘘术放置导管。

ICP 监测的两个主要并发症如下。

1. 脑内出血

一项大型研究显示，脑出血概率为 1.4%，与凝血功能障碍和（或）放置困难相关。发生需要手术引流的颅内出血的风险是 0.5%。

2. 感染（脑室炎）

感染是一种较常见的并发症，与监测的时间密切相关。Mayhall 等发现，约 85% 的脑室外引流（EVD）相关的感染发生于监测 5 日之后，监测小于 3 天的患者无感染发生。然而，近来关于皮下隧道导管放置的经验对这些发现提出疑问。有分析发现，在最初的 10～12 日风险呈非线性增加之后感染率快速下降，但患者在 5 日内预防性更换新导管时感染率并没有显著下降。

其他并发症包括由于放置不正确或凝块、碎片闭塞引 EVD 功能失常，或反复尝试插入导管到脑室引起的脑肿胀。颅内压监测的类型见表 4-1。

表 4-1　颅内压监测的类型

类型	优点	缺点	注解
脑室造口（引流），AKA	能引流脑脊液	多为有创性，有出血、感染的风险	在多数情况下，首选 ICP 监测
脑室外引流（EVD）	准确，可靠，能够重新校准以尽量减少测量偏移；低成本	在脑室受压时可能置入困难	
脑实质	创伤小，易放置	不能引流脑脊液，置入后不能重新校准	对脑室受压的患者可能是较好的选择
蛛网膜下腔	创伤小	不能引流脑脊液，较长时间可能导致不准确	
硬膜下	创伤小	不能引流脑脊液，较长时间可能导致不准确	

三、治疗颅内高压的一般措施

1. 头部和颈部的位置

头部和颈部的位置可以通过改变平均动脉压、颈内静脉引流和脑血容量来影响颅内压和脑灌注压。有数据表明，头抬高 30°可降低颅内压而不会影响脑灌注压和脑血流量。颈静脉挤压可以改变大脑灌注压，应使颈部保持在中立位，并确保妥善安置护颈项圈，以避免这种情况发生。

2. 镇静和麻痹

躁动可能缘于疼痛、中毒或脑损伤，它可能是颅内压增加的早期征象。躁动可导致脑代谢需求增加和颅内压升高。因此，镇静在治疗颅内压升高方面能起一个显著的正性作用。但是，它会影响神经学检查并可能会导致血压和大脑灌注压下降。

多种方法可治疗颅脑损伤患者的躁动。可根据患者能接受的最低镇静需求调整药物剂量，由于只有当患者出现躁动的迹象时才使用镇静药，因此这种方法有导致颅内压波动的风险。如果从神经系统的角度来看，患者不能耐受周期性使用镇静药的不良反应，最好给予基础剂量或持续静脉滴注。

没有一种镇静催眠药有特别优势，但丙泊酚在神经外科 ICU 中的使用有大幅增长。它的半衰期短，便于临床医生进行频繁的神经系统体检，此外，丙泊酚是一种强抗惊厥药。但是，应谨慎使用丙泊酚，它可以产生过多热量，导致三酰甘油水平升高。它还可引起低血压，尤其是低血容量患者，长时间使用可导致肝功能障碍和代谢性酸中毒。"丙泊酚综合征"最初报道于儿童，随后在成年人中也观察到，它为一种罕见并发症，特征是心力衰竭、代谢性酸中毒和横纹肌溶解症。

其他镇静药物包括咪达唑仑和劳拉西泮。咪达唑仑产生的具有长效的代谢产物也具有镇静作用，因此长期持续静脉滴注时，劳拉西泮的效应较咪达唑仑清除得更快。长时间使用劳拉西泮可能导致丙二醇中毒，尤其是当高剂量长时间使用时。虽然苯二氮䓬类药物是有效的镇静药，但是由于没有镇痛效应，镇静催眠药往往与阿片类药物联合使用。

神经肌肉阻滞药可通过控制躁动和防止人机对抗来降低颅内压，但是这种情况下常规应用并未显示可改善患者预后，并且事实上还是有害的。麻痹可以防止咳嗽，但咳嗽有助于清除分泌物、防止肺炎。致麻痹药物的应用可掩盖癫痫发作，并与持续的肌无力和肌病的发生有关。虽然琥珀酰胆碱（一种非去极化药物）可能会增加 ICP，但不经常发生。患者应用神经肌肉阻滞药时，建议根据临床和四联（TOF）监测来评估，目的是调整神经肌肉阻滞的程度。在开始使用神经肌肉阻滞药前，应该给予患者镇静药和镇痛药，以保证足够的镇静和镇痛。

3. 过度换气

过度换气（HPV）是一种已被证实有效地降低颅内压的方法，但有越来越多的证据表明，过度换气可通过大脑血管收缩，降低脑血流（CBF）和血容量，从而导致脑缺血突发或加剧。然而，过度换气在处理急性颅内高压和减轻脑疝综合征时可能是有用的。在准备其他长期介入治疗时，过度换气可作为一项临时措施应用。$PaCO_2$ 的有效低限值尚未确定，但 $PaCO_2$ 降低至 $30 \sim 35$ mmHg 似乎是安全的。对 ICP 的影响快速产生，颅内高压的下降开始于 30 秒内，并于 8 分钟时达高峰。

4. 脱水疗法

脱水药常规用于治疗颅内高压和脑水肿。甘露醇以及高渗盐水是常用药。

（1）甘露醇：甘露醇是一种强效高渗溶液（20% ~25%），入血后可以导致细胞外渗透压急剧升高。完整的血脑屏障（BBB）可以防止甘露醇离开血管，从而创建一个梯度，便于水离开细胞内和细胞外室进而进入血管内。通常需要 $15 \sim 30$ 分钟起效，疗效持续 $1.5 \sim 6$ 小时。

甘露醇作用的另一个机制是，增加红细胞膜的弹性并降低血黏度（改善血液流变学），从而导致 CBF 和 O_2 输送增加。甘露醇还是一种自由基清除剂。

每 $3 \sim 6$ 小时间歇静脉注射甘露醇（$0.25 \sim 1$ g/kg）较连续输液疗效更好；后者一旦输液停止可能引起颅内压反弹。长时间连续输注还可能恶化脑水肿。外伤性脑损害患者的血脑屏障破坏，甘露醇可渗入脑实质，从而促使液体注入损伤的大脑。

甘露醇是一种强效利尿药，并可能在输注中导致血容量不足和低血压。应放置尿管并监测尿量，并换用等渗盐水；目标是保持高渗和正常容量状态。每 6 小时常规测量血清电解质和渗透压是很重要的。血清渗透压的上限值为 320 mOsm/L。血清渗透压 >320 mOsm/L 时，同时应用肾毒性药物、败血症及原有肾病者应用甘露醇可能会导致急性肾衰竭。

髓袢利尿药可通过低渗性利尿增加血管内渗透压来降低颅内压，从而降低脑水肿和脑脊液（CSF）的生成。它可与甘露醇产生协同作用。

（2）高渗盐水：近年来，应用高渗盐水替代或辅助甘露醇用于颅内高压的治疗引起学者们的兴趣。类似于甘露醇，高渗盐水可通过增加大脑和血液之间的渗透压梯度，随后会导致液体从细胞内转移进入血管内室，从而减轻脑水肿。

实验数据表明，即使甘露醇已经不能产生疗效，高渗盐水仍可有效地降低颅内压，但是，使用高渗盐水仍然被认为是研究性的。目前正在研究如何确定最佳浓度、体积及输液时间。

高渗盐水可以改善和维持平均动脉压（MAP）已经在动物研究和人体试验中得到证实。这可能是缘于容量扩张，也可能是由于增加心排血量的作用。MAP 的增加和随后的 CPP 改善使大脑受损区域得到更好的灌注。目前没有证据支持哪种浓度更能有效控制 ICP 和脑水肿。有学者使用的方案为连续输注3%氯化钠注射液或每隔4~6小时静脉输注7.5%氯化钠注射液（2 mL/kg）。使用甘露醇治疗时，建议经常测量血清电解质和渗透压。

高渗盐水治疗同样有并发症和不良反应，渗透脱髓鞘综合征（ODS）、急性肾功能不全和血液学异常均可能发生。关于渗透脱髓鞘综合征的知识大多来自动物模型。ODS的机制可能是由于血清中迅速升高的钠破坏了髓鞘结构。然而，动物实验中诱发ODS发生的血清钠增加的速度是人体的5倍，因此目前没有人体试验中发生ODS的报道。虽然急性肾功能不全主要与甘露醇有关，但目前已有发生于高渗盐水治疗的报道。有报道，与应用乳酸林格液的患者相比，使用高渗盐水治疗的患者发生肾衰竭的可能性增加了4倍。

糖皮质激素可减少脑肿瘤周围的血管源性水肿，但是在治疗脑卒中、脑细胞毒性水肿、出血或头部受伤等没有任何作用。

（3）巴比妥类药物：巴比妥类药物（如苯巴比妥）可通过抑制大脑的新陈代谢活动，降低氧需求和CBF、CBV，继而降低颅内压。巴比妥类药物的其他理论上的获益包括清除自由基，降低细胞内钙离子，以及稳定溶酶体。即使其他治疗失败了，巴比妥酸盐仍能有效降低颅内压。然而，使用巴比妥类药物在改善临床结果方面存在的数据仍有争议。巴比妥昏迷通常是在严重的顽固性颅内高压的情况下，当所有常规治疗方法均失败时，才最后使用。

开始巴比妥酸盐应用前所需的辅助措施如下。

1. 漂浮肺动脉导管

巴比妥类药物需要能诱导等电位脑电图的剂量，可能有心脏毒性，因此需要密切关注心排血量。

2. EEG监测

应用巴比妥的目的是诱发"化学昏迷"。EEG可评估暴发抑制程度，目标是每分钟暴发3次以下。

3. 高剂量的巴比妥类药物可导致麻痹性肠梗阻

应放置一个鼻胃管。通常需要静脉高营养。

在本机构使用的巴比妥昏迷方案为：①戊巴比妥10 mg/kg静脉注射（输注时间 > 30分钟）；②随后在3小时内，每1小时给予5 mg/kg静脉推注1次以建立等电位EEG；③继之以巴比妥每小时1 mg/kg维持静脉滴注，并逐渐调整剂量以逐步实现暴发抑制。

巴比妥昏迷疗法中低血压和心肌抑制很常见，通常需要应用血管活性药物（如多巴酚丁胺、多巴胺、肾上腺素、去氧肾上腺素）。巴比妥昏迷的并发症包括败血症、肺炎、急性肾衰竭和肺栓塞。

四、低体温

类似于巴比妥昏迷，在大脑受伤的患者，低体温也可降低脑代谢率并降低脑血量、脑血流量和颅内压。已有报道，与常温相比，降低到目标温度32~33 ℃持续24小时，并在24小时内复温，可减少神经系统预后不良的风险。期间患者必须监测心排血量减少、血小板减少症、凝血功能障碍及胰腺炎。寒战可增高颅内压，必须避免。

颅内压增高的手术治疗，包括通过脑室造瘘术进行脑脊液分流，肿块清除（血肿、肿瘤、缺血性或在极端情况下的脑组织挫伤），或减压性颅骨去除术。

图4-1概述了脑损伤患者选择上述操作的方法。

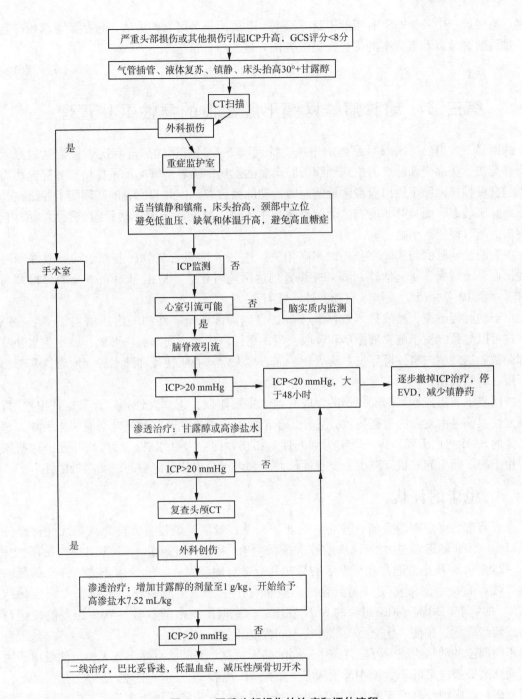

图4-1 严重头部损伤的治疗和评估流程

五、结论

虽然脑外伤和颅内压增高诊疗的建议在很大程度上基于Ⅱ类和Ⅲ类的证据，与既往的对照相比，指南和草案指导下的对这些患者的诊疗改善了患者的预后。颅内压监测已经成为颅内高压患者诊疗中一个非常有用的工具。脑室 ICP 监测是最可靠的方法，包括其重新校准能力、排放脑脊液以及低成本的优势，仍然被认为是"金标准"。

（郭　嘉）

第三节　动脉瘤蛛网膜下腔出血的急性 ICU 管理

蛛网膜下腔出血（SAH）是血液出现在蛛网膜下腔时发生的病理状况。最常见的原因是头部受伤。头部受伤的患者中蛛网膜下腔出血的发病率随着伤害的严重性增加和穿通伤而增加。自发性蛛网膜下腔出血最常见的原因是动脉瘤破裂。但并非所有的蛛网膜下腔出血是由于动脉瘤破裂，而且并非所有的动脉瘤破裂主要进入蛛网膜下腔。动脉瘤破裂后，脑内、脑室出血超过硬膜下出血。

破裂的脑动脉瘤与病死率和死亡率高相关。约 12% 的患者在就医前死于动脉瘤蛛网膜下腔出血。流行病学研究估计，约 40% 患者到达医院时死亡。根据 Mc Cormick 的尸检系列报告，显示 10 万 ~ 15 万美国人有隐匿性动脉瘤。

由于动脉瘤破裂，血液进入蛛网膜下腔，直到局部或全身性的颅内压增加，使出血停止。这可以导致继发于脑脊液循环和吸收受阻的急性脑积水，局部血块形成，脑实质水肿及局部刺激。这些颅内事件可伴发全身表现，如心律失常、心肌梗死和肺水肿，所有这些都加剧了潜在的脑损伤。

蛛网膜下腔出血导致的脑损伤的发展有两个主要阶段：①原发性损害，发生在出血时；②继发性损伤是由复杂的过程导致，它开始于出血时，但直到晚些时候才会有临床表现。超过 2/3 的 SAH 死亡患者，病理证实为继发性脑损伤，即弥漫性水肿、脑疝或坏死。这些损伤是由于缺氧而引起脑供氧减少、全身性低血压和由于颅内压升高引起的相对低灌注。

一、患者的评估

患者通常会突发剧烈头痛、恶心、呕吐、头晕、晕厥、颈强直、畏光或局灶性神经征象。25% ~ 50% 的患者在大的 SAH 前数天或数周有"警告性渗漏"（局灶出血）的病史。10% ~ 25% 的 SAH 患者通常在出血后的最初几分钟有癫痫发作。这是由于突然升高的颅内压和（或）直接由血液皮质脑刺激导致。癫痫发作更常见于前循环动脉瘤和大脑中动脉（MCA）的病变。30% ~ 40% 患者的 SAH 发作于休息时。剩余的 60% ~ 70% 患者的发病与身体或情绪应激、排便、性交、头部外伤不同程度相关。

不同部位的动脉瘤破裂可能会产生不同的临床特点。瞬间的双侧下肢无力可能是由于大脑前动脉瘤破裂。来源于大脑中动脉动脉瘤的 SAH 更容易产生轻偏瘫，感觉倒错、偏盲、言语障碍。动眼神经麻痹或单方面的后眼窝痛表明破裂的动脉瘤可能来源于颈内动脉与后交通动脉交界处或小脑上动脉。颈动脉—眼动脉瘤可能导致单侧视力减退或视野缺陷。SAH 后的局灶性神经性缺失可能是由于动脉瘤的占位效应、血管痉挛、癫痫发作或大脑或硬膜下/蛛网膜下腔血肿引起。

最常见的误诊频率依次是：全身感染或病毒疾病、偏头痛、高血压危象、颈椎疾病、如关节炎或椎间盘突出、脑肿瘤、无菌性脑膜炎、鼻窦炎和酒精中毒。表 4-2 是根据临床表现对 SAH 严重程度进行分类的 Hunt 和 Hess 量表。

表4-2 Hunt 和 Hess 评分量表

分级	描述
1	无临床症状，或轻度头痛和轻度颈强直
2	中枢神经麻痹，中、重度头痛，颈背僵硬
3	轻度局灶性缺失，昏睡，意识错乱
4	木僵，中至重度偏瘫，早期去大脑强直
5	深昏迷，去大脑强直

注 有严重全身疾病（如高血压、糖尿病、慢性阻塞性肺部疾病）或血管造影有严重的血管痉挛时加1分。

1. 诊断

当怀疑是 SAH 的患者时应首先进行头颅 CT 平扫。如果动脉瘤破裂的 48 小时内完成 CT 平扫时，大约 95% 的患者将有 SAH 的证据。最高敏感度是在出血 24 小时内，3 日时敏感度为 80%，1 周时敏感度为 50%。头颅 CT 对蛛网膜下腔出血的定量和定位能够为血管痉挛和 SAH 后的后果提供重要信息。Fisher 等在一项前瞻性研究中，认为 CT 显示的蛛网膜下腔出血的位置和厚度与发生血管痉挛的可能性及临床预后有相关性（表4-3）。

表4-3 FISHER CT 分级量表

分级	CT SAH	血管造影血管痉挛（%）	临床血管痉挛（%）
1	无出血	4	0
2	弥散薄层 < 1 mm	3	0
3	局限凝块或层厚 > 1 mm	24	23
4	脑内或脑室内血液伴弥漫或无蛛网膜下腔出血	2	0

2. 腰椎穿刺

如 CT 正常则有指征行腰椎穿刺（LP）以诊断蛛网膜下腔出血。因为如果仅有一个非常小的 SAH 时，扫描可能为正常，或是由于 SAH 后至第 1 次扫描之间的时间过长。腰椎穿刺的禁忌证包括血凝异常，由于占位性病变引起的颅内压增高、怀疑脊髓动静脉畸形或穿刺部位的感染。风险包括动脉瘤再出血或脑疝导致的神经系统恶化。

3. 血管造影

导管为基础的四血管脑动脉造影仍然是诊断颅内动脉瘤的首选。血管造影的风险包括缺血性事件、神经系统恶化、对造影剂的过敏反应及肾功能不全/肾衰竭。血管造影时罕见动脉瘤破裂。

近年来 CT 血管造影已经被用于诊断脑动脉瘤。

在发现直径 3 mm 以上的颅内动脉瘤时，脑 CT 血管造影与数字减影血管造影（DSA）的灵敏度相当。它对前交通动脉瘤（ACOA）和 MCA 分叉处动脉瘤具有 100% 的检出率，但在某些部位如后交通动脉瘤，仍有困难。

10%~20% 的患者临床诊断为 SAH［CT 和（或）腰椎穿刺］但血管造影结果为阴性。如果动脉瘤在出血后完全形成血栓则可能会漏诊，通常需要在 10~21 日重复血管造影。

4. 处理

应该获得一个完整的病史，进行体格检查和神经系统检查。最初的急诊处置可能包括评估气道、呼吸和循环系统功能。对意识水平，脑神经、运动功能的简短的神经系统评估可明确是否需要紧急外科干预（如放置 EVD，清除颅内血肿）。其他抢救生命的措施如降低严重的 ICP，治疗动脉瘤的主要目标是减少再出血的危险。

5. 血压和容量控制

最佳血压取决于多种因素，包括自蛛网膜下腔出血发生后的时间、是否已治疗动脉瘤、颅内压和患者的既往状况。理论的治疗目标是在优化大脑灌注的同时最大限度地减少跨动脉瘤的压力梯度。显然，这些目标间有矛盾，可能无法得到必要的信息来确定最佳血压。除非进行心室导管或颅内压监测，否则不知道颅内压的高低。最佳灌注压还取决于发病前的血压。如果患者出血前的高血压未良好控制，那么降低血压到正常水平，可能会危害脑血流灌注。一般情况下，未经治疗的动脉瘤患者，不应以降低血压来减少再出血风险。应避免高血压，尤其是在 SAH 后的前几小时，转运和血管造影期间有发生血压增高的风险。

一旦动脉瘤被去除，可不治疗高血压，除非血压升高显著或已经发生梗死，这种状况下由于自身调节功能丧失，CBF 可能为压力依赖性。在 SAH 后任何时间，血压升高可能为颅内压升高或血管痉挛的自我平衡反应。

6. 脑水肿

急性脑积水与术前较低的评分及预后较差相关，因此临床医生必须严密监测患者急性脑积水的早期迹象。最可靠的临床检查是观察患者的意识水平。任何意识水平的改变需要做个紧急的头颅 CT 扫描以评估脑室的大小。反应迟钝的患者出现脑室扩张时需要立即行脑室造瘘术。

脑室造瘘术后，颅内压不应快速显著降低以避免增加透壁压，而这可能会增加再出血的危险。

7. 再出血

再出血的高风险是在首次蛛网膜下腔出血的第 1 个 24 小时。SAH 的第 1 日，再出血风险为 4.1%；此后这种风险逐渐降低，至第 3 日，稳定于每日 1.5% 的风险。2 周时的累积风险是 19%，6 个月时 50% 患者发生第 2 次出血。预防再出血的最佳方法是早期行血管内弹簧圈栓塞或手术夹闭动脉瘤。

8. 血管痉挛

血管痉挛是 SAH 的延迟局灶性缺血性神经缺损。继发于血管痉挛的症状性脑缺血的发病高峰为出血后的 7~10 日，SAH 后的前 3 日几乎不发生。症状性血管痉挛的风险可由入院的 CT 预见，基底池周围层厚的血块比层薄的风险高。诊断脑血管痉挛（CVS）有一定的困难，需要排除其他可能会导致迟发性神经功能恶化的情况，如再出血、脑积水、水肿、癫痫发作和败血症。

下面的测试有助于诊断 CVS。

（1）TCDs：改变可能先于临床症状，基线检查结果（早期进行）较疑诊 CVS 后进行的第一次检查结果更有帮助。

（2）头部 CT 扫描有助于排除其他病因导致的精神状态下降，可能会显示提示脑梗死的低密度灶。

（3）CT 血管造影和 CT 灌注检查可显示受累区域血管痉挛和灌注减少。

（4）脑血管造影仍是诊断脑血管痉挛的"金标准"，并可通过血管成形术和（或）血管内注入维拉帕米和罂粟碱，同时获得诊断和治疗的价值。

钙通道阻滞药尼莫地平（60 mg，口服，每 4 小时 1 次）可降低血管痉挛的发病率。临床研究显示，虽然没有证据显示病死率改变，但预后改善。

通过早期的稳定动脉瘤后，可以积极治疗而不用担心动脉瘤再破裂。血管痉挛高风险的患者给予预防性 3H 治疗可减少发病率。这种疗法的目标收缩压 160 ~ 220 mmHg，CVP 的目标为 8 ~ 12 cmH$_2$O，PCWP 的目标压为 12 ~ 14 mmHg。血液稀释治疗的目标血细胞比容为 25% ~ 33%。

9. SAH 后的心脏问题

一项对因 SAH 入院的 70 例患者的前瞻性研究中显示，70 例检测到心律失常者 64 例，其中 29 例为严重心律失常，3 例出现恶性室性心律失常，如尖端扭转型室性心动过速、心室扑动和心室纤颤。严重室性心律失常与 Q-Tc 间期延长、低血钾相关。SAH 时的心电图偶有与急性心肌梗死的异常无法鉴别。SAH 时儿茶酚胺激增可诱发心内膜下的损害。SAH 后的神经源性肺水肿（NPE）患者可出现一种可逆性心脏受损，并且与特征性临床表现相关。受损的左心室血流动力学功能受损可能会导致心血管波动、肺水肿形成和并发脑缺血。心肌顿抑为一种可逆的心肌功能不全，偶见于蛛网膜下腔出血后，与急性心肌梗死的超声心动图显示一致，然而连续测定心肌酶为阴性，其持续时间短暂，通常在 5 日内可消失。

10. 肺部并发症

内科治疗持续的动脉瘤性蛛网膜下腔出血时，肺部并发症是一个挑战。有时，它可以进展为急性呼吸窘迫综合征。

11. 电解质紊乱

SAH 患者电解质紊乱现象相当普遍。SAH 后出现容量不足和低钠血症的原因尚不清楚，但可能部分是由于排钠增多或脑性盐耗综合征（CSWS）。部分患者在尿钠增多之前即出现心钠肽浓度显著增高，伴有其他水调节的异常（可能包括垂体后叶激素浓度相对减少），从而导致血容量不足。尿钠增多的患者出现 SAH 后延迟脑梗死的风险增加。低渗透压可加重脑水肿，导致神经系统恶化，并可能诱发癫痫发作和降低意识水平。可用于区别 CSWS 与抗利尿激素分泌异常综合征（SIADH）的因素有：①两者具有相同的化验特点，如血清渗透压降低、尿渗透压高（高于血清）；②主要区别在于容量状态；③皮肤肿胀，黏膜干燥，少汗，心动过速；④直立性低血压；⑤入院后连续测定体重下降（SIADH 时升高）；⑥出入量表中显示负的水平衡；⑦侵入性容量状态检测显示，肺毛细血管楔压降低（PCWP < 8 mmHg）或中心静脉压降低（CVP < 6 mmHg）；⑧尿钠量显著升高（SIADH 时可不同）以及 CSW 时尿量增加；⑨尿素氮和血细胞比容升高支持 CSWS（肾前性氮质血症和血液浓缩）；⑩血 K$^+$ 升高通常不会在 SIADH 中出现，常提示 CSWS；⑪在血容量不足时（CSWS）血清尿酸增高，而在（SIADH）中降低。

CSWS 的处置包括容量替换和维持充分水化，通常给予静脉注射等渗盐溶液（0.9% 氯化钠注射液）和血液制品（尤其是患者贫血时）。还可给予胶体以扩容或吸收间质/第三间隙内液体，可能需要添加口服盐或高渗盐来确保钠的正平衡。氟氢可的松可直接作用于肾小管促进钠的重吸收，也可用于 CSWS 的治疗。

12. 感染

由于需要放置多个导管（中央静脉、动脉导管、脑室造瘘术、弗利导管），在 SAH 患者中感染很常见。由于很大比例患者行气管插管，呼吸道感染和呼吸机相关性肺炎（VAP）并不少见。

13. 静脉血栓形成

在 SAH 患者中，静脉血栓形成是一种特殊状况，尤其是在动脉瘤得到控制前，谨慎应用标准预防措施（肝素、低分子肝素）时。有报道，深静脉血栓（DVT）事件约2%，有诊断依据的肺动脉栓塞（PE）为1%。建议的预防措施是使用下肢弹力长袜和气压式弹力袜，术后尽可能早期活动。目前采用的措施还包括在高风险的患者放置可取出的下腔静脉滤器。

二、结论

蛛网膜下腔出血与显著的发病率和病死率相关。

许多幸存者残留有持续的躯体、认知、行为或情绪的变化，这将会影响他们的日常生活。死亡和残疾的最重要预测因素是患者当时的临床状况。年龄、并发症、动脉瘤类型、出血多少也与不良预后相关。多种措施应同时进行，以实现快速准确的诊断，稳定病情以及处置神经系统后遗症。采取这些措施时，尽早明确针对 SAH 病因的治疗方案，以及防止毁灭性再出血的风险。

（邹　彬）

第五章

脑疝

一、概述

大脑镰和小脑幕将颅腔分为 3 个腔，幕上与幕下经小脑幕切迹相交通，幕下与椎管经枕骨大孔相交通。当颅内某一分腔有占位性病变时，该分腔的压力比邻近分腔的压力高，脑组织从高压区向低压区移位，导致脑组织、血管及神经等重要结构受压和移位，有时被挤入硬脑膜间隙或孔道中，从而引起一系列严重临床症状和体征，称为脑疝，又称颅内高压危象。由此可见，颅内压增高是脑疝的先决条件，任何原因造成的颅内压增高，如果处理不当均有可能发生脑疝，导致严重后果，甚至危及生命。

二、病因

脑内任何部位的占位性病变发展到一定程度均可导致颅内各分腔因压力不均诱发脑疝。引起脑疝的常见病因如下。

1. 颅脑创伤

如急性硬脑膜外血肿、硬脑膜下血肿、脑内血肿、脑挫裂伤等。

2. 颅内肿瘤

特别是位于一侧大脑半球的肿瘤及颅后窝肿瘤。

3. 脑血管疾病

如颅内动脉瘤、脑血管畸形等破裂出血，高血压脑出血、大面积脑梗死等。

4. 颅内炎症及感染性疾病

如颅内脓肿、颅内寄生虫病等。

5. 先天性疾病

如小脑扁桃体下疝畸形等。

临床工作中，若在上述病变的基础上附加一些人为因素，如腰椎穿刺时脑脊液释放过多过快，使颅腔与椎管之间、幕上与幕下部分颅腔之间的压力差增大，可促使脑疝的形成。这种由于医源性因素造成的脑疝，临床医师应予避免。

三、分类

根据发生部位和所疝出组织的不同，脑疝可分为小脑幕切迹疝、枕骨大孔疝、脑中心疝、大脑镰下疝和小脑幕切迹上疝（小脑蚓疝）、蝶骨嵴疝等。上述几种脑疝可单独发生，也可以一种类型为主，时间上可同时或相继出现。如一侧大脑半球占位病变，可在出现小脑幕切迹疝的同时并发大脑镰下疝，若救治不及时还可产生枕骨大孔疝。脑疝种类较多，分类复杂，目前还没有统一的命名，临床上最常见和最有临床意义的是前 4 种脑疝类型。

（一）小脑幕切迹疝

小脑幕切迹疝又称小脑幕裂孔疝、颞叶沟回疝、海马沟回疝，是病灶侧颞叶沟回部分的脑组织被挤入小脑幕裂孔内形成。因为被挤入的脑组织是颞叶海马沟回，所以也称颞叶（海马）沟回疝。可分为以下 3 个亚型。

1. 前疝（海马沟疝）

系海马沟疝入脚间池，又称沟回疝或脚间池疝，常因相邻的脑组织向内侧移位引起。由于海马沟回受小脑幕上，特别是颞部压力的推动，使它向内下方移位，超过小脑幕切迹缘而进入脚间池，压迫同侧中脑及有关结构。

2. 后疝（海马回疝）

又称一侧环池疝，为颞区脑组织向内侧移位引起，疝入部常为海马沟后部及海马回，严重者可有舌回及齿状回一部分疝入。

3. 全疝（海马沟回疝）

一侧的海马沟及海马回，甚至包括一部分舌回及齿状回，均疝入小脑幕切迹下，填塞同侧的脚间池、环池及大脑大静脉池。

以上 3 型以海马沟回疝最常见，3 型可单独或同时合并发生：如果 3 型同时发生于一侧，则称为一侧全疝；两侧的全疝合称为环疝。

（二）枕骨大孔疝

枕骨大孔疝又称小脑扁桃体疝。颅后窝的容积较小，对颅内高压的缓冲能力有限，因此脑疝容易发生在枕骨大孔的后部。当枕骨大孔疝形成时，小脑扁桃体首先被推向小脑延髓池，进而推向枕骨大孔后缘，再通过枕骨大孔后缘进入椎管。与此同时，小脑半球随着向下移位，延髓也轻度向下移位。枕骨大孔疝有慢性疝出和急性疝出两种，长期颅内压增高或颅后窝占位性病变可产生慢性枕骨大孔疝。急性枕骨大孔疝多为突然发生，或是在慢性疝出的基础上又有附加诱因，以致疝出程度加重，延髓受急性压迫而造成功能衰竭，死亡率甚高。

（三）脑中心疝

脑中心疝又称中央型脑疝、经天幕疝等。最早由美国学者 Plum 描述了这种特殊类型的脑疝。脑中心疝是双侧幕上病变导致脑中线结构向下向后轴性移位的一种脑疝，是小脑幕裂孔疝的一种。创伤性脑中心疝是指由颅脑创伤所致的幕上较广泛病变产生占位效应，压迫脑中线结构（丘脑、基底节、第三脑室、下丘脑、脑干上部）向下呈轴性移位，由此产生临床症状有序变化的一组综合征。文献报道，颅脑损伤所致的双额脑挫裂伤及颅内血肿易诱发脑中心疝。

（四）大脑镰下疝

多数因为一侧大脑半球病变的占位效应，同侧半球的扣带回经镰下孔被挤入对侧颅腔，称为大脑镰下疝或扣带回疝。可引起病侧大脑半球内侧面受压部的脑组织软化坏死，出现对侧下肢轻瘫、排尿障碍等症状。可见于急性颅脑创伤，如急性硬脑膜外血肿、硬膜下血肿、脑挫裂伤、脑内血肿等情况，也常见于慢性硬膜下血肿。

四、分期

颅内压力的增高根据颅内病变的性质、进展速度及引起的继发脑水肿的轻重而分为急性颅内压增高和慢性颅内压增高。急性颅脑损伤是以急性颅内压增高的形式出现的。颅内压增高的过程根据增高的程度与颅内代偿情况不同而显示出其阶段性，一般分为以下 3 个阶段。

1. 脑疝前驱期（脑疝初期）

在颅内压增高的早期，脑缺氧、脑水肿较轻，这时表现为脉搏缓慢且洪大有力、血压逐渐升高，这是机体内在的主动性代偿作用。当颅内压增高到一定程度时，颅内代偿能力也发挥到一定限度，病情就逐渐转化，由颅内压增高的代偿阶段进入脑疝形成的前驱期（初期），是脑疝即将形成前的一个短暂阶段，其主要表现为突然发生或逐渐加重的意识障碍、剧烈头痛、烦躁不安、频繁呕吐以及轻度的呼吸深快、脉搏增快、血压升高等。这些症状是由于颅内压增高致使脑缺氧突然加重所引起。

2. 脑疝代偿期（脑疝中期）

颅内病变继续发展，使颅内压力继续增高，达到颅腔内无代偿余地时，脑疝即形成。在此阶段全脑的病变较前驱期又有所加剧，但尚能通过一系列的调节机制来继续维持生命。此时所见的临床症状，一方面是由颅内压增高所致的全脑缺氧和疝出脑组织造成脑干局部损害症状，如昏迷加深、肌张力改变、呼吸再加深或减慢，血压再升高而脉搏减慢，体温再升高等；另一方面则为疝出脑组织部分所引起的局限性症状，如小脑幕切迹疝时所见的动眼神经及中脑受损后反映出的临床症状等。

3. 脑疝衰竭期（脑疝晚期）

此期又称瘫痪期。由于颅内压严重增高，脑疝继续发展，脑干已受到极为严重的损害，此期最突出的症状是呼吸及循环功能衰竭，如周期性呼吸、肺水肿、脉搏细速不规则、血压急速波动并逐步下降、体温下降、双侧瞳孔散大固定，四肢肌张力消失，进而呼吸和心跳相继停止，而进入临床死亡。

脑疝的发展进程，取决于导致脑疝的病因、部位、性质，以及是否及时合理的处理等情况。一般来说，急性严重颅脑创伤后所发生的脑疝，其病程较短，大多数在 1 日内，枕骨大孔疝的病程一般较小脑幕切迹疝短。也有一些病例在转瞬之间便从脑疝前驱期过渡到衰竭期，或因呼吸突然停止而死亡，这种情况尤其常见于枕骨大孔疝的病例中。

脑疝分期的目的主要是指导临床，在临床诊断方面要争取在脑疝发生之前尽快查明颅内压增高的病因，并采取有效的治疗手段。在预后上，如果能在颅内压增高代偿阶段除去引起脑疝的病变，则患者预后大都较好。如果能在脑疝形成阶段尽快采取积极手段，解除脑疝病因，绝大多数患者也会得以挽救。而在失代偿期如果同样采取了积极抢救措施，部分患者仍有挽回的可能。

五、解剖及病理生理改变

（一）小脑幕切迹疝

1. 解剖学特点

当幕上一侧占位病变不断增长引起颅内压增高时，脑干和患侧大脑半球向对侧移位。半球上部由于有大脑镰的限制，移位较轻，而半球底部近中线结构，如颞叶的沟回等则移位较明显，可疝入脚间池，形成小脑幕切迹疝，使患侧动眼神经、脑干、后交通动脉及大脑后动脉受到挤压和牵拉。

2. 病理生理改变

（1）动眼神经损害：动眼神经受压的方式如下。①颞叶海马沟回疝入脚间池内，可直接压迫动眼神经，也可先压迫动眼神经上方的大脑后动脉，然后使夹在大脑后动脉和小脑上动脉间的动眼神经间接受压；②由于动眼神经前端进入海绵窦处为固定，所以当脑干受压下移时，动眼神经受牵拉而受损；③因脑干受压造成动眼神经核附近发生缺血、水肿及出血等损伤。初期可表现为受压侧瞳孔短时间缩小，以后逐渐散大，光反射消失，上睑下垂和眼球外下方斜视等。

（2）脑干变化：小脑幕切迹疝发生后，不仅可直接压迫中脑，同时由于脑干下移引起供血障碍，还可向上累及丘脑下部，向下影响脑桥乃至延髓。

1）脑干变形和移位：中脑受沟回疝挤压时，前后径变长，横径缩短，疝出的脑组织首先压迫同侧的大脑脚，如继续发展则可累及整个中脑。脑干下移时使脑干纵行变形，严重时发生扭曲。

2）脑干缺血、水肿或出血：小脑幕切迹疝引起脑干缺血或出血的原因可能有：①脑干受压，静脉回流不畅淤滞，以致破裂出血；②脑干下移远较基底动脉下移为甚，造成中脑和脑桥上部旁中区的动脉受牵拉，引起血管痉挛或脑干内小动脉破裂出血，导致脑干缺血或出血，并继发水肿和脑软化。

（3）脑脊液循环障碍：中脑周围的脑池是脑脊液循环的必经之路，小脑幕切迹疝可使该脑池阻塞，导致脑脊液向幕上回流障碍。此外，脑干受压、变形等，可引起中脑导水管梗阻，使导水管以上的脑室系统扩大，形成脑积水，颅内压进一步升高。

（4）疝出脑组织的改变：疝出的脑组织如不能及时还纳，可因血液回流障碍而发生充血、水肿以致嵌顿，更严重地压迫脑干。

（5）枕叶梗死：后交通动脉或大脑后动脉直接受压、牵张，可引起枕叶梗死。

（二）枕骨大孔疝

枕骨大孔疝的解剖病理机制在于颅内压增高时，小脑扁桃体经枕骨大孔疝出到颈椎椎管内。多发生于颅后窝占位病变，也可见于小脑幕切迹疝晚期。枕骨大孔疝分慢性疝出和急性疝出两种。前者见于长期颅内压增高或颅后窝占位病变者，症状较轻；后者呈突然发病，或在慢性疝出的基础上因某些诱因，如腰椎穿刺或排便用力，使脑组织疝出程度加重，延髓生命中枢遭受急性压迫而功能衰竭，患者常迅速死亡。

1. 解剖学特点

由于颅后窝病变或颅内压增高时，小脑扁桃体被挤入枕骨大孔并嵌顿而产生。枕骨大孔疝发生后，延髓、脑神经及邻近脑血管被挤压，延髓随小脑扁桃体下移，生命中枢受损，引起中枢性呼吸衰竭和循环衰竭，由于此类脑疝对生命中枢影响较严重，若抢救不及时，可很快导致死亡。

2. 病理生理改变

颅后窝容积小，因此代偿缓冲容积也小，较小的占位病变即可使小脑扁桃体经枕骨大孔疝入颈椎椎管上端，造成以下病理变化。

（1）延髓受压：慢性枕骨大孔疝患者可无明显症状或症状轻微，急性延髓受压常很快引起生命中枢衰竭，危及生命。

（2）脑脊液循环障碍：由于第四脑室正中孔梗阻引起的脑积水和小脑延髓池阻塞所致的脑脊液循环障碍，均可使颅内压进一步升高，脑疝程度加重。

（3）疝出脑组织病变：疝出的小脑扁桃体发生充血、水肿或出血，使延髓和颈髓上段受压加重。慢性疝出的扁桃体可与周围结构粘连。

（三）脑中心疝

1. 解剖学特点

脑中心疝是脑中线结构的移位和疝出，如丘脑、基底节、第三脑室、丘脑下部、上部脑干等重要结构。这些中线结构的移位和疝出，造成临床上一系列生命体征变化及间脑、脑干急性损伤的一些症状。

2. 病理生理改变

主要是大脑半球、大脑基底核向后下移位，胼胝体变形。继而引起间脑、中脑下移，在小脑幕切迹处受到压迫。主要病理生理改变特点包括：①大脑基底核的壳核、苍白球及尾状核向下移位；②间脑向下移位、受压、水肿，丘脑下部扭转移位；③上部脑干向下移位，脑干扭曲；④侧脑室移位；⑤镜下可见丘脑、丘脑下部水肿，丘脑及中脑被盖部可有出血性改变。

（四）大脑镰下疝

1. 解剖学特点

大脑镰为硬脑膜内层在正中矢状位向大脑纵裂内突出折叠而成的隔板，分隔两侧大脑半球。它从前向后依次附着于鸡冠、上矢状窦沟的两侧、枕内粗隆和小脑幕上面的中线处。大脑镰的下缘游离，与胼胝体背面靠近。扣带回位于大脑半球的内侧面，胼胝体沟与扣带沟之间，呈半环形，是边缘叶的主要联络纤维。另外，额叶和顶叶的内侧面有旁中央小叶，在此联结额叶和顶叶，又与中央前、后回相连，膀胱的皮质中枢即位于此部位。

因一侧大脑半球，特别是额、顶、颞叶的血肿或肿瘤等占位病变，引起同侧扣带回从大脑镰的游离边缘向对侧疝出，形成大脑镰下疝，并可累及同侧旁中央小叶。

2. 病理生理改变

可引起同侧大脑半球内侧面受压部脑组织软化坏死。主要的病理生理变化包括：①可在患侧扣带回出现较窄沟，并在下视丘区发生小点状出血；②当扣带回向对侧膨出时，大脑前动脉发生移位，并压迫同侧穿支血管，可造成局部缺血，出现同侧额叶内侧面或旁中央小叶的软化灶；③病灶侧的侧脑室受压变窄，脑脊液循环受阻，可形成全脑水肿，并可能发展成小脑幕切迹疝。

六、临床表现

（一）小脑幕切迹疝

1. 颅内压增高

患者出现意识障碍前，可表现为剧烈头痛、烦躁不安、频繁呕吐，呕吐多为喷射性。

2. 意识障碍

在出现上述症状后，患者随即出现进行性意识障碍，甚至昏迷。主管意识作用的网状结构位于中脑，故在小脑幕切迹疝时意识障碍发生较早。

3. 瞳孔变化

早期病侧瞳孔先缩小，对光反射迟钝，继而逐渐散大，对光反射减弱或消失，随后出现上眼睑下垂。如脑疝进一步发展，则出现双侧瞳孔散大，眼球固定，光反射消失，系由于脑干动眼神经核受压迫所致。

4. 运动障碍

大部分患者出现对侧肢体偏瘫并有锥体束征，这是由于脑疝直接压迫患侧大脑脚，累及通过脚底的锥体束纤维所致。当中脑下部至脑桥上部受累时，可引起颈强直、四肢肌张力增高，呈去大脑强直状态。

5. 生命体征变化

血压升高，脉搏缓慢有力，呼吸不规则，体温升高，大汗淋漓，进一步发展后出现呼吸停止、血压下降，直至死亡。

（二）枕骨大孔疝

1. 急性枕骨大孔疝

与小脑幕切迹疝相比，急性枕骨大孔疝的特点为：生命体征变化出现较早且快，瞳孔改变和意识障碍出现较晚。

（1）颈枕部疼痛：可能为疝出的脑组织压迫颈上部神经根所致。

（2）颈强直或强迫头位：由于疝出组织压迫延髓，机体发生保护性或反射性颈肌痉挛，患者头部固定在适当位置，以防止因头位变动而致延髓受压加重。

（3）后组颅神经受累：由于脑干下移，后组脑神经遭受牵拉，或由于延髓本身受压，以致产生眩晕、听力减退和吞咽困难等症状。

（4）生命体征变化严重：可迅速出现呼吸和循环障碍，很快出现潮式呼吸以及呼吸停止，脉搏快而微弱，血压下降。

（5）肌张力减低：皮质脊髓束受压，会导致直接的肌肉松弛，四肢呈弛缓性瘫痪。

（6）颅内压增高：由于第四脑室中孔受阻，脑脊液循环障碍，促使颅内压进一步增高，头痛剧烈，呕吐频繁。

2. 慢性枕骨大孔疝

多由于颅后窝长期的占位性病变或先天性发育异常造成的慢性病变，有临床症状，但生命体征多无明显变化。

（1）延髓受累：可有四肢无力或瘫痪、感觉异常、锥体束征阳性，也可伴有排尿异常。

（2）后组脑神经受累：可有吞咽困难、饮水呛咳、言语不清。

（3）小脑受累：可有眼球震颤、小脑性共济失调等。

（4）颅内压增高：可有剧烈的头痛、呕吐、视盘水肿等。

（5）高位颈神经刺激症状：患者常有颈强直、颈疼痛及强迫头位。

（三）脑中心疝

创伤性脑中心疝是幕上广泛脑挫裂伤、硬膜下血肿、严重脑水肿、脑肿胀等因素产生占位效应，导致脑中线结构向下向后轴性移位的一种脑疝，是小脑幕裂孔疝的一种。Plum 和 Posner 将其分为 4 期。

1. 间脑期

表现为轻度意识障碍（淡漠或嗜睡），呼吸不规则（潮式呼吸），双瞳孔缩小，四肢肌张力增高，病理反射阳性。

2. 中脑脑桥上部期

表现为浅昏迷，中枢性过度呼吸，瞳孔大小正常但光反射迟钝或消失，去脑强直发作，头眼反射存在。

3. 脑桥下部—延髓上部期

表现为中、深昏迷，呼吸快而浅，瞳孔光反射消失，头眼反射减弱或消失，四肢弛缓性瘫痪。

4. 延髓期

表现为深昏迷，呼吸极不规则或停止，双瞳孔散大，头眼反射消失，四肢弛缓性瘫痪。

（四）大脑镰下疝

临床上大脑镰下疝多无特殊表现，部分重型患者大脑前动脉受大脑镰压迫，累及同侧大脑前动脉，压迫对侧大脑前动脉，则可能出现：①急性肢体麻痹，对侧完全麻痹，同侧不完全麻痹；②急性脑脊液循环障碍；③意识障碍。

七、诊断

脑疝是由多病因引起的一种严重临床综合征，又称颅内高压危象。脑疝综合征的诊断主要根据病史和临床症状、体征，同时借助一些辅助检查，如过去应用颈总动脉造影诊断小脑幕切迹疝，借助椎动脉造影诊断枕骨大孔疝等。近年来，CT 在临床上的广泛应用，为脑疝的诊断提供了有价值的帮助。

颅脑创伤或颅内占位性病变的患者，如果有进行性意识障碍，并出现一侧瞳孔散大，对光反射消失，对侧有锥体束受损征出现，同时伴有生命体征的改变，则应诊断为小脑幕切迹疝形成（多数在瞳孔散大侧同侧，极少数在瞳孔散大侧对侧）。临床上有颅内压增高征象而腰穿椎管内压力不高时应怀疑有枕骨大孔疝。颅内压增高的患者，如呼吸突然停止，则多考虑为枕骨大孔疝，尤其见于颅后窝占位性病变的患者。海马沟回疝严重时，多有同侧大脑镰下疝。

由于头部 CT 的普及，可以对大多数颅脑创伤可能发生脑疝的患者进行急诊 CT 检查。头部 CT 检查可以快速了解颅内压增高的病因，确定颅内占位病变的部位、性质、大小及脑疝的程度。脑疝患者头部 CT 的一般表现如下。

1. 小脑幕切迹疝

CT 表现一侧幕上占位病变，在脑疝发生前，鞍上池外侧受压变扁。脑疝发生后，可显示中脑受压向对侧移位或变扁，对侧大脑脚受压。鞍上池、脚间池、四叠体池、环池等变形、移位或消失。同侧脑室受压，也可出现对侧脑积水。

2. 枕骨大孔疝

表现为第四脑室显著变窄或闭塞，但第四脑室变窄也可是小脑幕切迹疝的晚期表现。除第四脑室变化外，枕大池也变小或消失，延髓、脑桥、小脑下蚓部向下移位，小脑扁桃体疝出至椎管内，上颈髓受压。

3. 大脑镰下疝

除占位病变外，CT 可显示侧脑室、第三脑室等结构受压、变窄向对侧移位，扣带回向对侧移位，有的还可见大脑前动脉区域的缺血性改变。

4. 脑中心疝

脑疝处于间脑期时，双侧侧脑室受压变小，中线无明显移位，多数表现额角变平，四叠体池及第三脑室受压变小；在中脑—脑桥上部期、脑桥—延髓上部期和延髓期的影像学特点为，除间脑期的表现外，主要表现为环池和四叠体池受压、消失。

在临床上脑疝的形成必须具备以下条件：①颅内压增高的表现；②除部分慢性枕骨大孔疝或大脑镰下疝的患者外，有不同程度的意识障碍；③生命体征改变；④具有脑疝的特有症状，如小脑幕切迹疝患者生命体征有改变，枕骨大孔疝患者呼吸停止等征象。但具有上述条件的患者不一定有脑疝。

八、鉴别诊断

（一）意识状态

颅内压增高的患者由清醒发展到意识障碍时，则表明有脑疝形成的可能。除部分慢性枕骨大孔疝或大脑镰下疝患者外，其他急、慢性脑疝的患者一定有不同程度的意识障碍。但在急性颅脑损伤及其他颅内压增高患者中有意识障碍者不一定都是脑疝。

（二）瞳孔和眼外肌

1. 双侧瞳孔散大

（1）从眼外肌方面来判断：当两侧瞳孔均已散大或因某种原因（曾用散瞳剂或缩瞳剂、白内障等）不便于检查瞳孔时，如两侧提睑肌的张力稍有差别，其张力较低的一侧，往往系动眼神经首先受压的一侧，并常为首先发生脑疝的一侧。

（2）从缺氧方面判断：在解除缺氧后，经降低颅内压的处理或气管切开解除呼吸道阻塞后，如两侧散大的瞳孔均缩小，则常表明与脑干急性缺氧有关；如一侧缩小而另一侧仍然散大，则散大侧常为动眼神经受压侧，并且可能是脑疝侧，同时也说明瞳孔缩小侧与脑干缺氧有关；如两侧瞳孔仍散大，则应考虑是否为疾病晚期，既可能是脑干已发生了严重的不可逆损害，也可能是两侧仍有脑疝形成。

（3）从手术效果判断：假如小脑幕切迹疝是由颞区的硬脑膜外血肿引起的，清除血肿后，通常是对侧瞳孔首先缩小，再是血肿侧缩小，而且常在瞳孔恢复正常后眼外肌才恢复正常；如血肿侧已缩小，对侧仍散大，则应怀疑是否仍有脑疝存在。如果手术中颅内压已明显降低，手术侧瞳孔已缩小，对侧仍散大，瞬间颅内压又增高，手术侧又散大，也应怀疑对侧是否有脑疝形成。如果手术后病情一度好转，数小时后再出现这种情况，除考虑对侧有无脑疝外，还应考虑手术侧又有血肿形成或脑挫伤伴脑水肿加重所致。手术后对侧瞳孔已缩小，同侧瞳孔仍散大，如颅内压太高，减压又不充分，则表明脑疝未解除；如颅内压不高，减压充分，则为动眼神经受压时间过长发生麻痹或其他原因所致。

2. 双侧瞳孔的大小差别

若瞳孔较大侧对光反射较灵敏，眼外肌无麻痹现象；而较小侧对光反射减弱，提睑肌的张力较低，常说明脑疝位于瞳孔较小的一侧。此为脑疝早期，副交感神经尚处于受刺激的阶段所致。

3. 瞳孔其他变化

如果颅脑损伤后立即发生一侧瞳孔散大，对光反射消失或者还伴有眼外肌、三叉神经第一支麻痹等症状，而病情尚属稳定，甚至意识完全清楚，另一侧的瞳孔及眼外肌均正常，诊断时则要考虑到是否为单纯的动眼神经损伤、眼球内出血、眶尖部骨折或视神经损伤等。诊断时应依据病程进展、其他体征及对侧眼部症状等进行分析。但是也应考虑到，在这些情况的基础上，在其同侧或对侧仍有可能发生小脑幕切迹疝或枕骨大孔疝。

（三）原发性脑干损伤

常在颅脑创伤后立即出现两侧瞳孔大小不等，一侧或两侧时大时小，对称性缩小或散大，对称性或不对称性对光反射改变，或伴有眼球位置异常等。如果在这种损伤的基础上发生小脑幕切迹疝或枕骨大孔疝，则不一定出现有规律性的眼部症状。

（四）几种常见脑疝的鉴别

4 种常见脑疝的鉴别见表 5-1。

表 5-1　4 种常见脑疝的临床鉴别

脑疝类型	累及结构	相应临床症状
小脑幕切迹疝	动眼神经	眼睑下垂
	大脑脚	同侧瞳孔散大
	大脑后动脉	对侧轻瘫、意识障碍
枕骨大孔疝	小脑扁桃体	呼吸暂停
	延髓	
脑中心疝	上丘	双侧眼睑下垂、向上凝视
	基底动脉穿支血管	意识障碍、眼动障碍
	中脑、脑桥、延髓	呼吸不规则/暂停
	网状结构	血压升高、心动过缓
大脑镰下疝	扣带回	下肢力弱
	胼周动脉	

九、治疗

脑疝是由于急剧的颅内压增高造成的，急性颅脑损伤中，各种颅内血肿、脑挫裂伤、严重脑水肿及脑肿胀等均可造成脑疝。脑疝诊断明确后，应快速按照颅内压增高的处理原则进行脱水治疗，以缓解病情，同时尽快手术去除病因。万不得已时，也可选用姑息性手术，以降低颅内压缓解脑疝。

（一）一般急诊处理

1. 保持呼吸道通畅

清理呼吸道分泌物，行气管插管或气管切开，必要时予以机械通气。

2. 控制颅内压

快速静脉滴注或推注 20% 甘露醇 250 mL，或按体重 0.25 ~ 2 g/kg，配制为 15% ~ 25% 的浓度于 30 ~ 60 分钟内静脉滴注。甘露醇可导致颅内持续性的渗透性脱水，由于滴注甘露醇的血管效应，应严禁用于循环系统不稳定或失血性休克者。

3. 间断过度通气

研究认为，短时间的过度通气仍然被认为是治疗恶性颅内压增高的有效方法。过度通气可以使动脉血中二氧化碳（$PaCO_2$）迅速减少，提升血液 pH 值，从而导致呼吸性碱中毒，可使脑血管收缩，毛细血管压力下降，静脉回流增加，改善损伤区的血管灌注，降低脑灌注压及颅内压。但过度通气的风险可由于血管过度收缩而造成局部脑缺血。因此，过度通气应采取间断、短时程实施的方法。另外，颈静脉血氧饱和度（$SjvO_2$）、局部脑氧饱和度（$rScO_2$）、脑动静脉氧含量差（$AVDO_2$）、脑组织氧分压（$PbtO_2$）等是监测脑组织氧供需平衡常用的方法，有助于评估过度通气等各种治疗措施对维持脑氧供需平衡的效果，并对判断预后提供依据。

4. 头部 CT 检查

在上述处理的同时，应对有可能进行 CT 检查的患者尽快进行 CT 检查，以明确颅内情况。

（二）手术治疗

在脑疝发生前或脑疝代偿阶段，如能及时手术清除颅内病变，则脑疝常可获得缓解。如果在脑疝晚期双瞳散大时处理，则预后极差。有以下几种手术或姑息手术方式。

1. 大骨瓣开颅减压术

对于一侧的硬膜下血肿、广泛脑挫裂伤、脑肿胀等引起的小脑幕切迹疝者，可行额颞顶大骨瓣开颅，此方法能清除约 95% 的单侧幕上颅内血肿及挫伤坏死组织，并去除骨瓣减压，硬脑膜减张缝合。

双侧额颞部硬脑膜下血肿或弥漫性脑水肿/脑肿胀，无明显中线移位的脑疝患者（包括脑中心疝、枕骨大孔疝），可行双额颞大骨瓣开颅，结扎上矢状窦前部并剪开大脑镰，清除血肿及挫伤组织，并行去骨瓣减压，硬脑膜减张缝合。大骨瓣减压手术虽然创伤较大，且有一定并发症，但它具有彻底清除血肿及挫伤组织、方便止血、减压效果充分、利于脑疝复位等优点，因此，对已发生脑疝的患者，行大骨瓣减压是一种积极有效的方法。

由颅后窝占位病变引起枕骨大孔疝时，如幕上脑室扩大，应迅速行脑室穿刺减压，病情缓解后，应行颅后窝开颅清除病变，再去除骨瓣行广泛的枕下减压术，包括切除寰椎后弓1.5 ~ 2 cm，必要时切除部分小脑组织。如术中见小脑扁桃体下移入颈椎管内，可将第2、第3颈椎后弓咬除减压；如发现扁桃体嵌塞甚紧，或已有出血、软化等表现，则应将其小心吸除。术毕将硬脑膜减张缝合。

2. 小脑幕切开术

术中充分暴露颅中窝底，小心抬起颞叶或切除部分颞叶前部，暴露小脑幕缘，放出基底部脑池的脑脊液，直接使疝出的脑组织复位，在小脑幕边缘，沿岩骨嵴方向避开岩上窦，向后外切开小脑幕，扩大小脑幕裂孔，以解除脑疝对脑干的压迫。但在严重颅脑创伤，特别是伴有脑肿胀时，此方法往往操作困难，且小脑幕及幕下有许多血管及静脉窦难以处理。

3. 内减压术

如硬脑膜下血肿伴严重脑水肿、脑肿胀的脑疝患者，在清除血肿及挫伤组织后，仍不能有效缓解颅内压或术中脑组织膨出，可将其额极、颞极或颞中回以下部分脑组织予以切除，并去除骨瓣，硬脑膜减张缝合，并放置引流管持续引流，以减少颅内容量。此手术创伤较大，目前较少采用，仅在特殊情况下方可实施。另外，术中脑膨出时，应考虑是否有颅内其他部位再出血的可能性，可用 B 超探测或 CT 检查。

4. 钻孔探查

适用于病情危急或无 CT 检查条件的患者。钻孔前应根据硬膜外及硬膜下血肿常见部位先画出额颞顶头皮切口位置，然后沿切口线钻孔。

（1）钻孔侧别选择：①瞳孔散大侧或先散大侧；②头皮明显损伤或颅骨骨折侧；③若无定位线索，可先钻左侧。

（2）钻孔顺序：先后于颞、额、顶、枕等顺序钻孔，钻孔时头皮切口应在发际内，避开中线、额窦等进行钻孔。如发现血肿可先放出部分血肿液减压，然后按头皮切口位置进行开颅手术。

5. 颞肌下减压术

将颞肌附着区的颞骨鳞部咬除 $7 \sim 8 \ cm^2$ 的面积，硬脑膜切开，让颞叶前部及其外侧部分经减压窗膨出，以达到减压目的，使脑疝获得一定缓解。

6. 枕肌下减压术

枕骨大孔疝时可采用，此手术切除被枕肌覆盖的枕骨，范围上至横窦下缘，两侧接近乳突，下至枕骨大孔后缘，然后"Y"形剪开硬脑膜。

7. 侧脑室穿刺外引流术

可经眶、额、枕等部位快速钻颅或锥颅，穿刺侧脑室并放置引流管行脑脊液外引流，以迅速降低颅内压，缓解病情，为进一步手术做准备，适用于严重脑积水患者。

8. 脑脊液分流术

脑积水患者可施行侧脑室—腹腔分流术。

（三）术后处理

脑疝患者病情严重，术后或不能手术者应进入 ICU 监护治疗。

（1）颅内压监测、脑氧监测，严密观察意识、瞳孔及生命体征变化。

（2）药物治疗，包括脱水、止血、预防感染、脑保护剂等。

（3）全身营养支持。

（4）防治并发症。

（5）病情稳定后行高压氧及康复治疗。

（廖壮槟）

第六章

脑挫裂伤

一、概述与损伤机制

脑挫裂伤是脑挫伤和脑裂伤的合称。脑挫伤是创伤引起的脑皮质和深层的散发小出血灶和脑水肿病灶。脑裂伤系指脑组织和软脑膜血管的撕裂或断裂。两者多同时发生，临床表现和影像学检查不易将其截然分开，故合称为脑挫裂伤。

脑挫裂伤的损伤机制是暴力作用导致颅骨变形及骨折冲击脑组织，或者骨折片陷入，从而造成脑损伤。暴力导致大块脑组织与颅骨内板、硬脑膜及其他脑内结缔组织发生相对运动，产生摩擦、碰撞、挤压损伤脑皮质，脑组织各部之间产生相对运动，可产生剪力性损伤，造成脑白质损伤。

二、病理生理

脑挫伤为脑组织遭受破坏较轻，脑皮质或白质纤维的连续性及软脑膜尚完整者；脑裂伤则指软脑膜、血管和脑组织同时有破裂，伴有创伤性蛛网膜下腔出血。两者常同时并存，临床上又不易区别，故常合称为脑挫裂伤。严重的脑挫裂伤可以合并脑深部结构损伤，主要发生于大脑皮质，可单发，也可多发，好发于额极、颞极及其底面。脑表面有点状出血、淤血、水肿，软脑膜下有点片状出血灶，蛛网膜或软脑膜常有裂口，脑脊液呈血性。严重时脑皮质及其下的白质挫碎、破裂，局部出血、水肿，甚至形成血肿，受损皮质血管栓塞，脑组织糜烂、坏死，挫裂区周围有点片状出血灶及软化灶，呈楔形伸入脑白质。4 日后坏死的组织开始液化，血液分解，周围组织可见铁锈样含铁血黄素染色，糜烂组织中混有黑色凝血碎块。伤后 1～3 周时，甚至发生局部坏死、液化的区域逐渐吸收囊变，周围有胶质细胞增生修复，附近脑组织萎缩，蛛网膜增厚并与硬脑膜及脑组织发生粘连，最后形成脑膜脑瘢痕块。

脑挫裂伤早期显微镜下可见神经元胞质空泡形成、尼氏体消失，核固缩、碎裂、溶解，神经轴突肿大、断裂，脑皮质分层结构消失，灰白质界限不清，胶质细胞肿胀，毛细血管充血，细胞外间隙水肿明显。此后数日至数周，挫裂伤组织逐渐液化并进入修复阶段，病损区出现格子细胞吞噬解离的细胞屑及髓鞘，并有胶质细胞增生肥大及纤维细胞长入，局部神经细胞消失，终为胶质瘢痕所取代。

脑挫裂伤灶周围常伴有局限性脑水肿，包括细胞毒性水肿和血管源性水肿。细胞毒性水肿主要发生于灰质，伤后多立即出现，表现为神经元胞体肿大。血管源性水肿是因血脑屏障破坏，血管通透性增加，细胞外液增多引起，主要发生于脑白质，可于伤后早期发生，一般3~7日内发展至高峰，在此期间易发生颅内压增高甚至脑疝。伤情较轻者，脑水肿可逐渐消退，伤灶日后可形成瘢痕、囊肿或与硬脑膜粘连，成为颅脑创伤后癫痫的原因之一。如蛛网膜与软脑膜粘连，影响脑脊液吸收，可形成创伤性脑积水。广泛性脑挫裂伤可于数周以后形成创伤性脑萎缩。

此外，脑挫裂伤常伴发弥漫性脑肿胀，两侧大脑半球广泛肿胀，脑血管扩张、充血，脑血流量增加，脑体积增大，脑室和脑池缩小，重型颅脑创伤发生率高于中型颅脑创伤，伤后20~30分钟即可出现，一般多在伤后24小时内发生，以小儿和青年头部创伤者多见。成年患者发生率较低，多为一侧大脑半球肿胀，患侧脑室受压缩小，脑中线结构向对侧移位。其发病机制尚未明确，可能与伤后脑血管麻痹扩张、广泛持续的血管源性与细胞毒性脑水肿有关。脑肿胀轻者，经治疗后恢复良好；严重者，治疗多难奏效，常迅速产生脑疝而死亡，部分患者则恢复缓慢，且造成神经功能障碍。

三、临床表现

脑挫裂伤的临床表现因损伤程度和损伤部位的不同而异，轻者可无原发性意识障碍，重型脑挫裂伤患者可有深度昏迷，神经功能严重障碍，甚至死亡。据不同文献统计，重型颅脑损伤（sTBI）患者群体中，13%~15%可伴有脑挫裂伤，而仅有约20%的原发脑挫裂伤患者需要开颅手术。并且，脑挫裂伤常合并硬膜下出血和硬膜外出血。

1. 意识障碍

意识障碍是脑挫裂伤最突出的临床表现之一，伤后患者多立即昏迷，由于伤情不同，昏迷时间由数分钟至数小时、数日、数月乃至迁延性昏迷不等。长期昏迷者多有广泛性脑皮质损害或脑干损伤。一般常以伤后昏迷时间超过30分钟为判定脑挫裂伤的参考时限。也有患者在原发昏迷清醒后，因脑水肿或弥漫性脑肿胀，以及其他继发因素再次昏迷。出现中间清醒或中间好转期者易被误诊为合并颅内血肿，需经CT检查方可作出鉴别诊断。

2. 生命体征的改变

一般早期挫裂伤者有血压下降、脉搏细弱及呼吸浅快的征象。这是因为头部受伤后神经功能抑制所致，常于伤后不久逐渐恢复，如果持续低血压应注意有无复合损伤。反之，若生命体征于短期内迅速自行恢复且血压继续升高，脉压加大、脉搏宏大有力、脉率变缓、呼吸也加深变慢，则应警惕颅内血肿和（或）脑水肿、脑肿胀。脑挫裂伤患者的体温也可轻度升高，一般约38℃，若持续高热，则多伴有丘脑下部损伤。

3. 头痛、呕吐

患者清醒后有头痛、头晕、恶心、呕吐、记忆力减退和定向障碍，严重时智力迟钝。头痛症状只有在患者清醒之后才能陈述，如果伤后出现持续剧烈的头痛、频繁呕吐，或一度好转后又复加重者，应究其原因，必要时可行辅助检查，以明确颅内有无血肿。对昏迷患者，应注意呕吐时误吸可引起窒息的危险。

4. 脑膜刺激征

脑挫裂伤后由于蛛网膜下腔出血，患者常有脑膜激惹征象，表现为闭目畏光，卷曲而卧，伤后早期出现的低热和恶心、呕吐也与此有关；头痛加重，颈强直明显，克氏征阳性等。颈项抗力在 1 周左右逐渐消失，如果持久无好转，应注意有无颅颈交界处损伤或颅内继发感染。

5. 颅脑创伤的局灶症状

根据颅脑创伤的部位和程度而不同，如果仅伤及额、颞叶前端等"哑区"，可无神经系统缺损的表现；若脑皮质功能区受损，可出现瘫痪、失语、视野缺损、感觉障碍及局灶性癫痫等相应征象。脑挫裂伤早期没有神经系统阳性体征者，若在观察过程中出现新的定位体征，即应考虑颅内发生继发性损害的可能，及时进行检查。

四、诊断

脑挫裂伤患者往往有意识障碍，给神经系统检查带来困难。对有神经系统阳性体征的患者，可根据定位征象和昏迷情况判断受损伤的部位和程度。对于意识障碍严重、对外界刺激反应差的患者，即使有神经系统缺损存在，也很难确定。尤其是有多处脑挫裂伤或脑深部损伤的患者，定位诊断困难，常需依靠 CT 扫描及其他必要的辅助检查明确诊断。

1. X 线检查

在伤情允许的情况下，X 线颅骨平片检查仍有其重要价值，不仅能了解骨折的具体情况，也对分析致伤机制和判断伤情有其特殊意义。

2. CT 检查

CT 对脑挫裂伤与脑震荡可以作出明确的鉴别诊断，并能清楚地显示脑挫裂伤的部位、程度和有无继发损害，如出血和水肿等。同时，可根据脑室和脑池的大小、形态和移位的情况间接估计颅内压的高低。尤为重要的是，对一些不典型的病例，可以通过定期 CT 扫描，动态观察脑水肿的演变或迟发性血肿的发生。近年来，在有 CT 设备的医院，此项检查已被作为急性头部创伤的常规检查，因为单靠受伤史和体格检查难以作出超早期诊断。因此，早期 CT 检查的必要性已成为神经外科医生的共识。发生挫裂伤后，CT 扫描可显示受伤部位呈点片状高密度或高低密度混杂；广泛性脑挫裂伤可伴有脑水肿、脑肿胀，以及脑室、脑池受压变形、移位、消失，中线结构移位。

3. 磁共振成像（MRI）

一般较少用于急性颅脑创伤的诊断。因为 MRI 成像时间较长，某些金属急救设备不能进入机房，患者躁动难以合作，所以此类患者多以 CT 为首选检查项目。但在特殊情况下，MRI 优于 CT 检查，如对脑干、胼胝体及脑神经的显示，对微小脑挫伤灶、轴索损伤及早期脑梗死的显示；以及对血肿处于 CT 等密度阶段的显示和鉴别诊断方面，MRI 有其独具优势，是 CT 所不及的。MRI 结果变化差异较大，因脑水肿、出血和液化程度而异。非出血性脑挫伤早期，病灶中含水量增加或脑水肿，出现 T_1WI 低信号和 T_2WI 高信号的病灶。对于出血性脑挫裂伤，随着血肿内含成分的变化，信号强度有所变异，急性期病灶内含有去氧血红蛋白，T_1WI 和 T_2WI 皆为等低信号；亚急性期 T_1WI 高信号，T_2WI 可由等低信号转变为高信号；慢性期由于含铁血黄素的沉积，出血灶周边出现 T_2WI 低信号带。随着影像学技术的进步，高场强磁共振（3.0 T）的广泛应用，有学者发现，采取磁敏感加权成像（susceptibilityweighed imaging，SWI）序列，具有高分辨率的特点和优势，对脑内出血灶敏感性高于常规 MRI，可在隐匿性脑挫裂伤中提高病灶检出率。

4. 腰椎穿刺

有助于了解脑脊液中含血情况，可用于与脑震荡相鉴别，同时能够测定颅内压及引流血性脑脊液。不过对有明显颅内高压的患者，应禁忌施行腰椎穿刺检查，以免促发脑疝。

5. 其他辅助检查

脑血管造影检查，现在已较少应用，但对那些尚不具备 CT 的医院或地区仍须依靠脑血管造影辅助诊断。脑电图检查，主要用于对预后的判断或对癫痫的监测。脑干听觉诱发电位检查，对于分析神经功能受损程度特别是对脑干损伤平面的判定，具有重要参考价值。放射性核素检查对脑挫裂伤后期并发症，如血管栓塞、动静脉瘘、脑脊液漏及脑积水等有重要价值。

五、鉴别诊断

脑挫裂伤应注意与颅内血肿进行鉴别，主要有以下几方面。但由于颅脑创伤情况的复杂性，脑挫裂伤往往合并颅内血肿同时存在。

1. 伤后意识障碍的演变过程

颅内血肿患者多表现有中间清醒期或中间好转期，而脑挫裂伤患者常发生持续性昏迷，并在观察过程中意识障碍逐渐倾向稳定或好转。

2. 颅内压增高症状

颅内血肿患者多表现有较重的头痛、呕吐，以及血压升高、脉搏缓慢有力和呼吸深慢等，而脑挫裂伤患者这些症状多不显著。

3. 颅脑创伤灶症状

脑挫裂伤患者伤后即出现瘫痪、面瘫、失语、视野缺损、感觉障碍及局灶性癫痫等局灶症状，而颅内血肿患者是在伤后观察过程中逐渐出现。

4. 头颅 CT 检查

CT 是明确颅脑创伤诊断的重要手段，于脑挫裂伤部位可见点片状高密度区或高低密度混杂病灶；广泛脑挫裂伤可伴有脑水肿、脑肿胀，脑室、脑池受压变形、移位、消失，中线结构移位。而急性硬膜外血肿表现为颅骨下方高密度凸镜样影；急性硬膜下血肿表现为颅骨下方新月状高密度影；急性脑内血肿为脑内高密度影，血肿周围常伴有低密度水肿区，可有脑肿胀，脑室、脑池受压变形、移位、消失，中线结构移位。

5. 腰椎穿刺检查

颅内血肿患者颅内压多显著增高，而脑挫裂伤患者颅内压正常或轻度增高。

六、治疗与预后

脑挫裂伤的治疗以非手术治疗为主，尽量减少颅脑创伤后的一系列病理生理反应，严密观察颅内有无继发血肿，维持机体内外环境的生理平衡，预防各种合并症的发生。除非颅内有继发血肿或难以遏制的颅内高压外，一般无须手术处理。

1. 治疗原发病

伤后监护：轻症脑挫裂伤患者，通过急性期观察后，治疗与脑震荡相同，给予卧床休息 1~2 周及对症治疗。防治脑水肿，应用能量合剂、神经营养药物治疗，同时密切观察病情，及时复查头部 CT，了解颅内情况。

对处于昏迷状态的中、重型患者，应保持呼吸道通畅，呼吸困难或严重低血氧者应及早行气管切开，予以机械通气。除药物治疗外，还应加强护理。有条件时可送入重症监护病房（ICU），进行连续监测和专科护理。患者宜采取侧卧位，保持呼吸道通畅，间断给氧。同时应抬高床头位 15°～30°，以利于颅内静脉回流、降低颅压。必要时可加压给氧或行呼气末正压（PEEP），以改善缺氧和减少二氧化碳潴留。

对于颅内压增高的患者，应尽可能进行颅内压监测并针对其病因和增高的水平进行处理。首先应经 CT 扫描排除需要紧急手术的颅内血肿，然后根据颅内压增高的水平进行治疗。颅内压为 15～20 mmHg 时，仅须行一般的脱水疗法；当颅内压持续升高，超过 20 mmHg，脱水治疗效果不明显时，应警惕迟发颅内出血可能，并及时复查头部 CT。若排除迟发性颅内出血，必要时可考虑行开颅手术去骨瓣减压。

2. 合并症处理

对脑挫裂伤合并全身其他脏器的损伤，应同时进行治疗，脑挫裂伤不应成为其他脏器手术治疗的禁忌证。脑挫裂伤合并休克者，除积极进行抗休克治疗外，还应详细检查四肢、骨盆有无骨折，胸腹腔有无脏器损伤和内出血，以避免延误合并伤的治疗。

3. 营养支持

维持水电解质、酸碱平衡及血糖等内环境的稳定，每日出入量应保持平衡，补充含糖液体时，应注意预防血糖过高，以免加重脑缺血、缺氧损害及酸中毒；必要时可适量给予胰岛素予以纠正，并按血糖测定值及时调整药物剂量。若患者于 3 日后仍不能进食，可放置鼻饲管，给予流质饮食，维持每日热能及营养，同时可以协助改善胃肠道微环境，减少应激性溃疡的发生。此外，对重症患者尚需定期送检血液生化及酸碱标本，以便指导治疗措施，同时，应重视心、肺、肝、肾功能及并发症的防治。

4. 脱水治疗

几乎所有的脑挫裂伤患者都有不同程度的颅内压增高，轻者可酌情给予卧床、间断低流量吸氧、激素及脱水等常规治疗，适当限制液体入量。脱水治疗常用药物有 20% 甘露醇、复方甘露醇、呋塞米、甘油果糖、人体血蛋白等，禁用高渗糖。如将甘露醇和呋塞米联合应用，可使颅内压降低更为明显，降压的时间也有延长，较单纯使用甘露醇疗效好。关于激素治疗方面，已有Ⅰ级证据和研究证明，对于颅脑创伤无益处，严重者甚至可能造成负面并发症，故不推荐使用。

5. 对症治疗

严重脑挫裂伤患者特别是合并弥散性脑肿胀者，常因挣扎躁动、四肢强直、高热、抽搐而致病情加重，应查明原因给予及时有效的处理。对于伤后早期就出现中枢性高热、频繁去脑强直、间脑发作或癫痫持续发作者，手术无益反而有害，宜行冬眠降温和（或）巴比妥治疗。也可行亚低温治疗，使用全身降温毯、冬眠肌松合剂、呼吸机维持呼吸，将肛温降至 33～35 ℃，通常维持 3～7 日，对于严重广泛脑挫裂伤患者可延长至 10～14 日。

（1）巴比妥疗法：用于经脱水和激素治疗仍不能有效控制脑水肿发展，病情危重的患者。硫喷妥钠初始剂量为每小时 5～10 mg/kg，静脉滴注，连续 4 小时，再给以维持剂量每小时 1.5～2 mg/kg，病情稳定数天或 1 周停药。本治疗方法可挽救部分垂危患者。

（2）创伤性蛛网膜下腔出血的治疗：患者有头痛等临床症状，脑膜刺激征明显，CT 扫描有侧裂池、基底池积血，腰椎穿刺证实有血性脑脊液且无明显颅内高压者，可酌情给予尼莫地平药物治疗，以辅助性缓解脑血管痉挛，改善微循环。反复腰椎穿刺排出血性脑脊液，对减轻头痛、改善脑脊液循环和促进脑脊液吸收有一定的帮助。

6. 手术治疗

原发性脑挫裂伤一般无须手术治疗，但当有继发性损害引起颅内高压甚至脑疝形成时，则有手术的必要。对伴有颅内血肿大于 30 mL、CT 显示有占位效应、非手术治疗效果欠佳者，或颅内压持续升高或顺应性较差时，应及时施行开颅手术清除血肿及坏死糜烂的挫裂伤脑组织，行内、外减压术，放置术腔或脑室持续外引流。术后继续加强综合治疗。对脑挫裂伤后期并发脑积水者，应先行脑室引流，待查明积水原因后再给予相应处理。

7. 并发症的治疗

包括抗感染，抗癫痫，治疗消化道出血、顽固性呃逆、便秘、内分泌功能紊乱等。

8. 康复治疗

脑功能恢复治疗的目的在于减少伤残率，提高生存质量，使颅脑创伤患者在生活、工作和社交能力上尽可能达到自主、自立。脑功能恢复治疗是对颅脑创伤后期的瘫痪、失语、癫痫以及精神智力等并发症或后遗症的治疗，但必须强调早期预防性治疗的重要性。在颅脑创伤急性期治疗中即应注意保护脑功能，尽量减少废损。当患者度过危险期，病情较为稳定时，应给予神经功能恢复的药物。同时开始功能锻炼，包括高压氧治疗、物理治疗、按摩、针灸及被动性或主动性运动训练。有明显心理障碍者可进行心理治疗。

七、特殊类型脑挫裂伤的治疗策略

颅脑创伤致脑挫裂伤的临床治疗问题中，有几类特殊类型的脑挫裂伤需要引起大家的注意，分别描述如下。

（一）出血性脑挫裂伤

1. 临床特点

出血性脑挫裂伤的概念是随着神经影像学的发展产生的，目前未得到学术界的一致公认。一般是指高精度头部 CT 显示的影像学高密度区域，病灶产生的占位效应远小于其本身体积。主要发生于突然减速性损伤使脑与颅骨突起部分的部位，如颞极、额极和枕极，可出现于冲击部位和对冲部位。

出血性脑挫裂伤的影像学表现为 CT 连续检查上的出血灶增大或融合过程，也可以表现为迟发性脑内血肿。治疗数月后复查 CT，经常只表现为微小的脑软化存在，甚至无脑软化灶残留。

2. 治疗策略

（1）手术治疗指征：①出现进行性的神经功能恶化；②脑挫裂伤出血总体积在 50 mL以上；③GCS 评分 6 ~ 8 分，额叶或颞叶脑挫裂伤出血总体积大于 20 mL，中线移位超过5 mm，可伴有基底池受压。

（2）非手术治疗和监护：可用于无颅内占位效应及神经功能障碍，颅内压（ICP）监测处于可控制范围内的情况。

（二）多发脑挫裂伤

多发脑挫裂伤是指 CT 表现为颅内多处脑叶组织挫裂伤（≥2 处），多合并脑内散在出血灶。由于损伤脑组织范围广泛，经常继发严重脑水肿、脑肿胀，导致恶性颅内高压、脑疝形成。多发脑挫裂伤如果不及时处理，由于挫裂伤区细胞外水肿液的积聚、细胞的肿胀及血肿的扩大，常在伤后 12 ~ 72 小时病情进行性加重，继发高颅内压和低灌注压导致脑缺血，脑血流量降低和脑供氧低下，导致患者原发性脑创伤进行性加重和死亡。

1. 非手术治疗方案与颅内压监测

颅内压升高和重型颅脑创伤预后的相关性研究已经得到验证，目前观点认为，对重型颅脑创伤通过早期外科干预和术后颅内压监测治疗能明显提高预后。

多发脑挫裂伤由于伤后早期进行性进展，易达到脑疝的高颅内压阈值，导致脑缺血，须早期外科干预已经得到论证，《中国颅脑创伤外科手术指南》提出了对于急性脑挫裂伤患者的手术指征。但对于外科治疗的方式目前尚有较多不同的观点。

2. 手术治疗方案问题

有学者认为，重型脑挫裂伤颅内压升高的原因主要是挫裂伤区坏死脑组织造成，应该手术切除坏死脑组织，达到控制颅内压的结果。但多发脑挫裂伤（尤其累及双侧大脑半球者），由于涉及多脑叶，甚至经常波及功能区，清除挫裂伤灶，势必会带来一定的神经功能障碍；对于特殊部位的挫裂伤灶，如侧裂区，如果不适当手术操作甚至会带来术后严重脑血管痉挛、再出血等致命性的结果。对于一些侧裂区的脑挫裂伤，因担心切除坏死灶会加重对大脑中动脉的骚扰，引起术后脑血管痉挛和脑缺血，可尝试单纯去大骨瓣减压来治疗，术后患者应行颅内压监测。

多发脑挫裂伤，尤其是双侧多发脑挫裂伤的手术治疗方案确定具有一定的难度。大体上，可把手术治疗策略分为以下几类。①双侧脑挫裂伤严重程度不一，对挫裂伤严重、导致颅高压危象及神经功能障碍的一侧实施去骨瓣减压联合多发挫裂伤灶清除，另一侧由于位于功能区或挫裂伤灶小、对疾病的进展不负主要责任可不处理，实施保守治疗，但术后必须严密观察病情，必要时行颅内压持续动态监测。②双侧脑挫裂伤灶均较大，一侧占位更明显，在同侧血肿清除并去骨瓣减压术后，对侧血肿由于较大会引起疾病继续进展，实施对侧血肿清除术，争取一次切口能包括两个手术部位。如无可能，则行双侧开颅手术清除。③双侧挫裂伤在一侧挫裂伤灶清除并去骨瓣减压后，脑组织压力仍高，颅内高压未解除，而对侧挫裂伤灶不大，引起占位效应的主要是脑肿胀和水肿为主时，应积极实施另一侧去骨瓣减压术。④双侧散在多发小挫裂伤，以弥漫性脑肿胀和脑水肿为主要表现者，应行双侧去大骨瓣减压（多采用双额冠切切口），类似于弥漫性脑肿胀的治疗。

多发脑挫裂伤病理生理机制复杂，手术干预的目的要有降低颅内压、维持脑灌注和保护脑功能。但由于年龄、伤情、挫裂伤部位及大小、周边水肿不一样，对多发脑挫裂伤无法实施单一的标准手术策略。

（三）双额叶脑挫裂伤

双额叶脑挫裂伤是颅脑创伤多发脑挫裂伤中的一种特殊类型，多为车祸或高处坠落等导致枕部着力的减速性暴力导致的对冲伤，因额骨眶板表面粗糙，易造成额叶底面因摩擦而损伤。因临床上双额叶脑挫裂伤发生率远高于除此以外的多发脑挫裂伤，且病情变化迅速，处理策略有一定难度，故本部分内容单独予以描述。

1. 临床特点

早期部分患者 CT 上可仅见点状出血灶，多伴有枕骨的线形骨折及枕部的软组织损伤，但数小时内复查 CT 即可表现为双额叶广泛挫裂伤并脑内血肿或额颞部硬膜下血肿，因颅前窝容积狭小，内侧受大脑镰所限，后方为蝶骨嵴。脑挫裂伤或血肿导致的颅前窝内容物体积及压力骤增，只能向后越过蝶骨嵴直接压迫丘脑或向下推移脑干而导致临床上的脑中心疝（参见脑疝相关章节）。

双额叶脑挫裂伤病情变化急骤，需要临床医生给予足够的认识和注意。诊断结合头部明确的创伤史，通过颅脑 CT 检查诊断并不困难，但对初次影像学检查为阴性或仅呈点状挫裂伤的轻微脑挫裂伤患者不能掉以轻心，尤其是老年患者和有原发昏迷史的患者，务必在密切观察意识、瞳孔及生命体征等方面变化的同时，进行动态 CT 复查，尤其伤后早期要多次复查 CT，及时排除挫裂伤灶及血肿的扩大。

2. 双额叶脑挫裂伤的治疗策略

（1）保守治疗：对双侧脑挫裂伤均较轻微的患者，可在密切观察病情变化的前提下进行保守治疗，有些患者虽然脑挫伤出血灶不大但周围水肿明显，经过保守治疗 1～2 周，看似病情稳定，也绝不可大意，可能突然发生脑疝甚至死亡。因此，密切观察患者的临床症状，认真查体，及时发现病情恶化的征兆。脱水剂减量时要慎重，一旦出现头痛加剧、表情淡漠或明显烦躁、小便失禁等情况，应及时根据复查颅脑 CT 的结果，果断立即手术治疗。

另外，临床使用脱水剂，尤其是长期使用甘露醇后的恢复期患者，需警惕甘露醇反跳现象。有学者发现，甘露醇等渗透性脱水剂从脑脊液中的清除速度低于从血液中的清除速度，因而骤然停药后甘露醇在脑脊液和血液中的渗透压梯度会出现短暂逆转，导致颅内压较治疗前增高，形成反跳现象。另外，甘露醇可透过损伤区血脑屏障进入脑组织，吸收血管内水分而使局部脑组织水肿程度加重，这也是甘露醇反跳现象发生的原因。美国心脏协会建议：20% 甘露醇的用法为每次每千克体重 0.25～0.5 g，最多可每 4 小时 1 次；必要时加用呋塞米。合用呋塞米的目的主要是通过快速增加尿量提高血浆渗透压而起到降颅压的作用，减轻心脏负荷，促进代谢产物排泄，减少甘露醇的用量。也有学者认为，在常规降颅压治疗的基础上加用白蛋白可增强降颅压作用，并延长降颅压效果，可减少颅内压波动对脑组织的继发损伤。在使用药物脱水降颅压的治疗过程中，需要监测患者的水出入量和电解质，注意防治肾功能损害和水电解质平衡紊乱。

（2）手术治疗：凡颅脑 CT 显示有明显双侧额叶挫裂伤、占位效应明显者，特别是有鞍上池、环池、四叠体池等受压迹象，脑室明显变窄，侧脑室额角明显受压，双侧额角间夹角明显增大（大于 120°）者，同时患者的意识进行性加重，应及时手术。手术方式可根据情况选择双侧或单侧开颅。

冠状皮瓣双额叶开颅术可清除双侧血肿，并实现充分减压，为最常用的术式之一。双额去骨瓣减压主要包括：①术中去除中线骨桥，同时结扎上矢状窦前 1/3 部分，并根据术中情况考虑切开部分大脑镰；②术中保留中线部分 2 cm 左右骨桥，上矢状窦在骨桥两侧悬吊硬膜。两种术式各有利弊：第一种方法去除骨桥，有时上矢状窦出血较多，需要仔细操作和一定的手术经验，但减压面积大、效果好；第二种方法保留骨桥中线骨桥，可减少术中上矢状窦的出血，去骨瓣术后可一定程度上便于后期行颅骨修复。临床上可以根据需要加以选择。

单侧开颅术适用于双额叶脑挫裂伤，以一侧挫伤及血肿为主的，一般选择血肿大的一侧做半冠或大半冠切口。如果合并颞叶脑挫裂伤及硬膜下血肿也可用额颞问号形切口，切口前方跨额部中线，骨瓣尽量靠中线。术中清除一侧额极脑挫裂伤、脑内血肿，即可出现代偿空间。同时可将部分脑底池打开，释放脑脊液，随之颅压会逐渐下降，以利更好暴露颅底及大脑镰。利用显微镜的良好照明，可沿鸡冠切开大脑镰至上矢状窦下方，必要时可咬除部分鸡冠，以改善视野。硬膜破裂处应用骨蜡、医用胶封闭，防止脑脊液漏。暴露满意后，可清除对侧血肿及失活脑组织，此操作尽量在显微镜直视下进行，以免止血困难。在手术中应注意保护嗅神经、大脑前动脉、胼周胼缘动脉、视神经、颈内动脉等。

对于双侧额叶脑挫裂伤，必要时可适当放宽手术指征，任何拖延颅内血肿清除术的措施都可能会增加患者的死残率。根据患者的 GCS 评分情况动态评估采取合理的治疗措施。GCS 评分在 8 分以下，结合 CT 检查结果，宜行急诊早期手术。对于 GCS 评分在 9 ~ 12 分者，应结合患者意识状态、CT 影像学表现及颅内压监测结果酌情考虑手术方案。

双额叶脑挫裂伤的患者由于额部冲击的受伤机制，常伴有额眶部骨折及开放伤口。此种情况则必须行开放性颅脑创伤清创术。术中必须注意：眼眶部的粉碎骨折片不可过多摘除，以保持眼眶及面部基本解剖形态，并为后期颅骨修补做准备。颅前窝底骨折伴硬脑膜破损者可用带蒂的骨膜修补前颅底，以减少脑脊液漏、颅内感染情况的发生。

（戴　晶）

第七章

脑血管疾病

第一节　蛛网膜下腔出血

蛛网膜下腔出血（SAH）是脑底或脑表面病变血管破裂出血，血液进入蛛网膜下腔所致，常见于颅脑损伤，但通常指自发性蛛网膜下腔出血，习惯简称"蛛血"。发病率差异除与种族有关外，与相应国家和地区因社会经济发展不同而导致的接受检查率、诊断技术标准不同、尸检率等也有关系。

一、病因

可能由于检查技术的发展与普及，颅内动脉瘤破裂导致的蛛网膜下腔出血所占比例由原来的50%上升至75%～90%，其他可能引起出血的原因见表7-1。

表7-1　蛛网膜下腔出血的病因

病因	占百分比（%）	CT显示出血部位
脑动脉破裂	85	各脑池，脑内或无出血
非动脉瘤性中脑周围出血	10	基底池、环池、脚间池为主
罕见病因	5	
脑动静脉畸形		基底池、脑表面
动脉夹层分离		基底池
硬脑膜动静脉瘘		基底池
垂体卒中		鞍上池
颈脊髓血管病变		枕大池、基底池
滥用可卡因		基底池、脑表面
烟雾病		基底池、脑表面、脑室

二、病理生理

血液突然进入蛛网膜下腔刺激蛛网膜及软脑膜、硬脑膜上痛觉纤维，产生脑膜刺激征象；若出血量大产生的冲击力可能影响意识，甚至波及呼吸、循环中枢，或造成脑组织挤压导致相应神经功能障碍，或者致颅内高压发生脑疝；颅底或脑室出血早期可导致梗阻性脑积水，后期因脑脊液循环和蛛网膜粘连闭塞形成交通性脑积水；血液或其分解产物可刺激下丘脑引起相关功能紊乱；血液溶解后释放一系列血管活性物质，5-HT、血栓素 A_2（TXA_2）、组胺等引起脑血管痉挛（CVS）。

20 世纪 80~90 年代的一系列研究发现，SAH 后脑脊液中的红细胞、白细胞溶血时释放出血红蛋白及氧合血红蛋白是造成血管痉挛的主要因素。氧合血红蛋白诱导产生大量的自由基，引起脂质过氧化和磷酸酶 C、P 和 A_2 的活化，同时由血管收缩因子刺激释放内皮素活化 C 蛋白也致磷脂酶活化，磷脂酶具有分解磷脂作用，促进肌醇三磷酸刺激肌质网细胞内钙离子释放，然后导致细胞外钙离子通过二氢吡啶敏感性较强的、含有较高的电压依从性钙离子通道流入细胞内。另外，自由基导致细胞膜干扰，钙离子泵影响细胞内钙离子移出，导致细胞内钙超载。许多文献认为，血管平滑肌的物理收缩开始于细胞膜的去极化及细胞内钙浓度的上升。SAH 后血管痉挛的机制目前尚未完全阐明，除钙超载学说外，可能还包括免疫、炎症反应、一氧化氮、内皮素及神经源性因素等，血管痉挛的发生可能是多因素共同作用的结果。

三、临床表现

1. 头痛

大多数 SAH 患者突然发生剧烈头痛，患者常讲述为"从未经历过的最严重头痛"，同时伴呕吐，以后疼痛逐渐减轻，可以持续 1~2 周。疼痛程度可因出血量多少而异，但个人对头痛反应不一样，有些老年人蛛网膜下腔积血很多，而疼痛并不严重。约 1/3 的动脉瘤性出血在之前几天可有轻微头痛，被认为是小量漏血或瘤囊扩大牵拉所致，也可能是出血进入瘤壁中致瘤囊急剧扩张或缺血。

2. 脑膜刺激征

常表现在出血量较多的患者，出血量少以及年老者不显著。

3. 视力障碍

急性颅内高压和眼静脉回流受阻致眼玻璃体下出血引起视物模糊、复视。

4. 刺激性症状

少数患者发生癫痫、精神症状。

5. 意识障碍

部分患者有意识障碍，生命体征紊乱，常见于前交通动脉瘤、后循环动脉瘤破裂出血。

6. 神经缺失症状

大脑中动脉瘤出血若量大可产生偏瘫、语言障碍，颈内动脉后交通动脉瘤可以出现睑下垂、瞳孔散大等动眼神经损害表现。前交通动脉瘤出血除常发生额叶血肿外，血液还可进入脑室系统致梗阻性脑积水或脑室系统灌满血液（脑室铸形），而出现相关症状。

四、诊断

中老年人、突然发生剧烈头痛，伴恶心、呕吐应首先考虑 SAH。患者可有意识障碍、脑膜刺激征、脑神经或肢体功能障碍。有些患者可能发病前有激动、用力、排便困难等诱因。后交通动脉瘤常伴动眼神经麻痹，前交通动脉瘤则意识、精神障碍多见，中动脉瘤出血则偏瘫较多。无神经功能障碍者，头痛注意与全身或颅内感染、高血压、偏头痛、鼻窦炎、肿瘤病变、颈脊髓血管畸形、酒精中毒区别。

非动脉瘤性中脑周围出血发生出血危险因素与动脉瘤相似，临床表现大致相同，但头痛大多是渐进性，时间稍长，不伴意识丧失、癫痫及局灶性神经功能障碍。头部 CT 检查见表 7-2。一般不会再次出血，预后好，出血原因认为是小静脉、毛细血管、基底动脉小分支出血，但是不能完全排除动脉瘤，特别是微小动脉瘤、形似芽孢状的小动脉瘤，DSA 检查仍然有被漏诊可能，对于首次 SA 检查无异常征象者，宜在 1 个月后再行检查，微小动脉瘤做三维 DSA 检查较易发现。

表 7-2　非动脉瘤性中脑周围出血

积血部位	占百分比（%）
脚间池	96
环池	88
单或双视交叉池	46
侧裂基底部	37
四叠体池	19

SAH 后根据病情轻重临床上已有多种分级法，但应用较普遍的当是 Hunt-Hess 法，其他还有 Borttell 和国际神经外科联盟分类，后者主要依据 Glasgow 昏迷程度评分划分级别（表 7-3）。病情分级最好在患者情况稍稳定后确定，临床上如一些前交通动脉瘤出血早期有较严重的意识障碍，但几小时后逐渐清醒；梗阻性脑积水引流后病情也显著改善，此类如按之前病情划分等级则分级都很高。

表 7-3　动脉瘤性蛛网膜下腔出血的临床分级

分级	Hunt 和 Hess	Borttell 等	国际神经外科联盟
1	无症状或轻度头痛和颈强直	清醒，有或无蛛网膜下腔出血体征	Glasgow 昏迷评分 15 分，无运动功能缺损
2	中到重度头痛，颈强直除脑神经外尤其他神经缺损症状	嗜睡，无明显的神经系统缺损症状	Glasgow 昏迷评分 13 ~ 14 分，无运动功能缺损
3	嗜睡、谵妄或有轻度神经缺损症状	嗜睡伴神经系统缺损症状，或有脑内血肿	Glasgow 昏迷评分 13 ~ 14 分，有运动功能缺损
4	昏迷，中到重度偏瘫，可有早期去脑强直和自主神经紊乱	明显的神经系统缺损症状，由于大的脑内血肿情况恶化或患者神经缺损不严重而年龄较大或有脑血管病史	Glasgow 昏迷评分 7 ~ 12 分，有或无运动功能缺损
5	深昏迷，去大脑强直，垂死表现	垂死状态，生命中枢衰竭，去大脑强直	Glasgow 昏迷评分 3 ~ 6 分，有或无运动功能缺损

1. 腰椎穿刺检查

自 CT 广泛应用以后，少有靠腰椎穿刺检查明确 SAH 诊断。对于出血量少或时间相隔较久的患者仍可通过腰椎穿刺了解脑脊液来判定是否有 SAH。出血 3 周左右 CSF 外观显黄变。早期穿刺 CSF 中红细胞应注意与穿刺损伤出血区别，一般可将 CSF 分段留管，穿刺出血应该逐渐减少，但该方法不完全可靠，应将 CSF 标本置于 4 ℃下立刻离心，及时检查是否有黄变。若发病数小时后 CSF 用分光光度计未查到血红细胞或胆红素，可排除 SAH。

2. 头部 CT 扫描

头部普通扫描除可发现蛛网膜下腔出血外，还可显示脑内血块、脑室积血，较大动脉瘤还可见结节影。但出血量少，或 CT 扫描层面过厚可能显示正常。有报道在 1 553 例确诊为 SAH 患者中在 24 小时内检查有 3% 显示正常，92% 有 SAH，20% 有脑室内积血，19% 有脑内血肿，2% 有硬膜下血肿，8% 有占位效应，16% 有脑积水，5% 可见动脉瘤结节影，在出血后 5 日 27% 患者扫描正常。根据 SAH 血液积聚及脑内血肿情况，50% ~70% 的患者可估计动脉瘤部位，如一侧鞍上池及侧裂池深部积血较多，以颈内动脉、后交通动脉瘤常见；鞍上池及纵裂池积血多见于前交通动脉瘤；桥小脑角及桥前池积血常因后循环动脉瘤出血。SAH 并发颞叶脑内血肿多是后交通动脉瘤出血；侧裂区及基底核血肿多是大脑中动脉瘤出血；SAH 并发脑室内积血多见前交通动脉瘤出血。若出血主要在第四脑室及延髓池，除考虑小脑后下动脉瘤外，还要注意颈脊髓血管畸形。Fisher 等将 SAH 的 CT 扫描结果分为 4 级（图 7-1）：Ⅰ级，蛛网膜下腔少量积血；Ⅱ级，脑基底池出血较多呈片状；Ⅲ级，出血多有血块，并发脑内血肿；Ⅳ级，并发脑室内积血甚至脑室铸形。

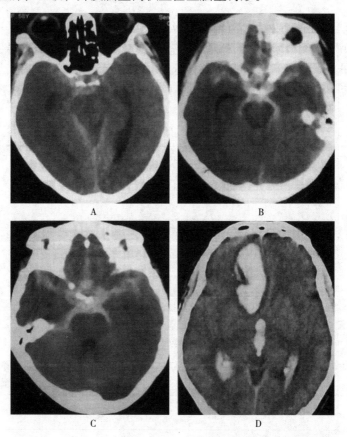

图 7-1　SAH 的 CT 扫描 Fisher 分级

A：Ⅰ级；B：Ⅱ级；C：Ⅲ级；D：Ⅳ级

头部 CT 血管成像（CTA）近年已较广泛用于颅内动脉瘤的筛查，检查采用多排螺旋 CT 在注射显影剂后快速扫描，经计算机处理重建脑血管图像。该检查技术简单、快捷、安全、经济实用，与一般血管造影相比，它还可以从各个方向和不同角度去观察血管及动脉瘤，比较清楚地显示载瘤动脉、动脉瘤颈与相邻或穿支血管的关系。近年来，已有许多神经外科中心将该技术用于 SAH 患者急症检查，如出血与 CTA 检查结果吻合即给予早期手术或血管内介入治疗，否则应进一步做血管造影检查。

3. 磁共振成像（MRI）

MRI 了解出血情况不如 CT，但对于造影剂过敏不宜造影检查者，可采用 MRA 技术，但较小动脉瘤可能被遗漏。对大型和巨大型动脉瘤并发有血栓者，该技术可显示动脉瘤的形态、大小、瘤内血栓情况，以及与周围组织结构关系。

4. 脑血管造影

目前脑血管造影仍然是 SAH 患者最常用的病因学检查手段，只要患者生命体征较稳定，无严重的颅内高压征象，应尽早行血管造影检查。为避免遗漏多发动脉瘤，应选择性地对双侧颈内动脉及双侧椎动脉插管造影，临床上遇见不少仅做一侧椎动脉造影而对侧小脑后下动脉瘤被漏诊。对四根血管造影未发现动脉瘤应加做双侧颈外动脉造影了解是否有硬脑膜动静脉瘘，或者再加脊髓血管造影排除脊髓血管畸形。SAH 首次血管造影检查阴性者在 7 日后应再次行脑血管造影。有统计初次检查阴性的 1 218 例，对其中 253 例再次行血管造影，有 11% 发现动脉瘤。一些较微小的动脉瘤更易被漏诊。另外，载瘤血管重度痉挛、瘤内血栓形成也不易发现动脉瘤。3D 血管造影技术可旋转观察，从而减少动脉瘤漏诊。

脑血管造影发生造影剂过敏者罕见，约 1/5 万，因过敏致死约 1/100 万。造影过程中有可能发生动脉瘤再次破裂，有报道大约 3% 在造影中可见血管外造影剂渗漏。SAH 分级差的人再次出血机会大，有学者主张此类患者在出血后 6 小时内不宜做血管造影。

五、治疗

（一）一般处理

有意识障碍、生命体征不稳定者应入住重症监护室，持续监测生命体征，保持气道通畅，或采用气管插管呼吸机辅助呼吸，加强口咽气道护理，避免低氧血症发生。清醒患者可住条件较好的普通病房，应卧床休息，房间灯光不要太亮刺眼，尽量限制会客，避免情绪波动、用力。一般人卧床大便困难，可常规给予缓泻剂以利排便。意识不清或老年男性小便困难应留置尿管。不能进食者应置胃管鼻饲流质饮食。情绪紧张者予安定类药物稳定情绪及帮助睡眠。一般性头痛可予止痛药物口服止痛。

SAH 后习惯使用抗纤溶剂止血，迄今为止，多数文献认为，抗纤溶药物虽能减少再出血，但也增加了脑梗死的危险。一项 479 例 SAH 的试验随机分为氨甲环酸组和安慰剂组进行对比观察，3 个月后治疗效果并无差异，再出血率治疗组为 9%，对照组为 24%；而缺血并发症治疗组为 24%，对照组为 15%。抗纤溶药物还可能增加脑积水和静脉血栓形成的危险，故主张止血药物仅用于发生脑血管痉挛可能性小与短时间内不能做动脉瘤治疗的患者。

脱水剂应用：SAH 后清醒者都有头痛，有些患者头痛还很剧烈。无颅内压监测时脱水剂应以头颅 CT 扫描情况决定用与不用及用量。SAH 后类似于无菌性脑膜炎，如果颅内压不高则以口服镇静药止痛药处理。对有脑水肿者则可静脉输入 20% 甘露醇 125～250 mL，每

8～12 小时 1 次。对肾功能不良者尽量少或不输入甘露醇脱水，可选用甘油制剂、人体白蛋白和呋塞米脱水降颅内压。

糖皮质激素对改善预后无效，还可增加消化道出血，也不利于高血压、糖尿病的控制，一般不使用。

昏迷患者因不能进食及脱水剂应用会导致水、电解质代谢紊乱，应严格计算每日出入量及测定电解质。24 小时入量应在 2 500 mL 左右，中心静脉压监测对了解重症患者血容量，掌握用药剂量以及输血、输液均有好处。

SAH 以老年人居多，注意预防肺、心、泌尿道、消化道并发症。昏迷及下肢瘫痪患者还应注意压疮、下肢静脉血栓形成等并发症。

（二）出血病因治疗

动脉瘤破裂出血再次出血危险性极高，再出血通常比首次出血量更大，对脑组织破坏及颅内压影响更严重。一项动脉瘤手术时机的协作研究结果显示，出血后 24 小时内再出血率达 4%，2 周内达 20%。第一次出血死亡率约 40%，而再次出血死亡率高达 67%。一般认为高血压、高龄、动脉瘤体较大、动脉瘤不规则或有子囊、动脉瘤位于主干血管上、动脉瘤囊长径与瘤颈之比大于 1.6 以及临床分级较高者更易发生再出血，故在动脉瘤出血早期头 3 日内，动脉瘤未处理前将高血压控制在接近正常范围以降低再出血风险，通常可应用镇痛药、镇静药，或降血压药物来控制血压。

对于动脉瘤诊断明确的宜尽早处理，避免再次出血，目前倾向临床分级为Ⅰ、Ⅱ级者早手术或血管内介入治疗；Ⅲ级患者也可早期手术，但如已到血管痉挛期宜暂缓，特别是开颅手术后病情有可能加重；Ⅳ、Ⅴ级患者如分级高是因脑内血肿、脑积水所致，仍应及时手术清除颅内血肿和在脑积水引流同时处理出血动脉瘤，术后病情有可能逐渐好转。因脑缺血、脑水肿致高级别者不宜手术，应待病情好转，级别下降后再行动脉瘤处置。早期手术处理除可规避再次出血外还可及早清除蛛网膜下腔的血块，降低脑血管痉挛以及脑积水的发生，术后患者也可尽早下床活动而减少卧床时间。早期手术不利之处在于颅内压较高，动脉瘤的显露较困难，手术中动脉瘤容易破裂出血，由于蛛网膜下腔血性脑脊液致术野不清晰，过度牵拉脑组织易致脑损伤等。两项关于动脉瘤手术时机的研究显示，在 SAH 后 1 周左右手术效果较更早或更晚手术者明显差，所以主张在 SAH 后 3 日内手术或延至 2 周时再手术。

（三）脑血管痉挛防治

SAH 后脑血管造影有 50% 显示脑血管痉挛，综合文献影像学上 20%～100% 有血管痉挛征象。在出血后 1 周内即有脑血管痉挛，第 2 周达高峰期，可持续至第 3、4 周。在第 1 周末至第 2 周初，约 2/3 患者有血管痉挛。另有学者统计 2 738 例 SAH，其中 1 842 例发生血管痉挛，血管痉挛可以分节段性和弥漫性，痉挛按血管直径收缩程度分为轻度（<25%）、中度（25%～50%）、重度（>50%）。

但影像学脑血管痉挛不一定有临床症状，只有血管收缩狭窄 50% 以上才会影响脑血流灌注，发生脑梗死者约 1/3。有学者统计了 32 188 例 SAH 发生脑梗死 10 445 例，占 32.5%。

目前研究认为，血管痉挛的发生与蛛网膜下腔出血多、临床分级差、年龄小于 35 岁、吸烟、高血压、基底动脉环发育不佳等密切相关，其中与蛛网膜下腔积血量多少关系更密切，Fisher 分级Ⅱ、Ⅲ级患者发生血管痉挛概率远高于Ⅰ、Ⅳ级患者。老年人发生血管痉挛较年轻者低，可能是对"痉挛原"反应不敏感，但老年人或因血管硬化、脑血流代偿储备差发生症状性血管痉挛、脑梗死较年轻人危险性更大。

过去认为SAH后一半人有影像学脑血管痉挛，其中又有一半人因脑梗死致死，但近年来由于对SAH发生血管痉挛的重视，一些预防措施及钙通道阻滞剂得以应用，目前致死率、致残率已下降至10%～15%，其措施如下。

1. 高血容量、高灌注压、高动力学即"3H"疗法

适度增加SAH患者的血容量，稀释血液，提高脑的灌注压。对症状性血管痉挛患者采用晶体液扩容，以及应用胶体溶液如人体白蛋白稳定血容量，将中心静脉压稳定在8～10 mmHg。血液稀释降低血液黏稠度，有利于氧气输送，但血细胞比容不低于30，血红蛋白不低于10 g/L。若破裂动脉瘤已处理，可以将血压维持在160 mmHg左右，可用多巴胺升高血压，如无效可用去甲肾上腺素升压，有学者提出只要无心肺疾患的老年人，严重的血管痉挛患者可考虑甚至将血压升至200 mmHg。

2. 钙通道阻滞应用

临床上已广泛应用的尼莫地平可以通过拮抗二氢吡啶敏感的钙离子通道防止细胞内钙超载，具有扩张脑血管作用。多项研究证实，尼莫地平可以降低出血动脉瘤患者的死亡率及致残率。在58篇2 526例SAH患者中，使用尼莫地平后迟发性脑梗死为16%，静脉用药较口服效果更好，成年人可先按每小时0.5 mg静脉滴入，如对血压影响不明显可加大静脉滴入剂量，2周后改口服，持续到3周。如用药后血压下降可加用多巴胺维持血压保护脑的灌注压不受影响。除尼莫地平外尼卡地平也有相似作用。甲磺酸替拉扎特是一种脂质过氧化物酶抑制剂，也已应用于动脉瘤性SAH。

3. 凝血块清除

早期清除凝血块减少血液即分解产物对血管的刺激对防治脑血管痉挛有效。能够在早期手术处理动脉瘤同时尽可能冲洗、吸出蛛网膜下腔的血液和凝血块，在冲洗盐水中加入重组纤溶酶原激活物（rt-PA）对加快廓清CSF中血块有效。有研究显示，如在出血后48小时内手术清除积血可提高手术治疗效果。

4. 罂粟碱应用

手术中将罂粟碱棉片贴敷于痉挛血管后几分钟可见收缩发白的血管变红润、增粗，但持续作用时间较短。有学者采用鞘内或动脉内注入罂粟碱可缓解血管痉挛，但作用持续时间仍然有限。

5. 血管内球囊扩张术

对症状性血管痉挛患者应用血管内球囊扩张或在脑血管造影时出现严重痉挛性狭窄行扩张已被证实有效，但扩张仅能到达1级血管，2、3级血管不易扩张。有报道称，若能早期扩张脑血管，痉挛患者中可有1/3～1/2的症状得到改善。

（四）脑积水

动脉瘤出血后早期因脑室内大量积血导致脑室扩张，或因凝血块致导水管、第四脑室堵塞，或因蛛网膜下腔特别是基底池血块引起脑脊液循环不畅产生脑积水。SAH 2周后则可因吞噬细胞及成纤维细胞增生致蛛网膜下腔粘连，蛛网膜颗粒闭塞形成交通性脑积水。蛛网膜下腔积血较多和脑室积血，以及高龄、临床分级差者易发生脑积水。SAH后早期有脑室扩张占20%，多见于前交通动脉瘤与后循环动脉瘤出血，有报道前者需行分流术约19%，后

者更高达 53%，中动脉瘤发生脑积水较少。

对有意识障碍、颅内压升高的脑室扩张应急诊手术行脑室外引流，如动脉瘤诊断已明确可以同时手术夹闭动脉瘤。先做脑室穿刺引流待脑压下降后开颅处理动脉瘤已不困难，如前交通动脉瘤在清除直回血肿后可同时吸除进入脑室系统积血，置入引流管于侧脑室后角方向还可吸出后角、下角内血液。如动脉瘤已做介入处理还需行单纯脑室外引流者可注入 rt-PA 以加快血块溶解；未做动脉瘤处理者脑室外引流不宜过快，颅内压降低过快可能增加动脉瘤跨壁压力而引发再次出血，主张颅内压维持在 25 mmHg 以上以降低这种危险。慢性脑积水根据脑室内脑脊液情况决定引流方式，如脑脊液不够分流标准可暂行腰池外引流，缓解颅内高压。

（尹　磊）

第二节　脑血管畸形

一、脑动静脉畸形

脑动静脉畸形（AVM）是颅内血管畸形中最常见的一种，属于高发病率的先天性脑血管疾病，发病高峰期一般在 20~40 岁，在颅内各部位均有可能发生，主要存在颅内异常扩张的动静脉直接交通，无中间的毛细血管床，包括供血动脉、畸形血管团和引流静脉 3 个部分，发病率约为颅内动脉瘤的 1/10。

（一）病因

据估计，AVM 出现在胚胎发育期的第 4 周和第 8 周，也有假说认为，AVM 在出生后会继续生长。AVM 确切的病因尚不清楚，目前有以下几种说法：①AVM 是在毛细血管丛内的永存的动静脉直接相通；②AVM 是动态变化的，源于无序的血管生长，如增生性毛细血管病；③AVM 源于毛细血管和静脉之间结合部再塑形的功能异常；④AVM 可能代表着瘘性的脑动脉瘤。

（二）流行病学特点

以人群为基础的统计数据非常有限，AVM 的总发病率为 0.005%~5%，有尸检证据表明，人群中总检出率约为 4.3%，另有对 3 200 例脑肿瘤患者的尸检检出率约为 1.4%，其中 12.2% 为症状性的。AVM 的性别差距不大，男性略多见（约 55%），好发于 20~40 岁的年轻人，平均发病年龄大概在 31.2 岁。AVM 多为单发，幕上的额叶、颞叶、顶叶、枕叶都是高发部位。AVM 可并发其他脑血管疾病，最常见的是脑动脉瘤，有报道约 50% 的 AVM 患者同时患有脑动脉瘤，通常这样的患者更容易发生出血、癫痫和神经功能异常。

与 AVM 有关的疾病包括：①遗传性出血性毛细血管扩张症，是一种血管结构的常染色体显性遗传性疾病，常累及脑、鼻、皮肤、肺、胃肠道；②家族性脑动静脉畸形，病例少见，大多数为自发性；③Wyburn-Mason 综合征，比较少见，特点是脑和视网膜存在动静脉畸形；④Sturge-Weber 综合征，是一种神经皮肤病，常累及软脑膜、视网膜和面部等。

（三）病理与病理生理

1. 病理

（1）从解剖上来看：AVM 可在双侧半球分布，更多累及大脑半球或功能区。AVM 的供血动脉主要有终末供血、穿支供血和过路供血 3 种类型。AVM 的畸形血管团可致密存在，也可弥散分布，小则几厘米，大至整个脑半球；相邻的脑组织因既往出血的含铁血黄素沉着所染色，表面的脑膜可增厚并纤维化，也可以表现为胶质增生和钙化。多发的 AVM 占 9%，常伴有相关的血管综合征（遗传性出血性毛细血管扩张症）。

（2）从组织学上来看：AVM 的动脉异常扩张，管壁存在变薄、退变或缺少中膜、弹力板。以往观点认为畸形血管团内部不存在正常脑组织，而目前研究认为 AVM 中可有正常脑组织，但一般不具有功能。畸形血管团内部可散在动脉瘤或硬化的脑组织，血管壁可存在中膜肥大，无法分辨是动脉还是静脉；静脉 "动脉化"，管壁增厚，但缺乏弹力板，不是真正的动脉结构。

2. 病理生理

AVM 多数是高排低阻型，供血动脉和引流静脉的压力逐渐增高（尤其是流出道狭窄）与出血直接相关。有的观点认为，AVM 的 "盗血" 导致周围脑组织局部 CBF 降低，周围脑组织的自动调节引起症状出现，但也有前瞻性研究否认了这种说法。AVM 的发育可使功能区脑组织结构重组，增粗供血动脉、巨大畸形血管团和粗大引流静脉、静脉球等可产生占位效应，导致周围脑组织受压移位。

（四）自然病程

AVM 最常见的临床表现是脑出血，约占出血性卒中的 1%，年出血率为 2% ~ 18.7%，出血风险高低取决于既往有无出血病史，无出血病史的每年为 2% ~ 4%，首次出血后再出血风险显著增加，出血后第 1 年的再出血率约为 7%，然后逐年下降，大概第 3 年可降至基线水平。

AVM 出血的风险差异很大，关于高风险因素争论较多，尚无明确结论，一般认为高危因素包括：①出血病史；②畸形团大小，对此尚无统一意见；③深部静脉引流；④单一静脉引流；⑤静脉引流不畅，静脉流出道狭窄或反流；⑥幕下的病变；⑦脑深部的病变；⑧脑室周围病变；⑨血流相关性动脉瘤；⑩大脑中动脉穿支参与供血；⑪高血压；⑫炎性因子 IL-6 多态性。

AVM 自然好转的极为少见。AVM 出血的总死亡率为 5% ~ 30%，低于颅内其他疾病导致的出血死亡率，主要是由于 AVM 是先天性疾病，部分病变的相邻脑组织的逐渐适应性调节。

（五）临床表现

AVM 绝大多数表现为脑出血或癫痫后才被发现，一部分患者为隐匿性，伴随终生而无症状，此外头痛和局灶性神经功能异常也很常见，少部分患者有耳鸣症状。2 岁以下的儿童常表现为充血性心力衰竭、大头症和癫痫。

1. 出血

最常见症状，约占临床表现的 53%，并且超过 50% 表现为颅内血肿，其次是蛛网膜下腔出血和脑室出血。与畸形相关严重的血管痉挛偶尔被提及，但并不常见。

2. 癫痫

临床表现的 5% ~ 20%，年发生率为 1% ~ 4%，可表现为局灶性的或全身性的，表现方式常可提示病变所在部位，病变位于额叶和顶叶的更易发生癫痫，其中病变位于顶叶的癫痫多表现为局灶性的，而额叶的动静脉畸形更多的是引起广泛性的癫痫。

3. 头痛

约占临床表现的 15%，未破裂的脑动静脉畸形也可以引起头痛。曾有报道 AVM 与偏头痛和其他头痛综合征有关。头痛部位与病灶位置无明确相关。

4. 局灶性神经功能异常

包括视觉、听觉异常，肌张力障碍，锥体束征阳性，进展性理解力、记忆力下降等。这可能与 AVM 引起的盗血现象和脑组织重构、移位相关。

（六）辅助检查

主要是影像学检查，包括 CT、MRI、CTA、MRA 和 DSA。影像学资料必须结合临床表现和神经系统查体结果才能作出 AVM 的诊断。

1. CT 检查

CT 为诊断急性出血的最佳影像学检查。未出血的 AVM 的 CT 平扫常为阴性，粗大的供血动脉、引流静脉或静脉球可表现为高血管信号，巨大的 AVM（广泛的供血动脉、畸形血管团和粗大的引流静脉、静脉球）可造成局部脑组织移位、脑室受压或脑积水。

2. MRI 检查

MRI 对微小病变的检出率明显高于 CT，可精确定位病变的解剖位置，可检出相关动脉瘤，对开颅切除手术的指导意义很大。

3. CTA/MRA 检查

CTA/MRA 敏感性高于 CT 和 MRI，无创、便捷，但对于手术治疗的指导性不如 DSA。

4. DSA 检查

DSA 敏感性最高，微创、低风险，是诊断脑动静脉畸形的"金标准"，可准确分辨供血动脉（含血流相关性动脉瘤）、畸形血管团和引流静脉（含静脉球），对指导治疗可提供最有价值的信息。

（七）治疗

AVM 治疗的目的是尽可能完全切除或栓塞畸形血管团，消除或减少 AVM 破裂出血风险，控制癫痫发作，减少局灶性神经功能损害，改善盗血，恢复脑组织正常血供。目前 AVM 的治疗方法主要包括显微外科手术切除畸形血管团、血管内栓塞畸形血管团及立体定向放射治疗 3 种治疗方法，每种治疗方法既可以作为单一的治疗方式，也可以与其他治疗方式结合使用。临床工作中，影响手术方式及效果的因素较多，包括 AVM 的大小、位置、供血动脉（来源和数量）、引流静脉（是否存在深部穿支）、是否并发动脉瘤及脑出血、患者全身状况等。因此，AVM 的治疗应结合具体情况采取个体化治疗方案，目前临床上结合 Spetzler-Martin（S-M）分级，AVM 推荐的治疗原则见表 7-4。

表 7-4　AVM 推荐的治疗原则

S-M 分级	深部穿支	大小	首选处理方法	次选处理方法
Ⅰ~Ⅱ级			外科手术	放疗
Ⅲ级	无		外科手术	放疗
	有	<3 cm	放疗	观察
	有	>3 cm	观察	放疗后手术或栓塞
Ⅳ~Ⅴ级	无		外科手术和栓塞	观察或放疗
	有		观察	放疗后手术或栓塞

1. 一般治疗

对于年龄较大、仅有癫痫症状且能通过药物有效控制、位于脑重要功能区、脑深部或病变广泛的患者，可以考虑临床随访观察及保守治疗。加强医患沟通，让患者了解 AVM 的自然史并正确认识该疾病，消除患者紧张情绪，指导患者保持良好的生活习惯，避免过度疲劳和心情激动，积极控制血压，必要时给予抗癫痫药物治疗。

2. 血管内栓塞治疗

AVM 的血管内栓塞治疗是通过栓塞材料闭塞畸形血管团达到治疗目的的治疗方法。

（1）血管内栓塞治疗目的。

1）治愈性栓塞：完全栓塞畸形血管团，使畸形血管团和早期静脉引流不再显影，从而达到解剖学治愈，且有远期影像学（脑血管造影）随访证据。远期造影随访的意义包括：①可以发现术后即刻造影未能发现的少量残余病灶；②供血动脉侧支吻合形成或血管再通。一旦静脉出口处血栓形成，且再无新引流静脉形成而获得治愈，一般而言，当远期造影证实畸形团无造影剂显影而完全闭塞、无动静脉分流、病灶内无造影剂滞留时，则可以认为以后不会发生再通。临床上，体积小、位置表浅、单一动脉来源终末支供血动脉的 AVM 较易达到治愈性栓塞。

2）选择性部分栓塞：治愈性栓塞困难的 AVM，如体积大、多支动脉供血、过路型供血、细小的脑膜侧支供血，治疗上可以闭塞血管构筑上的薄弱环节，主要针对病灶内伴发的假性动脉瘤、供血动脉末端动脉瘤、动静脉瘘致静脉压力增高（静脉瘤形成），从而恢复脑组织正常血液循环，减少盗血，控制癫痫发作，降低 AVM 发生破裂出血的概率，同时也可以为其他治疗创造有利条件。

3）联合治疗的组成部分：显微外科手术或放射治疗前，通过选择性部分栓塞 AVM 中的深部供血动脉、闭塞高流量动静脉瘘、闭塞伴发动脉瘤，从而缩小病灶体积，降低术中出血风险，提高治疗安全性，降低患者的致残率和死亡率。巨大型、高流量的 AVM 外科手术切除宜在血管内栓塞治疗 1~3 周后进行，放射治疗宜在血管内栓塞治疗 2~3 个月内进行。

（2）血管内栓塞材料：为了达到理想的栓塞效果，学者们曾经尝试过多种栓塞材料进行 AVM 的栓塞，栓塞材料包括硅胶球、凝血块、丝线段、聚乙烯醇（PVA）颗粒、酒精、硬膜切片、吸收性明胶海绵等，但均受限于栓塞效果不可靠、材料可控性差、再通率高等原因而仅用于外科手术前栓塞，而不能作为治愈性栓塞的理想材料。20 世纪 70 年代末至 80 年代初先后问世的新型液体栓塞材料氰基丙烯酸异丁酯（IBCA）和氰基丙烯酸正丁酯（NBCA），在与血液接触后就能发生聚合，从而起到永久性栓塞的效果被广泛应用于临床，其中 NBCA 因为其使用的安全性、有效性，是美国食品药品监督管理局（FDA）批准的栓塞材料。随着材料学的进步，NBCA 由于其可控性差、易随血流漂移、易与微导管粘连等缺点，近年来正逐渐被一种新型的液体栓塞材料 Onyx 胶所替代。与以往的液体栓塞材料相比，Onyx 具有以下特点：①Onyx 黏附性低，能有效控制注胶速度，术中粘管发生率低，治疗结束后撤除微导管更容易且安全；②借助压力梯度效应，后续注入的 Onyx 胶可以推动前面注入的 Onyx 胶继续向前移动和弥散，到达更细小、微导管无法到达的分支血管中，从而使病灶达到尽可能完全栓塞；③Onyx 对病灶渗透能力很强，注入病灶后变成海绵状膨胀物并闭塞畸形团，达到永久性栓塞；④透视下显影良好，但是，过度不透射线也是 Onyx 的不足之处，使得在栓塞过程中，畸形团栓塞程度不能被准确地估测。

（3）血管内栓塞疗效影响因素。

1）微导管与畸形团的接近程度：如果微导管无法有效接近畸形血管团，栓塞材料则可能进入微导管与病灶间的正常分支血管，从而引起正常脑组织缺血和脑功能受损。影响微导管与病灶接近程度的因素包括供血动脉的来源（软膜动脉、硬膜动脉、穿支动脉和脉络膜动脉）、位置、弯曲程度和管径。其中硬膜动脉血管来源的 AVM 因易于发生血管再通或侧支循环的建立而容易复发，而穿支动脉和脉络膜动脉来源的 AVM 栓塞风险显著增加。

2）病灶大小：Yasargil 将畸形血管团分为隐匿型（血管造影和外科手术不能发现病变）、隐蔽型（血管造影和外科手术不能发现病变，但组织学可见）、微型（血管造影可见）、小型（1～2 cm）、中型（2～4 cm）、大型（4～6 cm）及巨大型（大于6 cm）。通常情况下，只有供血动脉明确的小型 AVM 较易在不引起手术并发症的条件下达到永久性完全栓塞，而较大畸形血管团因多伴有硬膜动脉和穿支动脉双重供血，完全栓塞难度较大。

3）血流动力学特征：AVM 内动静脉分流的数量、形态、速度决定了栓塞材料能否在畸形血管团内选择性沉积，因此可以将 AVM 分为丛状、瘘管状和混合型 3 种类型，其中丛状 AVM 动静脉分流数量较多、直径较小、流速较慢，瘘管状 AVM 动静脉分流数量较少、直径较大、流速较快，在较大的 AVM 多为混合型。栓塞材料在丛状 AVM 中使用较为安全，治愈率高。

总之，AVM 很少能够达到治愈性完全栓塞，一般而言，结构相对简单、单支供血的小型 AVM 易于解剖治愈，位置较深、多支供血（尤其是穿支供血、侧支供血）中—大型 AVM 多采取选择性部分栓塞病变中出血高危因素的方式达到治疗目的，复杂型 AVM 的治疗策略则应充分考虑到治疗的风险效益比。

（4）在 AVM 血管内栓塞治疗中 Onyx 胶的使用技巧。

1）尽量选择粗大、迂曲小而又允许适当反流的供血动脉为靶血管。

2）微导管尽量进入或尽可能接近 AVM 畸形血管团内。

3）选择最佳治疗工作角度，以便很好地观察 Onyx 的弥散情况和及时发现反流。

4）利用 Onyx 胶的压力梯度特性，采用"堵塞/前推"技术，实现 Onyx 在畸形团内的充分灌注。

5）结合反流长度和反流时间，判断拔除微导管的时机，防止粘连，留置微导管。

6）巨大型脑 AVM 不应力求一次完全栓塞，因为可能增加灌注压瘤壁破裂致脑出血的风险，多采取分次或分期栓塞。

7）栓塞较大 AVM 后应控制性降压 24 小时或以上。

（5）AVM 血管内栓塞治疗的并发症主要包括：①误栓（栓塞材料误入正常供血动脉）；②粘管和断管（微导管被栓塞材料黏附于血管内、撤管时发生断裂致部分微导管留置体内）；③脑血管痉挛；④正常灌注压突破致术后脑出血。

临床上一般认为，以下 AVM 病变不适合进行血管内栓塞治疗：①动静脉分流量高、流速快的瘘管状 AVM；②仅有细小的深部重要穿支供血的 AVM，如脑干 AVM；③部分脊髓 AVM。

3. 显微外科手术治疗

显微外科手术因其可以切除病灶，并发出血时可以清除血肿，减少血肿对周围脑组织的压迫损伤，目前仍是治疗 AVM 的重要方法。

（1）手术适应证。

1）既往或近期有颅内出血，Spetzler-Martin Ⅰ～Ⅲ级的 AVM，除非累及下丘脑、基底核区、脑干等区域的病灶，可行手术切除。

2）无颅内出血史，AVM 位于表浅非功能区，直径在 6 cm 以下，可行手术切除。

3）药物难治的顽固性癫痫，切除病灶有助于控制癫痫发作。

4）进行性神经功能损害。

5）改善盗血，恢复正常脑组织血流。

6）颅内血肿急性期，脑疝倾向，挽救生命。

（2）手术治疗指征影响因素。

1）患者因素：①年龄，年轻患者手术耐受性好、神经修复能力强；②基础身体状况，基础疾病会增加麻醉、手术风险；③症状，有进行性神经功能障碍、癫痫发作难以控制、反复出血的患者比无症状患者更能接受手术治疗；④心理因素。

2）病灶因素：关于 AVM 病灶的诸多分类方法中，Spetzler-Martin 分级标准可以进行初步的手术难度估计和术后神经功能情况评估，因此在临床中被广泛采用。一般认为，小型 AVM 较大型 AVM 具有更高的出血发生率，原因是小型 AVM 供血动脉压远高于大型 AVM 供血动脉压。根据统计学分析，Spetzler-Martin 分级 Ⅰ～Ⅲ级 AVM 的自然出血危险性高于外科手术干预的危险性，手术治疗对该级别 AVM 有明显优势，应积极采取手术治疗。Ⅳ～Ⅴ级 AVM 外科手术危险性高于自然出血危险性，应根据具体情况决定进行综合治疗或保守治疗。

3）医生因素：具有丰富 AVM 治疗经验的神经外科专科医生手术治愈率较高、并发症率较低。

（3）手术时机：急诊（破裂出血）AVM 和择期（未破裂出血）AVM 的手术治疗策略应区别对待，遇到危及生命的急诊 AVM 应紧急处理，除非病灶较小可以一并切除外，治疗目标是清除血肿、彻底止血、充分减压、最大限度地保护正常脑组织，对于未处理或残留病灶可于患者病情稳定 3 周至半年后择期处理。

（4）显微外科手术切除 AVM 的步骤。

1）辨别病灶：认真比对脑血管造影影像与镜下观察到的实际情况，动脉化的引流静脉是辨别病灶最重要的线索，对于深部的病灶往往可以循着引流静脉逆向寻找。此外，术中超声和神经导航均可以帮助确定病灶的位置。

2）阻断表浅供血动脉：仔细辨别病变的供血动脉和病变附近的正常血管，原则上，只有进入畸形血管团的血管才是供血动脉，应小心分离、阻断。有时很难区分供血动脉和动脉化的引流静脉，鉴别方法：可临时夹闭该血管，畸形血管团以远的血管如果塌陷了则是引流静脉，如果继续搏动则是供血动脉。对于紧邻甚至穿过病灶供应正常脑组织的动脉，小的、供应非功能区的可予以切断，但务必保留其主干。

3）环形切除畸形血管团：手术的关键在于尽量紧贴畸形血管团边缘实施环形切除，既往发生过出血的病灶周围通常存在胶质带，可沿此胶质带进行分离、切除。

4）切断深部供血动脉：处理深部供血动脉是 AVM 手术的关键和难点，处理这类血管要求术者有足够的耐心，一根一根地妥善处理，遇到出血点不要只是简单地压迫，一旦动脉血管断裂回缩进脑实质后继发的出血可能导致严重的脑实质、脑室内血肿。

5）切断引流静脉，完整切除病灶：原则上，AVM 的引流静脉应该最后被切断，因为过早地切断引流静脉可能导致病灶内血液回流受阻，增加术中出血风险。如果重要的引流静脉出血，可用吸收性明胶海绵或其他止血物堵住出血点轻微压迫止血，不要轻易切断该引流静脉。分离病灶过程中切忌过度牵拉，避免损伤重要的引流静脉引起出血，尤其是位于窦旁、小脑幕上下的引流静脉。在处理好供血动脉、病灶边缘完全分离后切断引流静脉，完整地切除病灶。

6）止血：完整切除病灶后彻底止血，确认无出血后应将患者血压升高 15 ~ 20 mmHg，镜下观察 10 ~ 15 分钟再次确认有无出血，创面残腔铺上一层可吸收止血纱，术后应适当控制性降压，预防灌注压突破。

（5）并发症。

1）术中并发症：①术中血肿，AVM 破裂或过早切断引流静脉；②脑实质挫伤，不能紧贴血管团进行游离、切除；③脑组织缺血，正常脑血管被切断。

2）术后并发症：①出血，AVM 残余组织出血、不牢靠的止血、灌注压突破；②癫痫发作，术后可预防性使用抗癫痫药 6 个月；③神经功能缺失，尤其见于重要功能区术中受损。

4. 立体定向放射治疗

利用现代立体定向技术和计算机技术，将单次大剂量高能质子束从多个方向和角度聚集到治疗靶点上，使之产生局灶性坏死而达到治疗疾病的目的。目前，临床中用于治疗 AVM 的立体定向技术主要有 γ 刀、X 刀和粒子刀等，其中 γ 刀创伤小、无出血、并发症少，应用最为广泛。γ 刀治疗 AVM 的原理是放射线引起的畸形血管内皮增生、血管壁发生结构破坏逐渐被胶原性物质代替，最后血管壁增厚硬变，进行性血管腔狭窄以及随之而出现的血流速度缓慢，最终导致血栓形成和 AVM 闭塞。

（1）γ 刀治疗 AVM 的适应证：①病灶直径 < 3 cm 或体积 < 10 mL；②病灶位于脑深部或重要功能区；③显微外科手术切除术后或血管内栓塞治疗术后病灶残余、复发；④全身情况差，不能耐受开颅手术。

（2）γ 刀治疗的时机：治疗过程中，病变位于重要功能区、位置较深、直径 < 3 cm 的 AVM 最适合行 γ 刀治疗；病变并发颅内血肿者，若血肿量较小且无脑疝征象，可待血肿吸取、水肿消退后再行 γ 刀治疗；若血肿量大且有脑疝征象，应立即急诊开颅清除血肿并酌情切除畸形血管团，术后需行造影等影像学检查，了解有无病变残留，残留病变可行 γ 刀治疗；大型 AVM 则宜先行血管内栓塞或手术切除治疗，减小病变体积后再行 γ 刀治疗，或者分期行 γ 刀治疗。

（3）γ 刀治疗效果的影响因素：由于 γ 刀治疗效果具有时间延迟性，其效果除了与放射剂量、病变位置、大小、靶点选择有关外，还与治疗后观察时间有关。目前认为：①决定病变闭塞率的是放射剂量，包括中心剂量和边缘剂量，其中边缘剂量起决定因素，在病变大小相同的情况下，病变的可能闭塞率 = （35.69 × 边缘剂量 − 39.66）%；②γ 刀治疗的疗效不如手术切除那样直接、迅即，其作用是渐进的、持续的，时间越长，疗效越明显，平均治愈时间为术后 2 ~ 3 年；③病变体积越大，完全闭塞率逐渐下降；④靶点选择定位在畸形血管团本身，不包括供血动脉和引流静脉，从而减少了治疗靶点的容积，缩小了范围，有利于提高边缘剂量，促进血管巢的闭塞，同时避免正常供血动脉受损，减少缺血并发症，也可避免引流静脉意外过早闭塞，降低脑水肿、脑出血风险。

（4）γ刀治疗的并发症：①放射性脑水肿引起的头痛、头晕、恶心、呕吐；②放射性神经功能损伤；③新发癫痫；④迟发性脑出血。

5. 综合治疗

目前，对于大型、S-M高分级、位于重要功能区且结构复杂的AVM，很难依靠单一治疗手段达到治愈目的，综合治疗可结合各种治疗方案的优点，避开单一治疗方案的缺点，扩展了可治疗病变的范围，明显提高治愈率，降低致残率和病死率。根据治疗顺序，综合治疗可分为手术+放疗、栓塞+手术、栓塞+放疗、放疗+手术、栓塞+手术+放疗等类型。临床上，结合具体病变情况，采取个体化治疗方案。

（八）预后与展望

脑动静脉畸形的诊断和治疗一直都是神经外科医生研究的重点，随着医学影像学技术的发展，各种检查方法的进一步完善，有效地提高了脑AVM诊断的准确性。在治疗方面，内科治疗受到越来越多的重视，对于那些手术风险高而且未破裂出血的AVM是否需积极手术治疗仍有待进一步研究。在根治方法上，分级较低的脑AVM仍然以显微外科手术和血管内栓塞治疗为主要手段，而综合治疗结合了各种治疗方案的优点，在大型、复杂的脑AVM上有着明显的优势，是目前发展的趋势。另外，对于脑AVM患者，根据每个患者的具体情况制订出最适合患者的个体化治疗方案，是神经外科努力的方向。

二、隐匿性血管畸形

颅内隐匿性血管畸形（AOVM）是指脑血管造影检查不显影，经组织病理学或手术证实的颅内血管畸形。一般认为，其病理类型包括海绵状血管瘤、毛细血管扩张症、小型脑动静脉畸形、静脉性血管畸形等，是常见的自发性颅内出血的重要原因。

（一）海绵状血管瘤

1. 概述

海绵状血管瘤（CA）于1854年由Luschka描述。Russell和Rubinstain根据病变组织由海绵状血管腔隙组成，将其命名为CA。其实该病并非真正的肿瘤，而是一种缺乏动脉成分的血管畸形。CA曾被认为是一种少见的脑血管畸形，只有在手术或尸检时才能明确诊断。随着医学影像学的发展，特别是MRI上CA特异性的影像学表现，该病的报告日渐增多。临床发病率仅次于AVM，一般人群发病率为0.4%～0.9%。占脑血管畸形的8%～15%，其中脑干CA占9%～35%，脑室内CA占2.5%～10.8%。脑外型CA占0.4%～2%。CA好发于30～50岁，男女发病率无明显差异，妊娠期及儿童期出血率较高，经自然病史研究发现，症状型患者年出血率为1.6%～6.5%。脑内型CA常见于大脑半球皮质、皮质下、脑干及侧脑室等部位。脑外型常见于颅中窝、鞍旁等部位。单发病灶患者多于多发病灶患者，多发病灶患者约占25%。

CA病因不清楚，可能与遗传、性激素、血管内皮生长因子和细胞凋亡等有关。目前存在两种学说。①先天性学说，CA是一种常染色体不完全显性遗传疾病，迄今已发现55%的CA有明显家族遗传史，散发病例也可能存在同样的遗传机制。目前认为，与CA发病有关的基因主要有CA1、CA2和CA3，可能的突变基因定位于7q11.2-q21者称CA1，定位于7p13-15区者称CA2，而定位于3q25.2-27区者称CA3。40%的家系致病基因位于CA1，

20%位于CA2，40%位于CA3。CA1～CA3均有家族遗传倾向。研究显示，家族性和（或）多发CA多见于西班牙裔。②后天性学说，认为常规放疗、病毒感染、外伤、手术、出血后血管性反应均可诱发。Zabramski等追踪6个家族21人，随访2.2年发现17个新生CA病灶，每例患者每年出现0.4个新生病灶。

CA病理表现包括：病变为暗红色圆形或分叶状血管团，没有包膜但边界清楚，呈桑葚状，其内为蜂窝状的薄壁血管腔隙，切面如海绵状。缺乏明显的供血动脉和引流静脉，可见大量的小血管进入病变内，内部或周围常有小的出血灶，周围脑组织常有黄染的胶质增生。镜检见丛状、薄壁的血管窦样结构，其间有神经纤维分隔，窦间没有正常的脑组织，窦壁缺乏弹力层和肌肉组织，没有明显的供血动脉和引流静脉。另外，大多数CA有复合型的病理改变，如纤维瘢痕形成，新近或陈旧性出血，相邻脑组织可见胶质增生，窦腔内血栓形成、机化及钙化、窦壁玻璃样变性以及囊变等。目前认为出血、血栓形成伴有机化和再通是CA增大的原因。

2. 临床表现

CA可以无症状，大多表现为癫痫发作、出血和局灶性神经功能缺失。

（1）无症状：患者无任何临床症状或仅有轻微头痛，占总数的11%～44%，部分患者也可以发展为有症状者，Robinson等报道40%CA患者在6个月至2年内发展为有症状患者。

（2）癫痫：大多数脑内CA位于幕上脑实质内，癫痫发作是其最常见症状，占40%～100%，表现为各种形式的癫痫，病灶位于颞叶、伴钙化或严重血黄素沉积者发生率较高。CA对邻近脑组织压迫造成缺血，继发于血液漏出等营养障碍，病灶周边脑组织含铁血黄素沉着以及胶质增生或钙化成为致痫灶。

（3）出血：CA患者每人年出血率0.25%～3.1%。几乎所有的患者均有亚临床微出血，但有临床症状的出血者较少，占8%～37%。首次明显出血后再出血率增高。大脑半球深部CA更易出血，与AVM出血不同，CA的出血一般发生在病灶周围脑组织内，较少进入蛛网膜下腔或脑室，出血后预后较AVM好。女性患者尤其是妊娠妇女、儿童及既往出血者出血率较高，反复出血者可引起病灶增大并加重局部神经功能缺失。

（4）急性及进行性局部神经功能缺失：常继发于病灶出血，症状取决于病灶部位与体积，占15.4%～46.6%。

3. 辅助检查

（1）CT检查：脑内型CA表现为界限清楚的圆形或卵圆形的等或稍高密度影，常并发斑点状钙化。病灶周围无水肿及占位效应，急性出血可表现为较均匀的高密度，增强后，病灶无或轻度强化。

（2）MRI检查：MRI上典型表现为"爆米花"样高低混杂信号，病灶周见低信号环绕。瘤巢内反复慢性出血和新鲜血栓内含有稀释、游离的正铁血红蛋白，使其在所有的序列中均呈高信号。陈旧性血栓及反应性胶质增生呈长T_1、长T_2信号。病灶内胶质间隔和沉积的含铁血黄素表现为网格状的长T_1、短T_2信号。病灶内钙化在T_1WI和T_2WI上均为低信号。病灶周边可见含铁血黄素沉积呈环状低信号，T_2WI最明显。增强扫描可见瘤体轻度强化或不强化。磁共振磁敏感加权成像（SWI）与常规MRI相比，对CA内出血的检测更为敏感，尤其是早期和微量出血。

（3）PET检查：CA表现为正常或低放射性核素摄入，有别于高摄入的肿瘤。

4. 诊断与鉴别诊断

对于初次癫痫发作、颅内自发出血，或有局灶性神经功能障碍的患者应该考虑脑 CA。脑内型主要与高血压脑出血、脑内肿瘤出血相鉴别，脑外型须与脑膜瘤、神经鞘瘤、垂体瘤等相鉴别。

5. 治疗

（1）保守治疗：无症状的或仅有轻微头痛的 CA，可保守治疗，定期随访。建议早期每6个月复查 1 次，病变稳定则以后每年复查 1 次。

（2）手术治疗。

1）适应证：有癫痫表现的患者应该积极考虑手术。反复出血、位置表浅、进行性神经功能障碍的脑干 CA 也可以手术治疗。儿童患者致癫痫的发生率显著高于成人，早期手术可以防止癫痫对儿童智力的长期损害以及消除癫痫对认知与精神行为的影响。

2）手术方法：对 CA 伴癫痫者，手术时应同时切除病灶和周边不正常的脑组织。术前对致痫灶评估和术中皮质脑电图监测有利于致痫灶的定位和切除。术中不仅要切除病灶，同时应该将病灶周围的致痫组织全部切除。脑干 CA 手术时，入路应以最近为原则，同时要利于暴露和操作，术中应仔细辨认解剖标志、血管走行路径、脑干形态和颜色，并结合影像学资料对病灶区进行定位。脑外型 CA 多位于颅中窝海绵窦区，手术相当困难，术中见肿瘤呈紫红色，边界清晰，被膜光滑与颅中窝底硬膜相延续，瘤内实质成分少，出血凶猛，常因术中大出血被迫终止手术，手术并发症和病死率较高。

（3）放射治疗：立体定向放射治疗对 CA 的疗效不肯定，不能有效阻止海绵状血管瘤增长和再出血。伽马刀治疗效果欠佳，仅对位于重要功能区或手术残留的病灶才辅助放疗。脑海绵状血管瘤无明显血供，不适合于血管内介入治疗。

CA 属良性病变，经正确的诊断及治疗，预后良好。

（二）毛细血管扩张症

1. 概述

颅内毛细血管扩张症（ICT）是一种罕见的小型脑血管畸形，又名脑毛细血管瘤，与脑动静脉畸形（AVM）、脑静脉性血管畸形和脑海绵状血管瘤一起构成脑血管畸形的 4 种基本类型。ICT 常发生在颅后窝，大脑半球也可见到。患者极少发生破裂出血，一般无症状且影像学表现不明显，诊断较困难。该病病因不明，可能是毛细血管发育异常所致。ICT 发病率不详，通常在尸检中意外发现，尸检中的检出率被引用得最多的是 0.04% ~ 0.1% 和 0.1% ~ 0.15% 两种。无性别差异，尸检中患者年龄多为 40 ~ 80 岁。ICT 通常为单发占 78%，多发者占 22%，多见于遗传性出血性毛细血管扩张症。病灶通常直径小于 3 cm，表现为正常脑实质中小型、红色、斑块状、边界不清的病灶，有时呈瘢痕状，没有粗大或异常的供血动脉。镜下由许多细小扩张的薄壁毛细血管构成，只有一层内膜细胞，没有弹力纤维，缺乏肌层及纤维组织，管腔内充满了红细胞，到处可见到小静脉杂于其间，间质内常杂有神经组织，内含变性的神经元、神经胶质及髓鞘纤维，这是 ICT 与海绵状血管瘤的根本区别，其周围少有胶质细胞增生及含铁血黄素沉积现象。

2. 临床表现及检查

通常无症状，可因并发其他脑血管病而被意外发现。有症状者的 ICT 极罕见，若不行病理检查无法确诊。虽然症状性 ICT 多数表现为出血，但在各种类型的脑血管畸形中，ICT 是出血率及侵袭性最小的一种。

（1）CT检查：平扫一般没有异常发现，有时可见颅内出血，增强后可呈不同程度的强化。

（2）MRI检查：MRI SE序列上，ICT于T_1WI、T_2WI常表现为等或稍低信号，T_2WI可以表现为稍高信号，无占位效应及出血，增强后T_1WI表现为轻度强化。磁共振磁敏感加权成像（SWI）利用组织间磁敏感性的差异产生图像对比，ICT在SWI上磁敏感性增强，有特征性表现，SWI对其检出优于常规MRI。

（3）DSA检查：大多数无阳性发现，也可有以下表现。①出现丛状小血管；②出现消失延迟的毛细血管；③出现伸展扭曲的小动脉；④出现早期充盈的扩张静脉或水母头状的髓质静脉等。

ICT与AVM和静脉性血管畸形的鉴别较为简单。AVM在DSA上可见供血动脉、引流静脉和畸形血管团，CT和MRI上也可见畸形血管。静脉性血管畸形在DSA静脉期呈现"水母头征"，而动脉期和毛细血管期正常，典型者在MRI和MRA上即可确诊。ICT与海绵状血管瘤在DSA上均无异常，但后者在MRI上有特异性改变。

3. 治疗

ICT大多数无症状，不需要治疗。有症状者可给予对症治疗，若出现破裂出血则根据血肿的大小及部位采用保守或手术治疗。此病预后良好，个别脑干ICT出血者预后较差。

（三）脑三叉神经血管瘤病

1. 概述

脑三叉神经血管瘤病又称Sturge-Weber综合征（SWS）或脑面血管瘤病，是一种罕见的以颜面部和颅内血管瘤病为主要特征的神经皮肤综合征。属脑血管畸形的一种特殊类型，也是错构瘤病的一种。

确切病因不清，一般认为系胚胎的4~8周时原始血管发育异常所致。SWS多为散发，近年来仅在少数病例中发现有3倍体染色体，故SWS同其他错构瘤病不同，是先天性疾病而非遗传性疾病。

SWS无明显的性别差异，白种人发病率高于黑种人，黄种人发病率目前尚不清楚。

病理改变为一侧面部、软脑膜和脉络丛的血管瘤。面部血管瘤为毛细血管扩张或毛细血管瘤，类似于胚胎期毛细血管，缺乏弹力层与平滑肌，常位于一侧三叉神经的分布区。患侧半球可见萎缩、变硬，软脑膜局限性增厚，血管异常增生、充血。常见于顶叶与枕叶。镜下见软脑膜毛细血管—静脉性畸形，由薄壁小静脉及毛细血管组成，部分血管透明变性、闭塞，周围神经纤维及神经元减少与变性，胶质增生钙化。钙化呈松散状或团块状，部分可见于皮质血管内或血管周围间隙。进行性钙化、继发性脑实质变性和胶质增生可能是导致智能进行性衰退的原因。SWS常累及同侧眼球脉络膜与视网膜，呈蜂窝状，致先天性青光眼。

2. 临床表现

患者多于10岁前发病，表现为癫痫、智力障碍及偏瘫，占89%。主要临床特征为一侧颜面的焰色痣（NF），肢体抽搐、对侧偏盲、偏瘫、智能减退，同侧青光眼。面部血管瘤多呈葡萄酒色或灰红色，边缘清楚，扁平或轻度隆起，手指压可退色，常位于一侧三叉神经的分布区。肢体抽搐多为对侧肢体局限性运动性发作，其次为全身大发作，与脑部病变的部位有关。偏瘫多晚于癫痫，癫痫出现越早，偏瘫发生率越高。癫痫与面部NF的相关性较低，与智能和肢体功能障碍有关。约半数患者有不同程度的智力障碍，可能与软脑膜血管瘤附近皮质慢性缺氧、频繁癫痫和反复静脉阻塞有关。当病灶累及枕叶和视放射时，常发生对侧偏盲。先天性青光眼常在同侧，发生机制可能为小梁发育异常和巩膜静脉高压，与面部 NF 相关，上睑部 NF 患者多发生严重的青光眼。眼底检查可见脉络膜血管瘤、视网膜变性、视网膜剥离和萎缩，可致患者视野缺损或视力下降。

3. 辅助检查

（1）头颅平片：脑组织钙化，呈散在状、线状或脑回状，多见于枕叶，患者年龄越大，钙化越明显。其他部分患者可见局部颅骨增厚。

（2）头颅 CT 及 MRI：局部脑萎缩引起脑沟和脑回增宽，蛛网膜下腔扩大。皮质下可见迂曲的脑回状钙化。多见于顶枕叶。患侧颅骨代偿性增厚。增强后可见局部脑萎缩的皮质脑回样强化，是最特征的表现。MRA 示皮质静脉数量减少，深静脉增多增粗。

（3）脑血管造影：顶枕叶毛细血管在毛细血管期和静脉期呈弥漫性均匀性密度增高，皮质静脉减少，深部髓静脉扩张增多，皮质血流主要由扩张的深髓静脉经室管膜静脉系进入深静脉系统。

（4）脑电图检查：患侧半球皮质电活动减少，出现痫样放电与局限性慢波。

（5）SPECT：患侧半球局限性灌注下降。

（6）PET：患侧半球脑代谢率下降，氧利用率增高。

4. 诊断

典型患者根据临床表现即可诊断，非典型者（如缺乏面部 NF）以及早期患者需辅以影像学检查。目前头颅 CT 和 MRI 是诊断该病最有效的临床手段，文献报道 SWS 典型的影像表现包括：①颅内影像特点的脑回样钙化，假性加速化的髓鞘化，脉络丛增大，以及其他静脉异常改变，缺血及脑萎缩；②颅板增厚；③眼球改变为眼球增大或缩小，为眼积水及牛眼，脉络膜血管瘤，巩膜毛细血管扩张等所致。

5. 治疗

目前该病尚无根治性方法，主要采取对症治疗，防止病变发展及产生继发性损害。控制癫痫以药物为主，难治性癫痫用手术方法将钙化、强化区域脑叶切除，术后癫痫发作次数可能减少。关于手术时机尚有争议，有学者主张早期手术以防止正常脑组织发生不可逆损害，并能改善学习状况，防止智力进一步衰退，而晚期手术仅能防止癫痫发作，对已形成的智力障碍无效。静脉血栓形成可能是 SWS 进行性神经损害的主要原因之一，目前主张口服阿司匹林（每日 60～325 mg）以预防静脉血栓的形成，有研究显示小剂量阿司匹林能减少 SWS 患者卒中样发作的频率。面颈部浅表血管畸形或血管瘤多采用激光治疗。对伴青光眼者，给予药物降眼压或进行抗青光眼手术，多数眼压可被控制，也有报道非穿透性深层巩膜切除术对控制 SWS 相关的青光眼短期效果较好。

三、静脉性血管畸形

（一）概述

脑静脉性血管畸形，又称发育性静脉异常（DVA）或静脉血管瘤，是由放射状排列异常的髓静脉汇入中央扩张的静脉干构成，周围是正常的神经组织。随着 MRI 的应用和影像技术的发展，现已是常见的脑血管畸形之一。尸检报告该病的发生率占脑血管畸形的

2.5% ~2.6%，国内报道 DVA 占各类脑血管畸形的 1.7% ~3.3%。常单发，可在任何年龄段发病，多发年龄段为 30~40 岁，男性稍多于女性，约 65% 发生于幕上，最常见于额叶（40%），特别是在靠近侧脑室额角处。约 35% 发生于幕下，常位于靠近第四脑室小脑半球内。

DVA 病因尚不清楚，多认为在脑的胚胎发育过程中，当动脉系统发育即将完成时，由于宫内意外因素，造成正常静脉通路阻塞，致胚胎髓静脉代偿扩张，扩张的深髓静脉被大的穿支静脉引流至邻近表浅静脉窦和（或）室管膜下静脉而形成。另外后天因素，如肿瘤压迫、血栓形成、动静脉分流引起的静脉压升高，造成静脉回流受阻，导致髓质静脉代偿性扩张，甚至形成畸形血管团。有些病例研究显示，其发生与人类第 9 对染色体短臂的基因突变相关，遵循常染色体显性遗传规律。

DVA 病理所见为：异常静脉管壁由覆盖扁平上皮的纤维结缔组织构成，无内弹力板，肌纤维及弹力纤维丧失，管壁可增厚、透明变性。镜下见畸形静脉成分，其间有正常脑组织相隔。组织学上，DVA 的组成是单个或多个扩张的髓质静脉，汇集到一支中心静脉，穿越大脑半球或小脑半球引流入浅静脉或深静脉后进入相邻的静脉窦，无明显供血动脉及直接的动—静脉引流短路。

（二）临床表现

大多数 DVA 患者临床上很少出现症状，经常为偶然发现的颅内病灶。DVA 的症状与其部位有关，癫痫发作是最常见的临床症状，其次为局部神经功能障碍。幕上病变患者多存在慢性头痛、癫痫及局部神经功能受损等表现；幕下病变表现为步态不稳或颅后窝占位症状，小脑病灶更易出血。

（三）辅助检查

1. CT 检查

CT 平扫可以显示正常，约半数发现异常，常见圆形高密度影，系扩张的静脉网，也可见高密度的含铁血黄素沉着或钙化，增强扫描可见圆形、线形增强血管影。CTV 特征性表现在静脉中晚期出现伞状或树枝样深部髓静脉汇集到单根粗大的引流静脉，然后汇入表浅皮层静脉或硬膜窦。

2. MRI 检查

MRI 表现为引流静脉在 T_1WI 呈低信号，T_2WI 也呈低信号，部分引流静脉在 T_2WI 呈高信号或显示不清，与血管管腔较细、流速较慢或空间伪影有关。髓静脉网在 T_1WI 呈等或低信号，T_2WI 呈等或高信号，与血流较慢有关，且发现率明显较引流静脉低。SWI 对 DVA 非常敏感，对其血管细节显示较好，在无须使用造影剂的情况下，借助 SWI 的静脉血管的磁敏感效应，能直观地观察到引流静脉的形态特征、引流去向，清晰显示 DVA 的"水母头"样改变及更多更细小的髓静脉血管。

3. DSA 检查

DSA 是诊断 DVA 的最佳影像学方法，典型表现是在静脉期出现许多细小扩张的髓静脉呈放射状汇入一条或多条粗大的导静脉，表现为"水母头征"或"海蛇头状""车辐状"改变。

与 DVA 并存的血管性病变并不少见，常见的是海绵状血管畸形、毛细血管扩张症等。

DVA 患者中 13% ~40% 并发海绵状血管畸形。这些患者的脑出血发生率明显高于单纯海绵状血管畸形患者。有学者认为，DVA、海绵状血管畸形、毛细血管扩张症本质上属于同类疾病。

（四）治疗

早期认为 DVA 有较高的出血率，需手术治疗。近年来的文献认为，与其他脑血管畸形相比，DVA 属于良性病变，主张保守治疗。许多学者发现，DVA 的引流静脉同时是正常脑组织的引流静脉，切除后会致静脉引流突然中断，出现脑充血和脑水肿，尤其在颅后窝中线部的风险更大。目前多数学者反对手术治疗，尤其是对无症状、无出血、症状轻或功能区的 DVA。对有癫痫或头痛者给予抗癫痫药或止痛药，对反复出血或形成较大血肿者可考虑手术。

四、硬脑膜动静脉瘘

（一）概述

硬脑膜动静脉瘘（DAVF）是指动静脉交通在硬脑膜及其附属物大脑镰和小脑幕的一类血管性疾病，也称为硬脑膜动静脉畸形（DAVM）。

发病机制尚不清楚。先天性学说认为，硬脑膜存在极其丰富的血管网，存在 $50 \sim 90 \ \mu m$ 直径的正常"动静脉交通"的特殊结构，以静脉窦附近为最多，在胚胎发育过程中，如血管发育不良，极易导致 DAVF 发生。获得性学说则认为，生理情况下，硬膜上存在动静脉的细小分流或潜在连接，当颅脑外伤、头部手术、炎症及体内雌激素水平的改变等引起静脉窦闭塞时，静脉压逐渐升高，并逆向传递，使硬膜上原来存在的动静脉间细小分支扩张，进一步失去自动调节功能，直至形成 DAVF。

DAVF 占颅内血管畸形的 10% ~15%。总体出血率为 12.7% ~42.0%，年发生率为 1.8%，出血病例死亡率为 20% ~35%。好发年龄为 40~60 岁。

DAVF 多以瘘口部位和引流静脉分类，根据瘘口所在位置分为横窦、乙状窦、海绵窦等多种类型，也可按照病变所属区域进行划分，如硬膜窦区、海绵窦区、天幕区、颅底区等。该分类由于对临床诊治的指导作用较为局限，目前已逐渐被引流静脉分型所替代。

根据引流静脉进行分类，以 Djindjian 分型与 Cognard 分型最佳。Djindjian 分型：Ⅰ型，血液引流到通畅的静脉窦，症状以颅内杂音为主，很少引起颅内高压及神经系统症状；Ⅱ型，血液引流到静脉窦并反流到皮质静脉，以慢性颅内压增高为主；Ⅲ型，血液直接引流到皮质静脉，使其扩张，甚至呈动脉瘤样变，以 SAH 为主要症状；Ⅳ型，血液引流入静脉湖，占位效应显著，颅内压明显增高，出血率高，常有神经功能障碍。Cognard 分型是对 Djindjian 分型的改良，其Ⅰ、Ⅱ型症状较轻或无明显症状。Ⅲ型由于有皮质静脉引流，出血率达 40%。Ⅳ型有皮质引流伴静脉瘤样扩张，出血率更高达 65%。Ⅴ型，血液引流入脊髓的髓周静脉，50% 出现进行性脊髓病变。

（二）临床表现

DAVF 各病例之间临床表现差异很大，患者可能无症状或有较轻的临床症状，也可能有急进性神经系统症状。研究表明，DAVF 的静脉引流方式决定临床风险和自然史。根据静脉引流方式的不同可分为 4 类：①自皮质向静脉窦引流，称为顺流，症状主要由动静脉短路引起，可表现为搏动性耳鸣及颅内血管杂音，海绵窦区 DAVF 可表现为突眼，球结膜充血水肿；②静脉高压，血流自静脉窦逆流至皮质，称为逆流，症状由扩张、迂曲、薄壁的静脉引起，可发生颅内出血、头痛、神经功能障碍；③直接引流到蛛网膜下腔或皮质静脉，使这些静脉呈瘤样扩张，是蛛网膜下腔出血的主要原因；④硬脑膜动静脉瘘伴有硬脑膜或硬脑膜下静脉湖，血流直接引流到静脉湖中，该型病情严重，常出现占位效应。

从发生率来看主要症状为搏动性颅内血管杂音，占 67%，杂音可在病变局部或遍及整个头部，瘘口部位杂音最响，并向周围传导，音调高低取决于动静脉短路情况。半数患者可出现头部钝痛或偏头痛，也可呈搏动性剧痛，活动、体位变化或血压高时症状加重。其原因为静脉高压导致的颅内压增高，扩张脑膜动静脉对脑膜的刺激，小量颅内出血等。轻偏瘫和呕吐发生率也达 50%，原因为颅内压增高和巨大静脉湖占位效应。颅内出血占 20%，多因粗大迂曲的引流静脉破裂所致，与瘘本身无关。出血后，表现为相应的占位效应，重者出现昏迷，甚至死亡。癫痫发作与耳鸣各占 15%，多因正常脑静脉回流受阻，局部充血、水肿所致。其他还包括视力减退、眼部症状、步态障碍、眩晕、脑积水及心功能不全等，发生率多在 10% 以下。

（三）辅助检查

1. CT 检查

主要表现有骨质异常，硬膜窦异常扩大及脑血管的异常，如颅骨内板血管压迹明显，大静脉窦的异常扩张。病情发展严重时甚至可见广泛的脑皮质静脉迂曲扩张，呈蚯蚓状。

2. 磁共振成像（MRI）检查

可以提供患者蛛网膜下腔及脑实质的情况，能较清楚地显示瘘口、增粗的供血动脉，迂曲扩张的引流静脉及静脉窦的情况，MRI 显示瘘口紧邻硬膜窦，并有"流空"现象，可提示本病。

3. DSA 检查

选择性脑血管造影是目前确诊和研究本病的可靠手段，了解供血动脉，瘘的位置，引流静脉和静脉窦。其方法为：①选择性颈内动脉和椎动脉造影，除外脑动静脉畸形，并了解这些动脉的脑膜支参与供血的情况；②颈外动脉超选择造影，显示脑膜的供血动脉及动静脉瘘的情况，寻找最佳的治疗方法和途径；③了解引流静脉及方向、瘘口位置和脑血流紊乱情况，有助于解释临床症状和判断预后。

（四）治疗

近几年，对 DAVF 的治疗方法主要包括介入神经放射治疗、外科手术和立体定向放射治疗等。治疗原则是闭塞硬脑膜静脉窦壁上的瘘口。各医院采取的治疗策略和具体方法各有不同，但疗效已明显提高，文献报道的治愈率为 66%~89%。

血管内栓塞治疗逐渐成为治疗 DAVF 的发展趋势，主要包括经动脉栓塞、经静脉栓塞和联合栓塞。早期选用的栓塞材料主要是颗粒和弹簧圈，但弹簧圈和颗粒栓塞常只能闭塞供血动脉主干，不能闭塞瘘口，因为硬脑膜动脉吻合丰富，所以常只能缓解症状而不能治愈且易复发，目前已基本放弃这两种栓塞材料。NBCA 粘管严重、弥散性差，临床应用栓塞 DAVF 治愈率低。Onyx 具有不易粘管、弥散性好、注射易控制等优点，使用可较为容易通过动脉将引流静脉栓塞，从而达到治愈的目的。经静脉途径栓塞是治疗 DAVF 的主要方法，安全、有效。术中采取的静脉途径包括固有的静脉窦、皮质引流静脉、未显影的静脉窦及通过手术暴露静脉或静脉窦直接穿刺。栓塞材料主要是可控或游离的纤毛弹簧圈或普通弹簧圈，也可使用液体栓塞剂。

手术治疗应将病变全部切除，关键是闭塞硬脑膜与软脑膜之间的异常沟通。由于瘘口所在位置特别是脑深部结构如小脑幕缘、环窦等处的瘘口完全切除是不可能的，并具有较高的手术危险。外科治疗主要采取窦孤立、窦切除等方法，适用于上矢状窦和侧窦区。对小脑幕区、枕骨大孔区和大脑凸面的，由于常经皮质静脉引流，可通过外科手术切断引流静脉而治愈。

立体定向放射治疗 DAVF 的文献较少，虽然报道的治疗效果较理想，但尚不能作为主要的治疗方法。

（尹 磊）

第三节 缺血性脑血管疾病

缺血性脑血管疾病是由于各种原因导致颅内外血管狭窄、闭塞造成急性或慢性、一过性或进展性脑组织缺血、缺氧损害的一系列疾病总称。引起血管狭窄和闭塞的原因有脑血管硬化、先天畸形、外伤、炎症、肿瘤、动脉瘤、手术损伤等。脑血管疾病是造成人类死亡的三大疾病之一，2011 年完成的我国居民第三次死因调查结果显示，脑血管病已成死因的第一位。脑血管疾病急性发作称为卒中，该病呈"三高"（发病率高、致残率高和病死率高）的特点，严重危害其患者的健康，并影响其生活质量，甚至危及患者的生命。同时该病也给患者及其家庭和社会带来沉重的医疗、经济和社会负担。

一、脑缺血的病理生理

（一）脑的供血和循环

正常脑的重量为 1 300 ~ 1 500 g，占全身体重的 2%，脑是一个特殊的需氧器官，耗氧量很大，心脏每分钟搏出 5 000 mL 血液，其中 750 ~ 1 000 mL（占 15% ~ 20%）供应脑。单侧颈内动脉血流量约 350 mL/min，双侧颈内动脉血流量占全脑血流量的 85%；单侧椎动脉血流量 100 mL/min，双侧椎动脉供血占全脑血量的 15%。

脑组织血流以每分钟 100 g 脑组织所流过的血液量来计算，正常情况下脑血流量（CBF）为 50 mL/（100 g·min）±10 mL/（100 g·min）。CBF 降至 18 ~ 20 mL/（100 g·min），脑皮质诱发电位降低，脑电波逐步消失；CBF 降至 15 mL/（100 g·min），脑皮质诱发电位和脑电波完全消失，即使脑细胞存活，功能也消失，神经轴突间的传导中断，如此时脑血流增加或恢复，脑功能可以完全恢复；CBF 降至 8 ~ 10 mL/（100 g·min），神经细胞膜的离子泵功能衰竭，细胞内水肿内部结构破坏，血流进一步减少出现细胞而死亡，脑梗死形成。单侧大脑中动脉每分钟有 75 ~ 125 mL 的血通过，一侧颞浅动脉及枕动脉每分钟也有 150 mL 的血通过。脑血循环停止 3 秒，代谢即起变化；停止 60 秒，神经元活动停止；停止 4 ~ 8 分钟，即出现不可逆转的脑梗死。

正常脑血管靠扩张和收缩来调节脑血流量，而血管的扩张和收缩有赖于体循环血压、动

— 127 —

脉血二氧化碳分压（$PaCO_2$）和氧分压（PaO_2）。正常动脉血 $PaCO_2$ 为 40 mmHg，PaO_2 为 100 mmHg。当 $PaCO_2$ 发生变化时，由于酸性 CO_2 分子透过内皮的数量不同，可导致细胞外的 pH 值改变，因而引起脑血流量的改变。$PaCO_2$ 增高时，脑血管扩张，CBF 增加；$PaCO_2$ 降低时，脑血管收缩，CBF 减少。$PaCO_2$ 每变化 1 mmHg，CBF 即变化 5%。一般氧分压对 CBF 影响不大。

脑血管对血压的变化在 60~180 mmHg 范围内有自动调节功能：血压升高时，脑血管收缩而使脑血管阻力增加；血压下降时，血管扩张而使脑血管阻力下降，这两种变化可维持正常脑血流量。血压变化超过自动调节范围后，CBF 随血压的升降而增减。

脑的局部微循环由微动脉、毛细血管及微静脉组成。微循环主要靠化学物质调节，脑缺血发生后微循环中血流变慢、淤积，最后静脉血流停滞，发展为血栓。脑急性缺血和梗死后局部脑组织代谢产物聚积，脑血管内血流压力降低，脑血管的自动调节从代偿发展为失代偿，血流速度减缓，血流量降低，局部 CBF 可减少 30%~40%。健侧脑区对二氧化碳的反应也可能消失或减退。治疗的首要目的是尽早、尽快、有效恢复改善局部血流速度、血流量。

脑缺血区的血供改善主要靠侧支循环的代偿，一侧前循环受阻后，来自前交通动脉及后交通的血流是决定颅内缺血区域血流动力学代偿的关键因素，并且颈外系统也可参与供血。脑动脉闭塞的患者脑血管造影发现，从对侧颅内动脉系统供血的有 77%，从基底动脉供血的有 54%，从同侧颈外动脉系统经眼动脉逆行供血的有 60%，经脑膜动脉至大脑皮质动脉的有 48%。

（二）脑缺血半暗带

在脑梗死区周围有一缺血区域，称为"半暗带"。缺血区的体积可以比中心梗死区大数倍，半暗带内的 rCBV 及 rCBF 处于边缘状态，细胞仍存活但无功能，神经传导停止，rCBV 及 rCBF 增加可使此区内的神经细胞恢复功能。已有证据表明急性缺血性卒中患者的半暗带区的灌注异常可持续 5~7 日。"半暗带"曾经是手术治疗脑缺血疾病的根据。目前半暗带的检查主要通过 PET、PWI、PCT，并且还可较早发现 CT 阴性的缺血灶、脑梗死早期。

缺血半暗带检测最初是通过正电子发射型计算机断层显像（PET）。PET 可以评估缺血半暗带的范围，系列研究发现某些脑缺血患者缺血半暗带甚至在症状发生后 16 小时仍能检测到。磁共振弥散成像（DWI）与灌注成像（perfusion-weighted imaging，PWI）不匹配也可以发现缺血半暗带存在，在急性缺血性患者中进行的 DWI 和 PWI 成像研究，通过从梗死核心区中识别出半暗带，观察半暗带是否演变为脑梗死和指导缺血性疾病治疗有其重要应用。

（三）神经血管单元

美国国立神经病学与卒中研究所（NINDS）于 2001 年提出神经血管单元（NVU）的概念。神经血管单元由神经元—胶质细胞—血管构成，包括神经元、星形胶质细胞、小胶质细胞、血管内皮细胞、血管周细胞、基底膜以及细胞外基质。NVU 概念的产生使得神经学科医师对中枢神经系统多种细胞形态和功能的认识得以更新。NVU 概念强调维持正常脑功能自稳状态的血管、细胞和基质之间信号传递的动态性。NVU 组成成分间信号联系，如神经血管偶联（NVC）、细胞间通讯、神经血管再生以及相关神经营养因子、离子和介质共同参与。这些信号失调和偶联功能障碍会引发功能失调和疾病。

如何在诸多靶点中选择有效的干预措施，改善 NVU 的内部稳态和保证脑细胞功能的正常运行，逐渐成为研究重点。既往脑缺血损伤研究大多局限在神经元的保护，将大脑中不同的细胞群体和结构分割开来研究，忽略了大脑功能的整体性和不同结构间的相互作用。NVU 概念的提出，为临床治疗缺血性脑卒中提供了新的靶点，也为血管搭桥手术治疗缺血性脑血管病提供了新的理论依据。

二、病因与临床分类

病因包括心源性脑缺血、血液学异常，大血管病变和脑小血管病变所致的栓子。动脉粥样硬化性疾病在老年人最常见，其重要的危险因素有高血压、糖尿病、吸烟和高脂血症等。大血管病变可导致较大面积脑梗死，小血管病变可导致腔隙性梗死。心房颤动是导致脑梗死主要病因之一，由于心肌梗死导致的局部心壁运动功能减退或心肌病和瓣膜异常可以诱发血栓形成导致心源性栓塞。另外，红细胞增多症、血小板增多及骨髓增殖性疾病也是脑缺血的危险因素，可能与血液的高凝状态有关。对于年轻患者，除外其他卒中危险因素，动脉夹层或卵圆孔未闭也是脑缺血的病因。大多数脑缺血患者的症状是由于血栓性栓塞，由于短暂性脑缺血发作（TIA）或血流动力学不足引起卒中的患者只占很小部分。

从发生脑缺血的部位来讲，分为前循环脑缺血和后循环脑缺血。发生前循环脑缺血多是由于颅内血管栓塞，栓子主要来源于病变的心脏和颈总动脉分叉部粥样硬化溃疡病变。后循环脑缺血的发作多是由于椎基底动脉系统的低血流灌注，椎动脉和基底动脉很少发生粥样硬化溃疡病变；其病变特点是椎动脉狭窄或闭塞，而后循环缺乏较大的侧支循环血管。脑缺血性疾病临床包括短暂性脑缺血发作、脑栓塞、脑梗死和烟雾病。

（一）短暂性脑缺血发作

1. 定义

传统定义 TIA 是指伴有局灶症状的短暂的脑血液循环障碍，以反复发作的短暂性失语、瘫痪或感觉障碍为特点，症状和体征通常在数分钟、数小时消失，一般不超过 24 小时内消失。随着神经影像学和临床研究的发展，部分 TIA 患者颅内已经出现了梗死灶。

早期对有 TIA 病史的患者进行组织病理学检查，发现有与短暂性神经功能缺失相对应的顶叶小区域皮质神经元缺血性改变。动物实验也证明，在 0.14 mL/（g·min）或以下的脑血流量或大脑中动脉可逆性闭塞超过 45 分钟，可出现选择性神经元坏死或梗死区。后来，CT 和 MRI 显示出 TIA 患者有缺血性脑损害。有 28% 的 TIA 患者可在 CT 上检出与神经症状相对应的脑梗死，当 TIA 症状持续 45 分钟以上时，这些病灶检出率可高达 80%。因此，TIA 可以分为真正的 TIA 和短暂性症状及体征的脑梗死。Greg Albers 教授系统回顾了 Stroke 杂志发表的 TIA 定义及评价，对文中颇受争议的讨论部分提出了美国心脏学会/美国卒中学会（AHA/ASA）的 TIA 新定义，即不伴有急性梗死的脑、脊髓、视网膜缺血发作导致神经功能障碍的综合征。新旧定义相同点，都是中枢神经系统短暂性局部缺血发作，发作后症状完全恢复。虽然新定义在一定程度上过于强调影像学证据，可能会造成因检查方法的不同，对 TIA 诊断结果的差异，但是新定义强调以组织改变为基础，不单纯以时间为界来区分 TIA 或脑梗死，认为 TIA 是一种医学急症，有助于急性脑缺血的早期评估和治疗。

2. 临床表现

TIA 好发于中老年人（50～70 岁），男性多于女性。发病突然，迅速出现局限性神经功能或视网膜功能障碍，多于 5 分钟左右达到高峰。持续时间短，恢复快，不留后遗症状。可反复发作，每次发作的症状相对较恒定；前循环 TIA 常见症状为对侧单肢无力或轻偏瘫，偏身麻木或感觉减退、失语，也可出现对侧单肢或半身感觉异常。后循环系统 TIA 的表现为体位改变后突发眩晕、平衡失调，少数可伴耳鸣。

3. 鉴别诊断

异常脑电图，CT、MRI 检查发现脑内局灶性病变，心电图、超声心动图和 X 线检查异常，持续时间超过 24 小时，不具备眼球震颤外其他神经系统定位体征，TIA 应与部分性癫痫、梅尼埃病、心源性晕厥等鉴别。

（二）脑栓塞

脑栓塞主要发生在大动脉分叉及转折处，血栓或颈动脉的粥样斑块脱落可造成颈内动脉或大脑中动脉栓塞。

根据骤然起病，数秒至数分钟内出现偏瘫、失语、一过性意识障碍、抽搐发作等局灶性症状，有心脏病史或发现栓子来源，诊断不难。同时并发有其他脏器栓塞、心电图异常均有助于诊断，头部 CT 和 MRI 可明确脑栓塞的部位、范围、数目及是否伴有出血。

（三）脑梗死

脑梗死是指脑部供血中断，又无充分侧支循环代偿供血时导致的脑组织缺血、缺氧坏死和脑软化，产生的神经系统症状群。不包括全脑性缺血和缺氧性坏死，如窒息和心跳、呼吸暂停引起的全脑病损。

1. 脑梗死按病变部位和范围分类

（1）颈动脉系统梗死：主要表现为病变对侧肢体瘫痪或感觉障碍；主半球病变常伴不同程度的失语，非主半球病变可出现失用或认知障碍等高级皮质功能障碍，其他少见的临床表现有意识障碍、共济失调、不随意运动及偏盲等。

（2）椎基底动脉系统脑梗死：累及枕叶可出现皮质盲、偏盲，累及颞叶内侧海马结构可出现记忆力下降，累及脑干或小脑可出现眩晕、复视、吞咽困难、霍纳综合征、双侧运动不能、交叉性感觉及运动障碍、共济失调等。累及脑干上行激活系统容易出现意识障碍。

（3）腔隙性脑梗死：指脑或脑深部穿通动脉阻塞引起的缺血性梗死，直径为 0.2 ~ 1.5 mm，主要累及脉络膜动脉、大脑前动脉、大脑后动脉或基底动脉的深穿支。腔隙性脑梗死主要见于高血压患者。腔隙性脑梗死多发生在壳核、脑桥基底、丘脑、内囊后肢和尾状核，另外也可累及内囊前肢、皮质下白质、小脑白质和胼胝体。腔隙性脑梗死一般预后较好。但多次发生腔隙性脑梗死或称腔隙状态，可出现假性延髓性麻痹和血管性认知功能障碍。腔隙性脑梗死的表现常见四种类型：①纯运动障碍；②纯感觉卒中；③轻偏瘫共济失调；④构音障碍—手笨拙综合征。

2. 脑梗死按病情发展分类

（1）可逆性神经功能障碍（RIND）：发生 RIND 脑梗死灶范围小，出现的神经功能障碍较轻，24 小时以后逐渐恢复，一般在 1 ~ 3 周内功能完全恢复。

（2）发展性卒中（SIE）：SIE 症状逐渐发展，在几小时、几日、几周，甚至几个月内呈阶梯状或稳步恶化，常于 6 小时至数日内达高峰。DSA 常显示颈内动脉或大脑中动脉闭塞（图 7-2、图 7-3 分别为脑梗死发病 12 小时及 72 小时 CT 表现，左侧大脑中动脉区域低密度改变逐渐明显）。

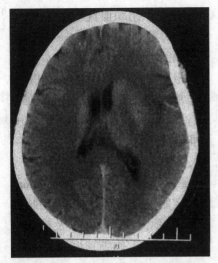
图 7-2 发病 12 小时 CT 表现

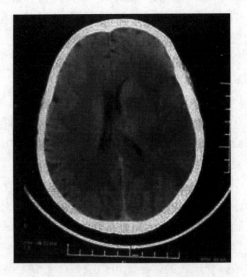
图 7-3 发病 72 小时 CT 表现

（3）完全性卒中（CS）：突然出现中度以上的局部神经功能障碍，于数小时内达高峰，并且稳定而持续的存在。以后症状可能时轻时重，但总的趋势是无进展。其症状及体征包括偏瘫、偏盲、失语及感觉障碍，随闭塞的动脉不同症状各异。主要是颈内动脉闭塞、大脑中动脉闭塞和脑动脉多发性狭窄。

三、脑缺血性疾病的检查与诊断

缺血性脑血管病根据病史及神经系统阳性发现可以初步判定病变血管的部位是颈内动脉系统，还是椎基底动脉系统，是血栓还是栓塞，栓子的可能来源在哪里，并按照 TIA、RIND、SIE 和 CS 的分类对患者作出诊断分型。脑缺血疾病的诊断除临床资料外，影像学辅助检查非常重要。

1. CT 和 MRI 检查

缺血性脑卒中患者首先做 CT 检查，可以区分脑缺血及脑出血。TIA 患者 CT 扫描多无阳性发现，少数可表现为轻度脑萎缩或在基底节区有小的软化灶。RIND 患者的 CT 表现可以正常，也可有小的低密度软化灶。CS 患者则在 CT 上有明显的脑低密度梗死灶，可有脑室扩大。脑梗死初期 CT 一般不能发现缺血灶，24～48 小时后低密度区才逐渐显现。IRI 检查能够克服 CT 早期阴性结果的缺点，可以在脑卒中 6 小时后发现早期脑梗死部位。梗死灶呈长 T_1 和长 T_2 改变，表示存在细胞毒性脑水肿。在 24 小时左右，梗死灶内血—脑脊液屏障破坏，注射 Gd-DTPA 做 MR 增强扫描可见明显的信号增强。发病 1 周后梗死灶仍可表现长 T_1 和长 T_2，但 T_1 值较早期缩短。如梗死灶内有出血，呈 T_1 值缩短而 T_2 值仍然延长。

磁共振弥散成像（DWI）是基于水分子运动成像原理，主要用以急性期和超急性期脑梗死的诊断，缺血后数分钟即可显示异常高信号，10～14 日后高信号开始降低。DWI 在一定程度显示不可逆的梗死灶，磁共振灌注成像（PWI）则显示脑梗死的低灌注区。利用灌注减低与弥散异常范围的差异，可用于估计缺血"半暗带"的范围。

2. CT 血管成像（CTA）、磁共振血管成像（MRA）、数字减影血管成像（DSA）

CTA 头颈部检查可以发现颅内及颈部血管狭窄梗死部位，扫描完成后图像重建可获得容积再现（VR）、最大密度投影（MIP）及多平面重建（MRP），实现颅颈血管立体多角度筛查，最小血管直径为 0.6 mm，2 mm 以下血管显示率为 98.5%。

3. 增强磁共振血管造影（DCEMRA）

DCEMRA 较非对比增强磁共振血管成像对血管腔的显示更加可靠，评估狭窄程度更加真实。CTA 是血管内直接注射造影剂，通过薄层扫描，计算机三维重建显示血管结构，可以多角度观察、分辨血管结构，并且根据需要选择或保留骨性结构作为影像及解剖定位参照是重要的血管成像技术，应予推荐。

CTA、MRA 是目前脑血管病检查中无创检查主要手段，可实现脑血管病"初步筛选"，结合临床可以使相当一部分患者完成诊断，而不需要血管造影检查。

脑血管复杂病变 DSA 仍然是诊断的"金标准"，并且 3D-DSA 对血管构造的反应更加精确、直观，CTA、MRA、DSA 的综合应用对脑血管病的诊断、治疗方案选择非常重要。对缺血性脑血管疾病的诊断，可以清楚、直观、立体地显示缺血的责任血管、狭窄及梗阻位置，对于颈动脉狭窄，可明确狭窄程度及长度，但对于动脉斑块的诊断不如彩色超声。

4. CT 灌注成像（CTP）和磁共振灌注成像（PWI）

CTP 是在静脉注射对比剂的同时，对所选层面进行连续多次扫描，观察对比剂在脑组织血管内的动态变化过程，并获得某一像素的时间密度曲线，根据数学模型计算出脑血流量（CBF）、脑血容量（CBV）、平均通过时间（MTT）和最大峰值时间（TTP），能准确反映脑组织血流灌注情况，并通过 CTP 图像中 CBF、CBV 和 MTT 的变化来判断不同区域的缺血程度，进而评价血流动力学改变。320 排 CT（也称全脑 CTP）在血管增强和全脑灌注方面有其独特的优势，具有更大的扫描范围，能够缩短扫描时间，降低容积效应，减少放射性对比剂的用量。研究表明，在急性大脑中动脉供血区卒中患者中，病灶侧的 CBF、CBV 和 MTT 与对侧相比存在显著差异，其中以 MTT 最为敏感，CBF 次之。研究表明，CTP 对诊断 3 小时内急性发作的缺血性脑卒中敏感度为 64.6%，准确度为 76%。

TIA 患者行全脑 CTP，可表现为 TTP 和 MTT 明显延长，CBF 轻度降低，CBV 轻度增高，这种灌注异常表现属于脑梗死前期 I 2 期；患侧 TTP 和 MTT 明显延长，CBF 有轻度降低，CBV 基本正常，属于脑梗死 II 1 期，提示脑灌注压下降引起脑局部血流动力学异常，并且脑局部循环储备力开始失代偿，导致神经元功能发生异常，若不及时干预，CBF 下降到超过脑代谢储备力，就会引起神经元形态学改变，从而发生不可逆的脑梗死。

CTP 显示病灶的中心区及周边区各相对灌注参数值差异均有显著性。CTP 不仅能早期发现缺血灶，还可运用 CBF 图与 CBV 图的不匹配区来确定缺血半暗带的存在和范围。

磁共振灌注成像（PWI）也是提供组织血流动力学检查重要手段，灌注参数有相对脑血容量（rCBV）、相对脑血流量（rCBF）、相对最大峰值时间和 MTT 等，其中 MTT 是一个非常敏感的指标。PWI 评价血流动力学改变与 CT 灌注彩色成像基本一致，但是 rCBV 及 rCBF 比 CTP 准确性稍高。

5. 超声检查

（1）多普勒超声检查（TCD）：可以判定基底动脉环、大脑前动脉、大脑中动脉、大脑后动脉、颈内动脉颅内段及椎基底动脉等颅内大血管的血流方向、血流速度和搏动指数

（PI）等，依此可判定哪根血管有病变。TCD 血流速度是反映管腔大小直接的、最敏感的指标，根据血流速度的变化和频谱所反映正常层流的消失、涡流的出现，以及两侧血流速度不对称，可以诊断管径减少超过50%的狭窄，对于未超过50%的狭窄则难以明确诊断。

（2）血管超声：缺血性脑血管病的血管超声是诊断颈总动脉及颈内动脉狭窄程度及原因的较好手段，能够对颈动脉粥样斑块的大小、形状、血管狭窄程度、血流速度、方向作出准确判断。

6. 视网膜中心动脉压的测定

颈内动脉的颅外段严重狭窄或闭塞时，大多数患者同侧的视网膜动脉压比对侧低。用眼动脉压测量计测量两侧视网膜中心动脉的收缩压及舒张压，如果两侧的压力相差20%以上则有诊断意义。

7. 血流储备能力的评价

脑血流储备能力的评价对评价患者的高危状态及预后、治疗选择有重要意义，目前评价方法有正电子发射断层显像（PET）、氙-CT（Xe-CT）、单光子发射计算机断层显像（SPECT）、CTP、PWI 等。

Xe-CT 脑灌注成像技术是一种传统测定活体组织灌注的影像学方法，应用稳态氙气与CT 联合来测量脑血流量，能提供准确定量的脑血流量值，并且可以作为评估侧支循环、脑血管储备能力的手段。由于 Xe-CT 灌注成像能够准确地测量脑血流量，并能通过负荷试验测量脑血管储备能力，因此可以超早期显示脑缺血的血流灌注情况，且能够发现缺血半暗带，为缺血性脑血管病的超早期诊断提供可靠的影像学信息，从而为制订有效的防治方案提供依据。

PET 能够提供脑组织的结构和功能信息，定量测定脑血流和灌注，是测定脑血流和灌注的"金标准"，但较高的费用限制了其临床应用。Xe-CT 因 Xe 具有放射性且来源困难，限制了其临床应用。SPECT 不能提供脑血管的形态学信息。临床较多应用 CTP 及 PWI 来进行脑血流储备评估。

四、缺血性脑血管疾病的治疗

缺血性脑血管病的治疗包括病因治疗、对症治疗，分为内科治疗、介入治疗及外科治疗。颈内动脉狭窄被认为是脑缺血疾病的重要原因，采用内膜剥脱还是选择支架治疗一直以来有较多争论，目前研究表明采用内膜剥脱仍然是首选治疗方式。

（一）内科处理

TIA 的治疗主要是病因治疗及预防。有报道，TIA 发作后 1 个月内发生卒中的机会是4%～8%；在第 1 年内发生卒中的机会是12%～13%；以后 5 年则高达24%～29%。TIA 发生率在椎基底动脉供血区明显低于颈内动脉供血区，且后循环预后一般较前循环好。临床治疗包括控制高血压、降低血黏度、改善高凝状态、控制血糖，如患者有冠心病、心律失常、心功能不全和瓣膜病，还应治疗心脏疾患。

脑栓塞治疗中有效的预防很重要。心房颤动患者可采用抗心律失常药物或电复律。如果复律失败，应采取预防性抗凝治疗。抗凝法目的是预防形成新的血栓，杜绝栓子来源，或防止栓塞部的继发性血栓扩散，促使血栓溶解。由于个体对抗凝药物敏感性和耐受性有很大差异，治疗中要定期监测凝血功能，并随时调整剂量。在严格掌握适应证并进行严格监测的条件下，适宜的抗凝治疗能显著改善脑栓塞患者的长期预后。血管扩张剂如罂粟碱或亚硝酸异戊酯对于部分发病后 2~3 小时心源性脑栓塞患者有一定疗效。气栓处理应采取头低位、左侧卧位；减压病尽快给予高压氧治疗，可减少气栓，增加脑细胞供氧。当有癫痫发作时，抗癫痫治疗同时停止应用神经兴奋性药物，适当脱水治疗并严密观察。脂肪栓的处理可用扩容剂、血管扩张剂、5% 碳酸氢钠注射液 250 mL 静脉滴注，每日 2 次。足量的抗生素抗感染治疗是感染性栓塞的主要治疗手段。

脑梗死属于急症，病死率约为 10%，致残率可达 50% 以上。存活者的复发率高达 40%，脑梗死复发可严重削弱患者的日常生活和社会功能，而且可明显增加死亡率。脑梗死溶栓治疗适宜时间窗为发病 4.5 小时，尽可能静脉溶栓治疗，发病 6~8 小时内仍可进行适当的急性期血管内干预。脑梗死治疗强调个体化和整体化治疗，与神经外科、康复治疗努力实现一体化治疗，提高治疗效果和改善预后。

1. 一般治疗

（1）基础治疗：卧床，避免和处理引起颅内压增高的因素，如头颈部过度扭曲、激动、用力、发热、癫痫、呼吸道不通畅、咳嗽、便秘等，控制血压、血糖。高颅压症状明显者，可静脉滴注甘露醇，必要时也可用甘油果糖或呋塞米等。

（2）控制血压：脑梗死急性期患者并发有高血压时一般不建议降压治疗，血压降低会减少脑灌注，加重梗死区或半暗带的缺血，使病情加重。有高血压病史者 24 小时病情稳定后再给予系统降压药物治疗；对于平均动脉压超过 130 mmHg 或收缩压超过 180 mmHg，使用降压药物，并首选口服降压药。

（3）控制血糖：空腹血糖应 <7 mmol/L，糖尿病血糖控制的靶目标为 <6.5 mmol/L，必要时可通过控制饮食、口服降糖药物或使用胰岛素控制高血糖。在急性期血糖超过 11.1 mmol/L时可给予胰岛素治疗，治疗高血糖同时应注意避免低血糖，血糖低于 2.8 mmol/L时可给予 10%~20% 葡萄糖口服或注射治疗。

2. 抗血小板聚集及抗凝药物治疗

急性期（脑梗死发病 6 小时至 2 周，进展性卒中稍长）的抗血小板聚集推荐意见包括：①对于不符合溶栓且无禁忌证的缺血性脑卒中患者应在发病后尽早给予口服阿司匹林 150~300 mg/d。急性期后改为预防剂量 50~150 mg/d；②溶栓治疗者，阿司匹林等抗血小板药物应在溶栓 24 小时后开始使用；③对不能耐受阿司匹林者，可考虑选用氯吡格雷等抗血小板治疗。抗血小板药物的选择以单药治疗为主，氯吡格雷（75 mg/d）、阿司匹林（50~300 mg/d）都可以作为首选药物。对于有急性冠状动脉疾病（如不稳定型心绞痛，无 Q 波心肌梗死）或近期有支架成形术的患者，推荐联合应用氯吡格雷和阿司匹林。

抗凝治疗主要包括肝素、低分子肝素和华法林。其应用指征及注意事项包括：①无抗凝禁忌证的动脉夹层患者发生缺血性脑卒中或者 TIA 后，首先选择静脉肝素，维持活化部分凝血活酶时间 50~70 秒或低分子肝素治疗；随后改为口服华法林抗凝治疗（INR 2.0~3.0），通常使用 3~6 个月；随访 6 个月如果仍然存在动脉夹层，需要更换为抗血小板药物长期治疗；②溶栓后还需抗凝治疗的患者，应在 24 小时后使用抗凝剂；③少数特殊患者（如主动脉弓粥样硬化斑块、基底动脉梭形动脉瘤、卵圆孔未闭伴深静脉血栓形成或房间隔瘤等）的抗凝治疗，可在谨慎评估风险、效益比后慎重选择；④对大多数急性缺血性脑卒中患者，做好不进行早期抗凝治疗。

3. 降低血浆纤维蛋白原治疗

很多研究显示，脑梗死急性期血浆纤维蛋白原和血液黏滞度增高，蛇毒酶制剂可显著降低血浆纤维蛋白原，并有轻度溶栓和抑制血栓作用。对不适合溶栓并经过严格筛选的脑梗死患者，特别是高纤维蛋白血症者可选用降纤酶、巴曲酶、安克洛酶等治疗。

4. 其他药物

目前常用的神经营养药物有神经节苷脂、依达拉奉、丁基苯酞等。对一般缺血性脑卒中患者，不推荐扩容及扩血管治疗，脑卒中后早期血液稀释疗法有降低肺栓塞和下肢深静脉血栓形成的趋势，但对近期或远期病死率及功能均无显著影响。1 次痫性发作不建议长期使用抗癫痫药物，脑卒中后 2~3 个月再发的癫痫应常规抗癫痫治疗。

5. 康复治疗

应尽早康复治疗，有研究结果显示，脑梗死发病后 6 个月内是神经功能恢复的"黄金时期"，对语言功能的有效康复甚至可长达数年。

（二）血管内治疗

血管内治疗主要包括急性期的动脉内溶栓、狭窄动脉内膜旋切术和狭窄动脉支架置入、机械碎栓、机械取栓、血管内血栓抽吸等。溶栓治疗是目前最重要的恢复血流措施，重组组织型纤溶酶原激活剂（rt-PA）和尿激酶（UK）是我国目前使用的主要溶栓药，目前认为溶栓治疗时间窗为 4.5 小时内或 6 小时内。溶栓治疗有静脉溶栓及动脉溶栓两种方法。动脉溶栓使溶栓药物直接到达血栓局部，理论上血管再通率应高于静脉溶栓，且出血风险降低，目前尚无证据表明动脉溶栓效果优于静脉溶栓，机械碎栓、机械取栓、血管内血栓抽吸等治疗目前国内外虽有文献报道，但由于对设备及技术要求高，术中及术后颅内出血风险增加，其效果有待临床进一步证明。

1. 静脉溶栓

（1）适应证：年龄 18~80 岁；发病 4.5 小时以内（rt-PA）或 6 小时内（尿激酶）；脑功能损害的体征持续存在超过 1 小时，且比较严重；排除颅内出血，且无早期大面积脑梗死影像学改变。

（2）禁忌证：近期有过出血性疾病或手术及有出血倾向者；脑出血，蛛网膜下腔出血；近 3 周内有胃肠或泌尿系统出血；近 2 周内进行过大的外科手术；凝血机制异常，血小板严重减少者；严重心、肝、肾功能不全；严重糖尿病及高血压；妊娠患者。

（3）静脉溶栓方法：①对缺血性脑卒中发病 3 小时内和 3~4.5 小时的患者，尽快静脉给予 rt-PA（0.9 mg/kg）溶栓治疗，其中 10% 在 1 分钟内静脉推注，其余持续滴注 1 小时；②发病 6 小时内的缺血性脑卒中患者，如不能使用 rt-PA 可考虑静脉给予尿激酶，应根据适应证严格选择患者，使用方法为尿激酶 100 万~150 万 U，溶于生理盐水 100~200 mL，持续静脉滴注 30 分钟。

2. 血管扩张术

球囊血管成形术和支架置入术最初用来治疗颅内动脉粥样硬化性脑血管狭窄，预防急性卒中。Phatouros 应用球囊扩张术和支架置入术，使动脉粥样硬化性卒中患者闭塞的血管得到再通。目前应用的主要有 Wingspan、Neuroform、Enterprise、Leo 以及 Solitaire 等自膨式支架。自膨式支架具有良好的顺应性，血管痉挛的发生率较低，但它只适用于直径超过 2 mm 的血管。血管痉挛是术中及术后最常见并发症。支架置入后需要抗血小板聚集治疗，存在出血的风险；支架置入术可能引起迟发性的支架内狭窄。但由于术后恢复快，创伤较小，多数患者仍然选择，临床应用较多。

可回收支架是用于治疗急性缺血性卒中的装置。这种支架在急性缺血性卒中患者治疗的过程中，可起到再通闭塞管腔的作用，随后可被回收，不作为永久性置入。在回收的过程中，可以同时作为血栓切除装置。缺点是增加血管壁内皮损伤、血管痉挛的风险。

（三）外科手术治疗

1. 颈内动脉内膜切除术（CEA）

20 世纪 50 年代，Fisher 等在研究颅外颈动脉疾病与脑梗死之间关系时证实了颅外颈动脉疾病是引起短暂性脑缺血发作（TIA）及脑卒中的重要原因，并指出动脉粥样硬化多发生于颈动脉分叉部位，而分叉远端的颈内动脉分支和颅内血管则较少受累。手术切除受累的血管内膜既解除了颈动脉的狭窄，可迅速有效地改善脑供血及预防脑卒中。自 Stully 等 1953 年开始尝试进行颈动脉内膜切除术（CEA）以来，CEA 已成为脑血管手术中最常实施的方法之一。CEA 手术对有或无症状颈动脉严重狭窄者均有明显疗效，可减少脑卒中发生和 TIA 进行性加重，已经产生脑梗死灶（多为腔隙性梗死）的可阻止梗死灶进一步扩大。

（1）适应证。

1）反复单侧颈动脉系统 TIA，颈动脉狭窄超过 70%。如双侧动脉均有狭窄，有症状的一侧先手术；双侧均有症状时，狭窄较严重侧先手术，3 周后再做对侧手术；如双侧狭窄相似，选择前交通充盈侧先手术。如颈动脉近端、远端均有病灶，应选近端先手术。

2）TIA 表现为短暂单眼盲（黑矇）发作或不完全性脑卒中，CT 无大的梗死或出血性梗死及占位征象，增强 CT 无血—脑脊液屏障破坏表现，尽管颈动脉狭窄程度未达到上述标准，也应手术。

3）颈动脉狭窄并发椎基底动脉供血不足症状，后循环主要由前循环供血者。

4）无症状颈动脉狭窄者应根据狭窄程度、侧支循环、溃疡斑部位、是否出现梗死灶决定。

5）轻型进行性脑卒中内科治疗无效者，并有"2）"的 CT 条件。

（2）禁忌证。

1）中、重型完全性脑卒中。

2）有严重冠心病或其他器质性病变者。

3）颈动脉狭窄范围超过乳—颚线（乳突尖与下颚角连线）达颅底，颅外手术不可到达。

4）颈动脉完全阻塞，并且血管造影显示没有侧支逆流到达岩骨段 ICA。

（3）围手术期危险因素（Mayo Clinic 标准）评估：根据患者的神经功能状态、全身情况和血管造影发现，患者出现神经功能障碍的风险最大，其次是全身情况，最后是血管造影结果。

（4）颈动脉内膜切除方法：采用胸锁乳突肌前缘切口，显露颈总动脉、颈外动脉和颈内动脉近端，阻断颈部血管前，静脉注入肝素（1 mg/kg）抗凝。在手术显微镜下，沿颈总动脉和颈内动脉前壁切开血管，用剥离子分离形成硬化斑块的血管内膜，动作轻柔仔细，防止穿破颈动脉壁，斑块切除完成后，头部血管端进行血管外膜固定 1～2 针，防止夹层、血栓形成阻塞血管。血管切口用血管缝合线（如 Prolene 6-0 Ethicon 缝线）连续缝合，当缝合完最后一针打结时，要放开颈内动脉放血冲洗残留的斑块碎屑和空气。缝合完成后先放开颈外动脉，再放开颈总动脉，最后放开颈内动脉。局部止血后，术中 B 超检查血管内腔情况，若有管腔狭窄、内膜漂浮等现象，立即拆开缝线进行处理。术后用抗凝剂不是必须，用氯吡格雷或阿司匹林抗血小板聚集，治疗半年。

术后血压的控制非常重要。狭窄的颈内动脉恢复畅通，血流量显著增加，颅内血流量及血流压力相应增加，同时由于颈动脉窦刺激，血压在术后波动较大，造成颅内出血风险较大。因此，术后应严格控制血压，使血压下降至原来收缩压 2/3，必要时辅以镇静治疗。

（5）颈动脉临时转流管使用指征和方法：患者经全身麻醉后，术中进行电生理监测及经颅多普勒超声（TCD）。显露颈部血管后，首先试验性阻断术侧颈内动脉，如 M1 段血流明显下降，电生理监测波幅明显降低，则认为存在侧支循环代偿不良，需用颈动脉临时转流管。将颈动脉临时转流管的两端分别插入颈总动脉近端切口和颈内动脉远端切口内，通过止血带并充盈转流管两端球囊，排气后即可开放转流管并继续手术。颈动脉缝合至最后 3～4 针时，抽空转流管两端的球囊，取出转流管，再次阻断血管并完成血管缝合。

（6）术中监测：术中脑电图、体感诱发电位、TCD 使用可提高手术的安全性。术中评价和监测脑血流状态，对保证术侧脑血流灌注充足是十分必要的。脑电图或体感诱发电位监测术区电活动变化，以间接了解术侧脑血流是否充足。TCD 持续监测术侧大脑中动脉血流速度；直接测定术侧颈内动脉远端反流压，以确定颈内动脉颅内段的代偿状况。

2. 去骨瓣减压术

发生在颈内动脉末端或大脑中动脉主干的大面积脑栓塞，以及小脑梗死可发生严重的脑水肿，继发脑疝，应积极进行脱水、降颅压治疗，同时尽快进行去骨瓣减压术。

动物实验证实，大脑中动脉被阻断的时间越长，梗死区越大，水肿范围越广，造成的神经功能障碍也越严重。中动脉夹闭 1～2 小时可引轻微神经功能障碍；夹闭 4 小时出现小梗死区，中度神经功能障碍；夹闭 6～24 小时出现大面积脑梗死、偏瘫及昏迷。2 小时后恢复血供，可出现进行性脑水肿；6～24 小时后恢复血供，则出现梗死区出血。因此，实施血管重建手术可恢复脑缺血区血流循环，但进行性的水肿和出血常导致手术失败，手术的时机、手术方式应慎重选择。

用手术建立低流量侧支循环（采用间接血流重建 + 直接血流重建），STA - MCA 吻合，引起梗死区出血的概率较低。目前对于大面积脑梗死的治疗，可颞肌贴敷、去骨瓣减压，同时选择性应用 STA - MCA 吻合。如果患者已经脑疝形成，颅内压非常高，过长时间暴露脑组织会加重脑的缺血损害。为了使颞肌与脑皮质有较好血管重建，硬脑膜提倡放射状切开，且不主张用人工脑膜。对于脑梗死患者是否适合血管吻合手术，目前尚有较多争论。

五、疗效与展望

对于颅内血管狭窄、闭塞造成的脑缺血疾病，颅内外血管直接、间接重建是目前重要的治疗手段。1967 年 Yasagil 和 Donaghy 应用颞浅动脉与大脑中动脉吻合。1985 年一项前瞻性国际多中心研究结果证实，搭桥手术对颅内动脉狭窄或闭塞的治疗是无效的，尤其是大脑中动脉组。随着医学技术的进步，脑血管病检查手段的提高，重新思考、分析后许多学者认为，以往有些研究的设计存在很多不足，研究组没有纳入脑灌注血流动力学因素，并且有些中心病例数量过少，搭桥手术的效果应重新评价。随着神经外科显微技术的不断进步，颅内外血管搭桥技术重新得到发展。

关于颈内动脉狭窄的支架（CAS）治疗和 CEA 治疗随机对照研究显示：7 日以内症状发生率 CAS 高于 CEA；30 日卒中或死亡的发生率，支架术后（9.6%）显著高于内膜剥脱术后（3.9%），ECA 仍然是颈动脉狭窄治疗首选。

（尹　磊）

第四节　烟雾病

一、概述

烟雾病又称脑底异常血管网病，是以脑血管造影发现双侧颈内动脉虹吸部及大脑前、中动脉起始部严重狭窄或闭塞，颅底软脑膜、穿通动脉等小血管代偿增生形成脑底异常血管网为特征的一种慢性脑血管闭塞性疾病。该病于 1955 年由日本学者报道，因在血管造影中，脑底的异常血管形状酷似烟雾（日语发音为 moyamoya），故称为烟雾病。据日本的研究报道，该病年发病率为 0.35/10 万，患病率为 3.16/10 万。烟雾病病例报道以日本最多，中国和亚洲其他国家次之。在白种人和黑种人中均有发现，但病例数很少。

烟雾病的发病率在东亚最高，在欧美则极少见。此病可见于任何年龄段，男女均可患病，女性发病率略高（1.7∶1）。其发病年龄有 2 个高峰期：第 1 个高峰在 10~14 岁的儿童，通常以缺血性卒中为主要表现；第 2 个高峰在 40 岁左右，通常表现为出血。本病呈现一定的家族遗传性，黄种人中有 8%~15% 的患者存在家族史。

二、病因与发病机制

研究表明，该病的发生是多种因素相互作用的过程，但其确切的机制仍不十分清楚。基因学的研究表明，在染色体 3p、6q 和 17q 位点上以及在染色体的 8q23 和 12p12 位点上均存在该病的遗传连锁现象。Mineharu Y 报告了常染色体 17q25 的突变在烟雾病的发生中起着决定性的作用。Aoyagi 等在对烟雾病患者的平滑肌细胞进行的脱氧核糖核酸合成实验中发现了血管平滑肌上的沉淀物及相关的慢性炎症反应所致的一种血管壁的迟发型修复机制，导致了颅内血管的进行性闭塞。一些研究表明，血管生长因子可能是烟雾病新生血管的应答递质。总之，烟雾病的发生可能是遗传和环境共同作用的结果。

烟雾病属于先天性或后天获得性疾病迄今仍存在争议。烟雾病多发生在日本及亚洲，部分病例有家族史。发病与一定的 HLA 表型或与一些先天性疾病（如镰状细胞贫血、唐氏综合征等）有关，提示遗传因素在烟雾病的病因中可能起作用。虽然遗传因素与发病的易感性可能有关，但烟雾病多数是散发的，且临床表现和疾病的进展不符合先天性疾病的特点，提示后天获得性因素可能与烟雾病的发生和进展有一定关系。由此提出了多种病因假说，包括伴或不伴自身免疫机制的血管炎、感染、血栓、青少年动脉粥样硬化、颅脑外伤、交感神经末梢异常和放射治疗后等。国内有关的系列研究提出，将烟雾病分为继发性和原发性两类，前者继发于神经纤维瘤病、颅咽管瘤、结核性动脉炎、颅脑外伤或放射治疗后等情况，后者为变态反应性脑血管炎所致。一般的烟雾病即指原发性者。

目前烟雾病的病因虽然不明，但下列观点被普遍接受：基底动脉环的主要分支（包括双侧颈内动脉末端）严重狭窄或闭塞是该病的主要病变；由侧支血管形成的脑底异常血管网是继发于脑缺血的改变；临床脑血管意外是继发于血管病变的表现，包括颅内出血、梗死或短暂性脑缺血发作（TIA）。基底动脉环主干血管内膜增厚，管腔狭窄或闭塞的原因尚未完全清楚，但已发现增厚的内膜是由中层增生的平滑肌细胞穿过断裂的内弹力层迁移至内膜所致。这种改变可能与细胞外基质成分如弹力蛋白、胶原和其他蛋白多糖的解剖及生化改变有关。据推测平滑肌细胞在内膜的迁移及增生可能由血管内膜损伤诱发，但引起血管内膜损伤的原因尚不完全清楚。

基底动脉环和其主要分支特别是颈内动脉末端和大脑前、中动脉主干变细、变硬，切面见管壁增厚、管腔狭窄或闭塞。动脉内膜明显增生，增生的细胞为平滑肌细胞，内弹力层高度迂曲、分层、断裂；中膜萎缩变薄，平滑肌细胞明显减少；外膜改变不明显。脑底可见基底动脉环发出过度生长和扩张的深穿动脉，卷曲并交织成网状，即血管管腔大小不等的异常血管网。在基底动脉环和其主要分支还可见血栓和动脉瘤。在疾病不同时期可出现脑梗死、脑内出血、蛛网膜下腔出血等各种病理改变。

三、临床表现

起病年龄范围 2～65 岁，以儿童和青少年多见。有 10～14 岁和 40 岁左右两个发病年龄高峰。临床症状和体征由脑血管意外所致，主要为缺血性和出血性两组症状。根据初发症状和频率，烟雾病的缺血型占 63.4%，出血型占 21.6%，癫痫占 7.6%，其他占 7.5%。10 岁以下儿童患者以缺血型为主，表现为反复发生的 TIA 或脑梗死，可出现运动、意识、语言和感觉障碍，部分患者可由明显头痛、视力障碍，是由于疾病早期脑底主干动脉狭窄或闭塞，代偿血管尚未很好形成所致。脑缺血症状可因过度换气而诱发，诱发因素包括哭泣、咳嗽及紧张。长期的缺血可导致智力发育迟缓。部分患者也可表现为不自主舞蹈样运动。成人患者特别是女性以出血型为主，较儿童患者更常发生脑室、蛛网膜下腔和脑内出血。多由于侧支血管或相关动脉破裂所致。头痛、意识障碍和肢体瘫痪是常见症状，大量出血可导致死亡。所有患者都可有癫痫发作，但多见于 10 岁以下儿童患者。

四、诊断与鉴别诊断

1. 实验室检查

主要是感染、免疫等方面的检查，有助于进一步确定病因。

2. TCD 检查

可发现双侧前循环脑动脉狭窄或闭塞，部分患者大脑中动脉供血区可检测到多条低流速、频谱紊乱的血流信号，结合临床特点有助于筛查烟雾病。但因受操作水平及骨窗的大小影响，其可靠性有限。

3. CT 和 CTA 检查

CT 表现与临床类型有关。出血型患者常规 CT 扫描显示脑室系统、蛛网膜下腔、脑叶或基底节区的高密度影像（图 7-4）。缺血型患者显示相对较小、多发并局限在脑皮质和皮质下区的低密度影像。CTA 可显示烟雾病特征性的血管狭窄和颅底异常血管网，对诊断烟雾病具有重要意义。

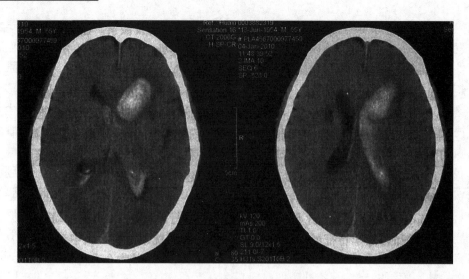

图 7-4　脑室内出血 CT 表现

4. MRI 和 MRA 检查

MRI 能显示 CT 不能显示的小病灶，如小的腔隙性梗死、脑萎缩或轻度脑室扩大。明显的烟雾血管在 MRA 上表现为细小的异常血管影，可出现流空现象，特别是儿童患者更为明显（图 7-5）。细小的烟雾血管，特别是在成人患者，MRI 和 MRA 则不易显示。通常认为，如果 MRI 和 MRA 已明确显示上述改变，烟雾病的诊断即可确定。由于 MRI 和 MRA 为无创性检查，有成为烟雾病临床研究的主要诊断工具的趋势。

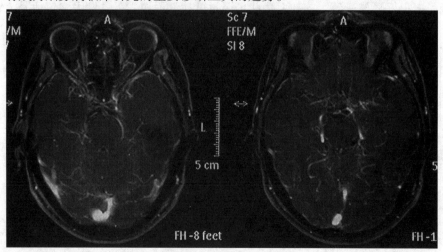

图 7-5　烟雾病 MRI 表现

5. 血管造影

DSA 是诊断烟雾病的"金标准"，可显示双侧颈内动脉虹吸段，大脑前、中动脉起始段狭窄或闭塞，伴脑底异常血管网，如吸烟后吐出的烟雾。还可发现动脉瘤。Suzuki 等根据血管造影的表现将烟雾病的进展分为 6 个阶段：①颈内动脉狭窄期；②烟雾血管初发期；③烟雾血管发展加重期；④烟雾血管形状缩小期；⑤烟雾血管数量减少期；⑥烟雾血管消失期。图7-6可见颈内动脉虹吸段狭窄，大脑中动脉起始部闭塞，脑底异常血管网，并可见多发小动脉瘤。

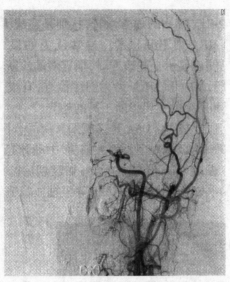

图7-6 烟雾病 DSA 表现

儿童或青壮年反复出现癫痫、认知功能障碍、TIA 或颅内出血即应考虑本病的可能。DSA 可帮助确诊。如 MRA 或 CTA 已清楚显示有关病变，也可确定诊断。诊断明确后应进一步寻找可能存在的原因。同时由于烟雾病因不明，因此必须排除其他具有相似临床表现和影像学特征的疾病，如脑膜炎（尤其是结核性脑膜炎）、动脉硬化、自身免疫性疾病、血管炎、唐氏综合征、von Recklinghausen 病、放射后动脉病和肌纤维发育不良等。

五、治疗

烟雾病治疗方案的选择依赖于患者的临床表现及临床分期，对已知病因的烟雾病患者，应积极治疗原发疾病。有研究表明，当患者出现 TIA 等脑缺血症状时，应尽快进行 PET、SPECT 等检查，以评估其脑灌注储备情况，以此协助确定手术指征。当脑灌注储备尚属正常范围时，宜暂行内科保守治疗，否则过于积极地进行血管重建手术则可使脑组织过度灌注导致颅内压升高，甚至出现正常灌注压突破综合征；而当脑灌注储备已下降时，则宜进行手术治疗。但由于缺乏随机或大样本患者的长期随访，目前并无明确的治疗建议。

（一）内科治疗

目前尚无疗效肯定的针对烟雾病的药物，治疗主要以对症治疗为主，包括血管扩张剂、抗凝药、止血药、抗癫痫药及激素。主要是治疗相应的脑血管意外及对症处理。

（二）外科治疗

外科手术的目的主要是提供有效的血管重建防止脑缺血，同时血管重建后能够加快脆弱侧枝血管的退化，进而降低脑出血的风险。目前烟雾病外科血管重建的方法分为直接血管重建和间接血管重建两种。

1. 直接血管重建

典型的直接血管重建的方法即进行颞浅动脉—大脑中动脉吻合术（STA-MCA），也有采用枕动脉—大脑中动脉分支吻合术及枕动脉—大脑后动脉吻合术等手术方式。理论上该方法直接可行，其优点在于可以立即增加脑组织血供，降低烟雾血管负荷，从而降低了出血的风险，但实际中由于存在血管管径不合等困难，手术操作难度大，手术技术要求高，对患者血管有特定的要求，而烟雾病患者颞浅动脉和颅内分支血管口径常不适合直接吻合，尤其对于年龄偏小的患儿。另外，手术时临时阻断颅内血管时间较长可能会引发围手术期缺血梗死而加重病情。故多数学者认为其并非最佳术式。

2. 间接血管重建

近年来一些间接的血管重建法成为手术首选。目前常用的是脑—硬膜—动脉血管融合术（EDAS）、脑—肌肉—血管融合术（EMS）以及两种术式的不同组合，如脑—硬膜—动脉—肌肉—血管融合术（EDMAS）。间接血管重建术的优点在于手术中不必阻断大脑中动脉，操作相对简单，手术较为安全，但由于血供重建时依靠敷贴组织的血管重建，故起效较慢，且诱发癫痫的风险增大。不少学者尝试直接与间接联合应用的方式，如 STA-MCA+EMS、STA-MCA+EDMS 等，取得了较好的效果。

脑—肌肉—血管融合术（EMS）：1977 年由 Karawasa 等提出，该手术通过颞肌附着点游离肌瓣，颅骨钻孔做游离骨瓣，剪开硬膜，将颞肌缝合到硬膜上使其贴敷在脑表面，具有长期持续性增加血供的作用。但是术后常出现癫痫发作、硬膜下血肿等并发症。

脑—硬膜—动脉血管融合术（EDAS）：1981 年由 Matsushima 创用，该手术将完整连续的颞浅动脉（STA）与切开的硬脑膜边缘缝合，使切开的硬脑膜缘和 STA 与脑组织贴敷，促进颅内外侧支循环的建立（图 7-7A）。Matsushima 等随后分析了 65 例患者的手术疗效，显示 EDAS 术后患者 TIA 的发生率有明显减低。但是部分学者认为，单独行 EADS 达不到其他术式再血管化的程度。

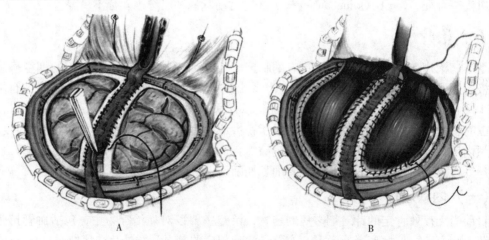

图 7-7　间接血管重建术

A. 脑—硬膜—动脉贴敷术（EDAS）；B. 脑—硬膜—动脉—肌肉—血管融合术（EDMAS）

脑—硬膜—动脉—肌肉—血管融合术（EDMAS）：1993 年 Kinugasa 提出了 EDAS 和

EMS 联合应用的术式。这种联合术式将 STA 和肌肉贴近脑表面，并将其缝合到硬脑膜的边缘，实现了很好的血管重建效果。该术式的优点是将颞浅动脉和脑膜中动脉及供应颞肌的颞前中后深动脉均作为供血动脉，有利于形成更为广泛的侧支循环（图 7-7B）。

烟雾病各种手术中需要注意的是：①必须小心保护颞浅动脉，必要时术中可用多普勒超声来确定 STA 的走行，分离时不可太靠近 STA，更不能用镊子直接夹住 STA，游离的 STA 不可过长或过短，以手术中缝合 STA 时无明显张力为宜，完全游离出 STA 后，需将其用普鲁卡因浸泡的棉垫加以保护；②剪开硬脑膜时，应注意保护脑膜中动脉和已经形成的经硬脑膜的侧支循环；③颞肌瓣的贴敷应在无张力状态下贴敷于脑表面；④骨瓣复位时，应注意避免颞肌瓣形成成角及受压，以防影响血供。

六、预后

烟雾病的手术治疗较为成功，几个对不同术式的评估研究结果显示，手术治疗一定程度上能够缓解患者缺血症状并减少出血的风险。但是，由于缺乏与烟雾病自然病程的随机对照研究，目前外科手术的指征及相关长期结果还存在争议。部分研究证实，多数患者的自然病程呈良性经过，约 80% 患者在经过一段时间后，其病情趋于稳定且症状不再进展，而一部分患者则表现为进行性恶化，尤其在年幼儿童中更为明显，部分患者甚至发生严重认知功能障碍。鉴于有限的研究资料，烟雾病明确的外科适应证并不十分肯定。手术的长期预后问题也需要进一步大样本量的研究。

（向军武）

第五节 颅内静脉血栓

颅内静脉血栓（CVT）是多种原因所致由脑静脉系统狭窄或闭塞、脑静脉回流受阻的一组血管疾病，包括颅内静脉和静脉窦血栓，病因复杂，发病隐匿，表现多样，诊断困难，误诊率较高。

一、病因与发病机制

CVT 的发病率尚不清楚，各种原因引起的血管壁病变、凝血功能亢进、血流速度减慢均可导致临床发生 CVT。CVT 病因多，病因与危险因素之间并无明确界限。2005 年新英格兰杂志报道 CVT 发病率成人为（3 ~ 4）/100 万，儿童为 7/100 万。任何年龄段都可发生 CVT，男女比例为 1：3，好发于青年女性。国外文献报道，约 75% 的患者可以找到病因，但国内报告仅 33% ~ 40% 可以找到病因。已知病因可分为感染性因素及非感染性因素，前者约占 20%，后者可能是 CVT 发生的主要原因，其中最常见为妊娠、产褥期和口服避孕药、脑外伤、恶性肿瘤、血液系统疾病、遗传、脑动静脉畸形等。近年来研究证实，凝血因子基因多态性是 CVT 形成的重要危险因素。Amberger 发现家族性 CVT 患者中，20% ~ 30% 的患者具有血栓形成的家族遗传倾向，大多数为凝血因子 V Leiden 突变。Sepulveda 等发现，凝血因子 G20210A 基因突变也可能是 CVT 的危险因素。

脑水肿和出血性梗死是 CVT 最常见病理改变。静脉或静脉窦内有凝固的血块（感染性血块可为脓栓），其引流区域的血管扩张、血流淤滞，局部脑组织水肿，梗死伴灶性出血、脑软化改变。当血栓为感染性时，则可扩散影响周围脑膜及脑组织而引起局限性或弥漫性炎症，甚至形成脑梗死区域脑脓肿。

少数静脉窦内血栓及血栓生长引起局部血流动力学改变，静脉管腔狭窄血流速度加快，开放局部硬膜内的病理性血管通道，形成脑膜动静脉瘘，直接造成脑及脑膜的动脉血液经瘘口向皮质静脉内转流，发展为蛛网膜下腔和脑实质内的出血。

二、临床表现

CVT 无特征性临床表现，症状主要取决于其血流动力学改变受累范围、相应部位的神经功能损害。颅内压增高是最常见的症状，约 80% 的患者有头痛。其他如头晕、眼部不适（包括视力障碍、眼胀和结膜充血）、癫痫、耳鸣和颈部不适等。单独大脑皮质静脉血栓的患者症状更加局限，如运动和感觉的异常，局灶癫痫等。如果血栓引起深静脉回流障碍，可影响深部核团及脑干功能，表现为出血、障碍。婴儿高颅压表现明显，喷射性呕吐，前后囟静脉怒张、颅缝分离，囟门周围及额、面、颈、枕等处的静脉怒张和迂曲。老年患者高颅压症状不明显，可出现轻微头晕、眼花、头痛、眩晕等。腰椎穿刺可见脑脊液压力增高，蛋白和白细胞数也可增高。海绵窦、上矢状窦、侧窦、大脑大静脉等不同部位的 CVT 各有不同特点。

1. 海绵窦血栓

多为感染因素（眼眶周围、鼻部及面部的化脓性感染或全身性感染）造成，非感染性血栓形成罕见，病变可累及单侧或双侧海绵窦。起病急，出现发热、头痛、恶心呕吐、意识障碍等感染中毒症状，以及球结膜水肿、患眼突出、眼睑不能闭合和眼周软组织红肿。海绵窦内走行的动眼神经、滑车神经、展神经和三叉神经第 1、第 2 支神经损害，表现为瞳孔散大、光反射消失、眼睑下垂、复视、眼球运动受限、三叉神经第 1、第 2 支分布区痛觉减退、角膜反射消失等。进一步加重可引起视盘水肿、视力障碍。

2. 上矢状窦血栓

急性或亚急性起病，最主要的表现是颅内压增高症状，如头痛、恶心、呕吐、视盘水肿等。多为非感染性血栓，与产褥期、妊娠、口服避孕药、婴幼儿或老年人严重缺水、感染或恶病质有关。约 33% 的患者仅表现为不明原因的颅内高压，视盘水肿可以是唯一的体征。可出现癫痫发作、精神障碍。额顶叶静脉回流受阻，表现为运动或感觉障碍，下肢更易受累，可发展为局灶性或完全性的癫痫。影响到旁中央小叶时会出现小便失禁。

3. 横窦和乙状窦血栓

常由中耳炎、乳突炎引起。感染症状明显，患侧耳后乳突部红肿、压痛、静脉怒张，发热、寒战、外周血白细胞增多等，可出现化脓性脑膜炎、硬膜外（下）脓肿及小脑、颞叶脓肿。血栓扩展到岩上窦、岩下窦，影响同侧三叉神经、展神经，延伸至颈静脉，出现颈静脉孔综合征，表现为吞咽困难、饮水呛咳、声音嘶哑、心动过缓和耸肩、转头无力等。

4. 大脑大静脉血栓

大脑大静脉是接受大脑深静脉回流的主干静脉，常表现为双侧病变，患者出现嗜睡，病情进展，出现精神症状、反应迟钝及记忆力、计算力、定向力的减退，手足徐动或舞蹈样动作等锥体外系表现，严重时出现昏迷、高热、痫性发作、去大脑强直甚至死亡。

三、诊断

对于有颅内压增高临床表现，排除脑脓肿、良性颅内压增高、脑炎、感染性心内膜炎、中枢神经系统血管炎、动脉性脑梗死等疾病，均应考虑脑静脉系统血栓形成的可能。

脑血管造影（DSA）被认为是诊断 CVT 的"金标准"。脑动静脉循环时间在静脉早期明显延长可至 13 秒以上；相应大静脉和静脉窦充盈缺损或不显影，可同时发生深静脉滞流，静脉窦显影时间延长，造影剂滞留，小静脉扩张、小静脉数目增多。

由于磁共振技术发展，其无创、成像迅速等特点，对较大的脑静脉和静脉窦病变显示较好，目前 MRI 及磁共振静脉血管成像（MRV）被认为是诊断 CVT 的最好手段，在急性期（0~3 日）MRI 可见 T_1 加权像正常的血液流空现象消失，呈等 T_1 和短 T_2 的血管填充影；亚急性期（3~15 日）高铁血红蛋白增多，T_1、T_2 像均呈高信号；晚期（15 日以后）流空现象再次出现。

头颅 CT 仅可发现梗死区域脑组织缺血水肿、出血改变，不能明确病因。

四、治疗

目前 CVT 尚缺乏规范化治疗方案，除一般治疗外，主要是抗凝、溶栓治疗，抗凝治疗包括静脉使用肝素及皮下低分子肝素治疗，对症治疗主要是癫痫发作的控制和高颅压控制，如并发严重高颅压脑疝、颅内大量出血，则开颅手术清除血肿、去骨瓣减压。

1. 一般治疗

（1）脑水肿治疗：根据颅内压情况，按一般治疗原则采用适当的手段，包括头抬高 30°，过度换气使 CO_2 分压为 30~35 mmHg，静脉使用渗透性利尿剂等。

（2）维持水、电解质平衡：不主张严格限制液体的摄入，适当补液有利于降低血液黏度。类固醇药物降低颅内压治疗有效性尚未得到证实，激素可促进血栓形成而加重病情。

（3）抗癫痫治疗：对于病变波及功能区、有一次癫痫发作者应常规抗癫痫治疗。

2. 肝素治疗

研究表明，肝素治疗可明显改善 CVT 患者的临床症状，预防血栓的发展，促进侧支循环建立，为闭塞的静脉窦部分或完全再通创造条件。有学者认为不考虑临床表现、病因和 CT 所见，都应用抗凝治疗，甚至出血性梗死也不是禁忌证。另有报道，CVT 在不使用抗凝治疗的情况下，仍有 40% 的患者有脑出血倾向。可能与 CVT 后静脉和毛细血管压升高，导致红细胞渗出有关。目前多数学者认为，在没有出血倾向及急性期内，CVT 患者肝素治疗是安全的。对于发生并发症的危重患者，如需进行手术，停用肝素 1~2 小时后 APTT 可正常化。低分子肝素（LMWH）使用分为静脉内肝素和皮下注射 LMWH。皮下注射 LMWH：抗活化 X 因子 180 U/（kg·24h），每日 2 次。

3. 溶栓治疗

较多报道认为溶栓治疗能迅速溶解部分血栓，改善 CVT 患者静脉血流。目前临床常用肝素＋尿激酶或肝素＋重组组织纤维蛋白酶原激活因子（rt-PA）进行溶栓治疗，并且认为 rt-PA 具有半衰期短、并发出血率低等特点。溶栓治疗采用尿激酶或 rt-PA，使用剂量、给药途径、给药方法应遵循个体化原则，因其可能并发颅内出血，对于症状较轻的患者应谨慎选择。肝素治疗后病情无改善甚至加重者，可考虑溶栓治疗。

4. 口服抗凝治疗

对于 CVT 患者是否需要长期口服抗凝治疗，目前仍然缺乏客观依据。一般认为，CVT继发于短暂的危险因素，INR 控制在 2.0~3.0，口服抗凝治疗 3 个月。对于有遗传性血栓形成倾向，如凝血因子 G20210A 基因突变、蛋白 C、蛋白 S 缺乏者建议服用 6~12 个月。多次发生 CVT 者，考虑长期抗凝。

5. 开颅手术治疗

对于并发脑出血的患者，由于脑静脉回流受阻和脑脊液吸收障碍导致急性颅内压增高，脑灌注压降低，发生脑疝时脑静脉回流障碍会进一步加剧，所以采取措施迅速降低颅内压，可显著提高脑灌注，改善脑供血，挽救患者的生命。

五、预后与展望

颅内静脉血栓及静脉窦血栓，及早诊断并规范化治疗，是神经外科医师面临的首要问题。对于临床症状严重、血栓形成进展快、脑深静脉或小脑静脉受累、化脓性栓子、昏迷及年龄过小或者并发颅内出血、脑疝 CVT 患者，预后不良。并发脑出血患者，开颅清除血肿可能会导致原位及其他部位甚至对侧再出血，治疗困难。目前有报道经动脉溶栓，多途径联合血管内治疗，支架置入，机械碎栓、取栓等治疗，治疗方法仍然处于探索阶段，疗效有待进一步观察。

（向军武）

第八章

颅内肿瘤

第一节　脑胶质瘤

　　胶质瘤来源于神经上皮，是颅内最常见的恶性肿瘤，占颅内肿瘤的 40% ~ 50% 。随着对脑胶质瘤研究的深入，许多新的诊疗方法逐渐出现并不断完善，如射频热疗、基因治疗、光动力学治疗、免疫治疗、神经干细胞治疗等。

一、临床表现

　　胶质瘤患者常有头痛、呕吐、视盘水肿等一般症状，局部症状因肿瘤侵犯部位不同而表现不同，如癫痫、视力视野改变、偏瘫、共济失调、生命体征改变等。其中，胶质母细胞瘤及髓母细胞瘤恶性程度较高，病程较短，颅内压增高症状较明显；少突胶质细胞瘤常以癫痫为首发症状，也是最常见症状；室管膜瘤，恶心、呕吐、头痛是最常见的症状，而在患儿中，视盘水肿是最常见的体征。

二、影像学检查

　　1. MRI 和 MRS 联合应用

　　单一代谢形式对肿瘤类型诊断依然有限，而在常规 MRI 影像的基础上借助于 MRS 信息而诊断正确的病例不断增加。对于患者来说，MRI 的增强对比、水肿、异质性、囊肿或坏死都是评估要素，且成为 MRS 的分组标准，再依据 MRS 数据计算每个代谢物在病变和侧体素之间的比值，相对 IRS 定量线性判别分析，将诊断正确率由 87% 提升至 91% 。MRS 通过检测特定代谢变化，可帮助 MRI 影像进一步精确诊断颅内病变的性质，合理地应用 MRS 能在临床实践中提高诊疗效率，同时可避免不必要的手术，减少手术并发症的发生。

　　2. PET-CT 检查

　　[18]FDG-PET-CT 是一种能够检测胶质瘤复发的技术，它能有效地区分反射性坏死与治疗导致的其他损伤。[18]FDG-PET 可确认机体代谢活动的损害情况，故能鉴别复发肿瘤和放射后或手术后的改变。有研究显示，[18]FDG-PET-CT 的准确度（80.85%）高于增强 MRI（68.09%），且[18]FDG-PET-CT 对 WHO Ⅲ级复发肿瘤有较高的诊断准确度（91.43%）和特异度（94.74%），但这仍需要增大亚组样本量，做进一步研究。[18]FDG-PET-CT 的优点还包括早期描述肿瘤的活动情况，有效地指导手术及放疗。虽然[18]FDG-PET-CT 诊断的效果很明

显，但临床上还要考虑其较高的假阳性率，而且，因脑组织对^{18}FDG 摄取率高和 CT 缺乏明确的病灶，故有遗漏病灶的可能。^{18}FDG-PET-CT 的敏感度较低，不建议作为检查复发的初级筛选手段，但可在 MRI 检查出病灶后，再行^{18}FDG-PET-CT 作一定的特性描述。

三、治疗

1. 外科手术治疗

手术是治疗胶质瘤最基本、最直接的方式，是最关键的一步，也是首选治疗方法。尽管显微手术技术在不断进步，但术后早期 MRI 复查证实，仅 60% 左右的脑胶质瘤可达到影像学全切除。近年来，随着显微神经外科与功能影像学技术的迅速提高，胶质瘤手术治疗正由"解剖模式"向"解剖—功能"模式加速转化，向着"保障功能的前提下最大程度切除肿瘤"进一步迈进。目前已经采用的手术新技术主要有：①术前应用功能影像学技术，包括功能性磁共振成像（fMRI）、磁共振波谱（MRS）、磁共振弥散张量成像（DTI）等；②以神经导航为主的影像学引导手术（IGS）的手术计划制订及术中应用；③唤醒麻醉技术在术中的安全应用；④术中成像技术，包括术中超声、术中 MRI 等；⑤以直接皮质电刺激技术为代表的术中脑功能定位；⑥术中荧光造影及荧光显微镜的使用。

2. 射频热疗技术

射频热疗技术已经有一百多年历史，目前已应用于临床治疗的多个方面，如实体肿瘤、心血管系统、骨骼系统、妇科疾病、疼痛医学及医学美容等领域，但在神经外科肿瘤方面，尤其是对发病率最高、预后差的脑胶质瘤的治疗，还处于试验摸索阶段。

（1）热疗与放化疗的协同作用：热疗联合放疗具有协同增敏作用，可增强对肿瘤细胞的杀伤效应，临床效果显著。热疗联合化疗也可增强灭活肿瘤细胞效果，有研究显示，单独通过动脉内用药可延长生存期，但单独通过静脉内化疗无效，联合热疗则可增强静脉内及动脉内化疗的效果。

（2）联合应用热感受性脂质体：脂质体是一种人工生物膜，作为抗癌药物载体，能降低药物毒性，保护被包封药物，且具有良好的天然通透性及靶向性，临床上已逐渐开展应用。热敏脂质体是脂质体靶向研究领域的一个热点，并一开始就与肿瘤热疗结合起来。应用温度敏感脂质体载药，结合病变部位升温，以实现药物的靶向投递，成为一种全新的脂质体靶向策略。将抗癌药封入热敏脂质体，在恶性脑胶质瘤热疗过程中，肿瘤部位被加热到设定温度以上，在加热杀死肿瘤的同时，脂质体打开并释放抗癌药，靶向性地在加热肿瘤部位高浓度释放抗癌药。

随着射频消融技术的改进、对脑胶质瘤发病机制研究的深入，以及对热敏脂质体的不断探索，以射频热疗技术联合热敏脂质体为基础的靶向热化疗技术有望成为一种有效治疗脑胶质瘤的新方法。

3. 免疫治疗

以树突状细胞（DC）为基础的肿瘤疫苗是目前免疫治疗研究的热点。DC 疫苗可激活免疫细胞，且激活的免疫细胞能精确、特异地监测整个中枢神经系统，并于首次治疗后获得免疫记忆功能，具有潜在的持久反应能力。目前，国际上正有十几项应用 DC 疫苗治疗胶质瘤的临床研究。研究表明，DC 疫苗治疗脑胶质瘤是安全的，在诱导抗肿瘤免疫的同时没有诱发自身免疫性疾病；部分临床研究结果显示，肿瘤疫苗延长了患者的生存时间。但免疫治疗的具体机制仍未完全明晰，并缺乏标准、有效的监测疗效的免疫学指标，且自身免疫性破坏、选择性免疫抵抗，以及患者的免疫调节之间的平衡问题有待于进一步的研究。

4. 分子靶向治疗

恶性胶质瘤的靶向治疗是全新的治疗理念。2009 年，美国 FDA 批准贝伐单抗用于常规治疗条件下病情仍继续恶化的多形性胶质细胞瘤患者，但目前关于贝伐单抗治疗复发胶质母细胞瘤的研究仍仅限于少数几项 II 期临床试验，大型随机对照研究尚在进行中，而国内推荐使用贝伐单抗同样是基于美国 FDA 的标准，尚存在争议。有个别研究者认为，应用贝伐单抗后肿瘤缩小可能是一种影像学上的假象，实际上肿瘤并未缩小，而是正在"积极"地向远处播散。

5. 氩氦刀冷冻消融治疗

目前，氩氦刀仅作为手术治疗的辅助手段，肿瘤经冷冻消融后术中出血减少，便于肿瘤切除，在提高了手术安全性的同时减少了术后并发症。术中 CT 和 MRI 可清晰地显示病变范围，实时监控冷冻消融形成冰球的大小，也可提供三维图像。MRI 对冰球的实时监测优于 CT，冷冻过程中的实际坏死范围与 MRI 监测图像接近，MRI 还可通过恰当的模拟软件预测并绘区。对于病灶较小或难以耐受开放性手术者，可选 CT 及 MRI 引导下微创氩氦刀冷冻消融治疗，手术可在局部麻醉下进行，肿瘤消融较为彻底，术后患者恢复快，可明显提高患者生存质量。虽然氩氦刀冷冻消融治疗恶性胶质瘤具有诸多优势，但疗效仍难以令人满意。

氩氦刀作为一种新型、有效的治疗手段，正逐渐为神经外科医生所重视。大量的基础及临床研究证实了氩氦刀外科辅助治疗和立体定向微创介入治疗的有效性和可行性。氩氦刀与化疗、放疗、基因治疗等其他治疗联合应用是冷冻治疗胶质瘤的未来发展方向。

（周小曼）

第二节　脑膜瘤

脑膜瘤多为良性，只有极少数为恶性，发病率占颅内肿瘤的第二位，仅次于胶质瘤。2007 年，WHO 将脑膜肿瘤分为四大类：脑膜上皮细胞肿瘤、间叶性肿瘤、原发性黑色素细胞性病变、血管网状细胞瘤。各大类肿瘤再细分，共有脑膜肿瘤 40 余种。脑膜肿瘤占颅内原发肿瘤的 14.4% ~19.0%，平均发病年龄 45 岁，男女发病率之比为 1：1.8，儿童少见。

一、临床表现

脑膜瘤多为良性，生长缓慢，病程较长，瘤体积较大。头痛和癫痫常为首发症状，老年患者尤以癫痫发作为首发症状。肿瘤因生长部位不同，还可出现相应的视力视野改变、嗅觉障碍、听觉障碍及肢体运动障碍等。虽瘤体较大，但大多数患者，尤其是老年患者，颅内压增高等临床症状并不明显，即使出现视神经萎缩，头痛也不剧烈，也没有呕吐。但生长于哑区的肿瘤体积较大且脑组织已无法代偿时，患者可出现颅内压增高症状，病情会突然恶化，甚至短时间内出现脑疝。脑膜瘤可致邻近颅骨骨质改变，骨板受压变薄或被破坏，甚至肿瘤穿破骨板侵犯致帽状腱膜下，此时头皮可见局部隆起。肿瘤还可致颅骨增厚，增厚的颅骨内可含肿瘤组织。

二、特殊检查

1. 脑电图检查

一般无明显慢波，当肿瘤体积较大时，压迫脑组织引起脑水肿，则可出现慢波。多为局限性异常 Q 波，以棘波为主，背景脑电图改变轻微。血管越丰富的脑膜瘤，其 δ 波越明显。

2. X 线检查

脑膜瘤导致局限性骨质改变，出现内板增厚，骨板弥漫增生，外板呈针状放射增生。无论肿瘤细胞侵入与否，颅骨增生部位都提示为肿瘤中心位置。约 10% 的脑膜瘤可致局部骨板变薄或破坏。

3. 脑血管造影

脑膜瘤血管丰富，50% 左右的脑膜瘤血管造影可显示肿瘤染色。造影像上脑膜小动脉网粗细均匀，排列整齐，管腔纤细，轮廓清楚，呈包绕状。肿瘤同时接受颈内、颈外或椎动脉系统的双重供血。血液循环速度比正常脑血流速度慢，造影剂常于瘤中滞留，在造影静脉期甚至窦期仍可见肿瘤染色，即"迟发染色"。

4. CT 检查

CT 平扫可见孤立、均一的等密度或高密度占位病变，边缘清楚，瘤内可见钙化。瘤周水肿很轻，甚至无水肿，富于血管的肿瘤周围水肿则较广泛，偶可见瘤体周围大片水肿，需与恶性脑膜瘤或其他颅内转移瘤相鉴别。肿瘤强化明显。约 15% 脑膜瘤伴有不典型囊变、出血或坏死。

5. MRI 检查

大多数脑膜瘤信号接近脑灰质。在 T_1WI 上常为较为均一的低信号或等信号，少数呈稍高信号，在 T_2WI 上呈等信号或稍高信号。脑膜瘤内，MRI 信号常不均一。MRI 还可显示瘤体内不规则血管影，呈流空效应。因脑膜瘤血供丰富，在增强扫描时呈明显均匀强化效应，但有囊变、坏死时可不均匀，其中 60% 肿瘤邻近脑膜发生鼠尾状强化，称为硬膜尾征或脑膜尾征，是肿瘤侵犯邻近脑膜的继发反应，但无特异性。瘤周常有轻、中度的脑水肿，呈长 T_1、T_2 信号影，无强化效应，这是典型脑膜瘤 MRI 信号特征，具有一定的诊断价值。不典型脑膜瘤多为 II～III 级脑膜瘤，肿瘤较大，形态多不规则，边缘毛糙，信号常不均匀，瘤周有水肿，MRI 表现多样，容易误诊。

三、治疗原则

1. 手术治疗

手术切除是最有效的治疗方法，多数患者可治愈，切除的越多，复发的概率越小。切除的范围受肿瘤的位置、大小、肿瘤与周围组织的关系、术前有无放疗等因素影响。

（1）体位：仰卧位、侧卧位、俯卧位都是常用的体位，应根据患者肿瘤的部位选择最佳体位。

（2）切口：手术入路应尽量选择距离肿瘤最近的路径，同时避开重要的血管和神经。位于颅底的肿瘤，入路的选择还应当考虑到脑组织的牵拉程度。切口设计的关键在于使肿瘤位于骨窗中心。

（3）手术要点：在显微手术镜下分离肿瘤，操作更细致，更有利于周围脑组织的保护。

血供丰富的肿瘤，可在术前栓塞供血动脉，也可在术中结扎供血血管。受到肿瘤侵蚀的硬脑膜和颅骨应一并切除，以防复发。经造影并在术中证实已闭塞的静脉窦也可切除。

（4）术后注意事项：术后应注意控制颅内压，予以抗感染、抗癫痫治疗，还应预防脑脊液漏的发生。

2. 非手术治疗

对于不能全切的脑膜瘤或恶性脑膜瘤，应在术后进行放疗；对于复发而不宜再行手术者，可做姑息治疗。

四、诊疗进展

1. 鞍区脑膜瘤的治疗进展

（1）手术治疗：鞍区脑膜瘤占颅内脑膜瘤的 4%~10%。目前最主要的治疗方法是手术治疗。80% 以上的鞍区脑膜瘤患者存在视力障碍，保留或改善视觉功能是鞍区脑膜瘤治疗的主要目的。鞍区脑膜瘤的手术入路有很多，如额底入路、翼点入路、额外侧入路、纵裂入路，以及眶上锁孔入路、经蝶窦入路等。各种手术入路各有其优缺点。

近几年兴起的眶上锁孔入路避免了常规手术入路的开颅过程，选择直接而精确的路径，微创或无创地到达病变部位。若有合适的病例实施手术，眶上锁孔入路可取得满意的疗效，但对于侵入鞍内的肿瘤及大型鞍区肿瘤切除较困难。

经蝶窦入路可避免开颅手术对脑组织的牵拉及损伤，对视神经和视交叉的干扰最小，可较早显露垂体柄，在直视下处理病灶，最大限度地避免了损伤。该入路对于局限于中线生长的，没有重要血管、神经包裹粘连的，以及蝶窦内侵犯的鞍区脑膜瘤具有明显优势。

目前微创技术备受青睐，神经内镜经蝶窦入路技术不断成熟，而各种锁孔入路如眶上锁孔入路、翼点锁孔入路、额外侧锁孔入路等也不断涌现。有分析表明，与其他入路相比，采用眶上锁孔入路及神经内镜经蝶窦入路治疗鞍结节、鞍膈脑膜瘤的患者，其术后视力恢复更好。

（2）放射治疗：随着放射外科、神经放射学的发展，放射治疗正向高剂量、高精准、高疗效、低损伤的方向不断发展，立体定向放射外科（SRS）、分次立体定向放射治疗（FSRT）、三维适形放射治疗、调强适形放射治疗等技术也不断成熟。

（3）生物学治疗：目前分子靶向治疗成为肿瘤治疗的研究热点。分子靶向治疗利用肿瘤细胞与正常细胞之间的生化及分子差异作为靶点，并依此设计靶向的抗肿瘤药物，其选择性更强，不良反应更低。有研究表明，脑膜瘤的发生和生长与内皮生长因子、血管内皮生长因子、血小板源性生长因子、转化生长因子-β 以及胰岛素样生长因子等的高表达及其相关受体上调密切相关，因此这些都可以作为潜在的靶点进行分子靶向治疗。

2. 非典型性脑膜瘤诊疗进展

非典型性脑膜瘤是 WHO Ⅱ 级脑膜瘤，介于良性脑膜瘤和恶性脑膜瘤之间。

（1）影像学进展：除了 CT 及 MRI，越来越多的学者在诊断中尝试应用一些新的影像学技术，如磁共振波谱（MRS）、磁共振弥散加权成像（DWI）、正电子发射断层显像（PET）等。研究发现，脑膜瘤 MRS 胆碱/肌酸比值、脂质/胆碱比值在不同级别的脑膜瘤中有明显的差异性；通过 DWI 评估一些表观弥散系数，也可提示脑膜瘤的分级；通过 PET 可观察到氟脱氧葡萄糖在高级别的肿瘤中高度聚集。

（2）治疗进展：关于手术，许多研究中心认为全切除术可单独作为Ⅱ级脑膜瘤治疗的首选手段，但最近有研究结果显示，单独采用全切除术效果较差，特别是对于侵袭静脉窦或颅底等部位者，术后复发率往往更高。因非典型脑膜瘤手术后复发率高，许多学者推荐行早期放疗，对非典型脑膜瘤次全切除术患者给予辅助性放射治疗。对于采取全切除术的患者，有些学者提倡放疗；但也有学者建议观察，并将放疗作为复发后的补救措施。新的治疗措施还包括立体定向放射外科（SRS）、低分次立体定向放射治疗（HFSRT）、外部照射放射治疗（EBRT）等。立体定向放射治疗多用于肿瘤残余或复发的治疗，大部分是后者。美国放射治疗肿瘤学组和欧洲癌肿研究治疗机构在非典型性脑膜瘤治疗的Ⅱ期临床试验中，采用外部照射放射治疗。HFSRT通常采用光子治疗更大、定位更准的脑膜瘤，可减少脑膜瘤治疗后水肿的发生。

3. 岩斜区脑膜瘤手术治疗进展

岩斜区位于颅底中央，位置深，与脑干相邻，周围血管、神经丰富。岩斜区脑膜瘤是岩斜区常见肿瘤，约占颅后窝脑膜瘤的50%，肿瘤基底位于颅后窝上2/3斜坡和内听道以内岩骨嵴，瘤细胞起源于蛛网膜细胞或帽细胞。目前，岩斜区脑膜瘤的手术治疗尚存在一些争议。随着手术显微镜、神经内镜、神经导航及神经电生理监测等技术的应用，以及放射神经外科的兴起，岩斜区脑膜瘤的手术策略向着多元化发展，手术风险及术后残死率均显著下降。

（1）显微外科手术。

1）额—眶—颧入路：由 Hakuba 等于1986年提出，其后又经 Francisco 等改良，适用于肿瘤主体位于幕上，并累及颅中窝、海绵窦、蝶骨，且向眶壁侵犯的岩斜区脑膜瘤。该入路优点是距肿瘤近，颞叶牵拉轻，安全性较好；缺点是对于中下岩斜及桥小脑角区暴露不佳，且手术创伤较大，耗时较长，对术者要求较高。此入路目前已很少单独使用，仅作为其他入路的补充。

2）颞下入路及其改良入路：为早期颅底手术经典入路。该入路优点是手术操作位于硬膜外，避免过分牵拉颞叶，减少血管、神经损伤，降低了手术风险。

3）经岩骨乙状窦前入路：又称迷路后入路。Sammi 于1988年提出该入路，后经改良。优点是暴露范围大，手术距离短，小脑及颞叶牵拉轻；缺点是手术创面较大，且在磨除岩骨后部时易损伤乙状窦、内耳及听神经。此外，因桥小脑角区血管、神经遮挡严重，故肿瘤暴露及手术切除较困难。

4）部分迷路切除入路：又称经半规管脚入路，于迷路后入路基础上，在上半规管及后半规管壶腹部向总脚处分别开窗，并磨除部分骨迷路，完整保留膜迷路。缺点是易损伤听神经而导致听力丧失，中耳破坏广泛致术后发生脑脊液漏，手术时间较长，风险较大。

5）枕下乙状窦后入路及其改良：经桥小脑角暴露岩斜区，视野可达岩斜区外侧部。深部及幕上因血管、神经、岩尖及小脑幕遮挡，暴露不佳。Sammi 等于2000年对该入路进行了改良，即乙状窦后内听道上入路，该入路磨除内听道上嵴，并切开小脑幕，以暴露幕上岩斜区及颅中窝，但脑干腹侧及深部斜坡的暴露仍不佳。另外，岩尖磨除及小脑幕切开过程中易损伤滑车神经、三叉神经、岩静脉及岩上窦，且对于侵犯海绵窦及与第三脑室、中脑紧密粘连的肿瘤，该入路不适用。

6）枕下远外侧入路：经侧方达颅颈交界，显露椎动脉入硬膜处，切除枕骨大孔后缘至枕骨髁或其背内侧，暴露下斜坡及脑干腹外侧部。该入路优点包括：下斜坡、枕骨大孔至 C_5 的脑干及高位延髓腹侧区域显露良好，无须牵拉脑干及颈髓；手术距离短，术野良好，可直视后组脑神经及大血管，肿瘤切除率高，且手术创伤显著降低；较易确认基底动脉、椎动脉及其分支，较易阻断或控制肿瘤血供；于冠状面显露肿瘤与延髓、颈髓的界面，可明确肿瘤与后组脑神经及血管的关系；可同时处理硬膜内、外病变，一期全切、哑铃形肿瘤。其缺点包括：中上斜坡显露欠佳；易损伤脑神经、椎动脉、颈内静脉及颈静脉球，可致乙状窦出血及栓塞；手术时间较长。

7）联合入路：根据颅底解剖特点可将颅底外科联合入路大致分为横向联合和纵向联合。横向联合包括前方及后方横向联合，前者如各岩骨侧旁入路联合额—眶—颧入路，可使术野前移，扩大暴露范围；后者如岩骨侧方入路联合枕下远外侧入路或乙状窦后入路，可使术野下移达下斜坡及枕骨大孔区域。纵向联合，即小脑幕上下联合，可使岩斜区暴露良好，通过进一步改良，又可暴露鞍上、海绵窦及颅中窝，并将术野扩大至岩斜区以外区域。联合入路的缺点包括：因术区解剖结构复杂，手术步骤繁多，对手术者要求较高；鞍上部分显露时有颞叶过度牵拉的可能；术野仍存在如三叉神经麦克囊到海绵窦后部等死角区；手术时间较长。

（2）神经导航技术在显微手术中的应用：自1986年第一台神经导航仪应用于临床以来，导航下显微手术发展迅速。应用神经导航辅助暴露颅底术区，可在保证手术安全前提下显著增加肿瘤全切率。导航的优点在于实时反馈功能，可对肿瘤实时定位，术前利于优化切口及骨窗设计，术中可准确定位肿瘤，并避开重要血管、神经。在显微手术过程中注重以下操作技巧，可有效降低手术风险，减少并发症。

1）分离肿瘤前：先放出脑池内脑脊液以降低颅压，再牵拉脑组织。

2）分离肿瘤时：暴露肿瘤与正常组织间蛛网膜界面，并沿此界面操作。术中常见肿瘤与重要血管神经粘连紧密，以及蛛网膜界面模糊的情况，需确认软脑膜界面，若此界面存在，可继续分离；若肿瘤已侵犯重要结构，而软脑膜界面已经消失，则不宜强行切除。

3）切除肿瘤时：先做包膜内处理，缩小肿瘤体积，以获得充足空间处理肿瘤基底部，切断供血动脉，最后处理肿瘤包膜。

（任　剑）

第三节　垂体腺瘤

垂体腺瘤（PA）是一组源于垂体前叶和垂体后叶及颅咽管上皮残余细胞的肿瘤，是最常见的鞍区占位性病变。调查表明，垂体腺瘤占颅内肿瘤的8%～15%。发生于垂体前叶的垂体腺瘤，良性，约占颅内肿瘤的10%，仅次于胶质瘤和脑膜瘤。尸检垂体瘤发生率接近25%。男女发病率总体相当，小于20岁或大于71岁的人群发病率很低。男女间存在明显的年龄差异：女性有两个发病高峰，即20～30岁和60～70岁；而男性的发病率则随年龄的增长而增加。垂体腺瘤常具有内分泌腺功能，因而影响机体的新陈代谢，造成多种内分泌功能障碍。按形态和功能将其分为催乳素（PRL）腺瘤、生长激素（GH）腺瘤、促肾上腺皮质激素（ACTH）腺瘤、促甲状腺激素（TSH）腺瘤、促性腺激素腺瘤、多分泌功能腺瘤、无分泌功能腺瘤等。

一、临床表现

主要是垂体激素分泌过量或不足引起的一系列内分泌症状和肿瘤压迫鞍区结构导致的相应功能障碍。

1. 内分泌功能紊乱

分泌性垂体瘤可过度分泌激素，早期即可产生相应的内分泌亢进症状。肿瘤压迫、破坏垂体前叶细胞，造成促激素减少及相应靶腺功能减退，出现内分泌功能减退症状。

（1）催乳素（PRL）腺瘤：占垂体腺瘤的40%~60%，多见于20~30岁的年轻女性，男性约占15%。PRL增高可抑制下丘脑促性腺激素释放激素的分泌，使雌激素水平降低，黄体生成素（LH）、促卵泡激素（FSH）分泌正常或降低。女性患者的典型临床表现为闭经—溢乳—不孕三联征，又称Forbis-Albright综合征。早期多出现月经紊乱，如月经量少、延期等，随着PRL水平进一步增高，可出现闭经。闭经多伴有溢乳，其他伴随症状还有性欲减退、流产、肥胖、面部阵发性潮红等。处于青春期的女性患者，可出现发育期延迟及原发性闭经等症状。男性高PRL血症，可致血睾酮水平降低，精子生成障碍，精子数量减少、活力降低、形态异常。临床表现有阳痿、不育、睾丸缩小、性功能减退，部分男性患者还可出现毛发稀疏、肥胖、乳房发育及溢乳等症状。

女性患者多可早期确诊，其中约2/3为鞍内微腺瘤，神经症状少见。男性患者往往因性欲减退羞于治疗或未注意到，故在确诊时大多PRL水平很高，肿瘤较大并向鞍上或海绵窦生长，且多有头痛及视觉障碍等症状。

（2）生长激素（GH）腺瘤：占分泌性腺瘤的20%~30%。GH可促进肌肉、骨、软骨的生长，以及蛋白质的合成。垂体生长激素腺瘤过度分泌GH，并通过胰岛素样生长因子-1（IGF-1）介导作用于各个器官靶点。若GH腺瘤发生在青春期骨骺闭合以前，则表现为巨人症；若发生在成人，则表现为肢端肥大症。

1）巨人症：患者身高异常，甚至达2m以上。生长极迅速，体重远超同龄人。外生殖器发育与正常成人相似，但无性欲。毛发增多，力气极大。成年后约40%的患者可有肢端肥大样改变。晚期可有全身无力、嗜睡、头痛、智力减退、毛发脱落、皮肤干燥皱缩、尿崩症等症状。此型患者多早年夭折，平均寿命20余岁。

2）肢端肥大症：患者手、足、头颅、胸廓及肢体进行性增大。手、足肥厚，手指增粗，远端呈球形。前额隆起，耳郭变大，鼻梁宽而扁平，眶嵴及下颌突出明显，口唇增厚，牙缝增宽，皮肤粗糙，色素沉着，毛发增多，女性患者外观男性化。部分患者可因脊柱过度生长而后凸，锁骨、胸骨过度生长而前凸，胸腔增大可呈桶状胸。脊柱增生使椎间孔隙变小从而压迫脊神经根，引起腰背疼痛或其他感觉异常；而椎管狭窄则有可能出现脊髓压迫症。因患者舌、咽、软腭、悬雍垂及鼻旁窦均可出现肥大，故说话时声音嘶哑、低沉，睡眠时打鼾。呼吸道管壁肥厚可致管腔狭窄，影响肺功能。心脏肥大者，少数可出现心力衰竭。其他器官如肝、胃、肠、甲状腺、胸腺等均可出现肥大。血管壁增厚，血压升高。组织增生可引起多处疼痛，故除头痛外，患者常因全身疼痛而被误诊为"风湿性关节炎"。少数女性患者可出现月经紊乱、闭经，男性早期性欲亢进，晚期性欲减退，尚可导致不孕不育。约20%的患者有黏液性水肿或甲状腺功能亢进，约35%的患者可并发糖尿病。患者早期精力充沛、易激动，晚期疲惫无力、注意力不集中、记忆力减退、对外界事物缺乏兴趣。

少数 GH 腺瘤患者，肿瘤大小、GH 水平高低与临床表现不尽相符，如肿瘤较大或 GH 水平显著升高，而临床表现却甚为轻微；血 GH 水平升高不显著的患者，临床症状反而明显。

（3）促肾上腺皮质激素（ACTH）腺瘤：占垂体腺瘤的 5% ~ 15%。ACTH 腺瘤多发于青壮年，女性多见。一般瘤体较小，不产生神经症状，甚至放射检查也不易发现。其特点为瘤细胞分泌过量的 ACTH 及相关多肽，导致肾上腺皮质增生，产生高皮质醇血症，出现体内多种物质代谢紊乱。

1）脂肪代谢紊乱：可产生典型的向心性肥胖，患者头、面、颈部及躯干脂肪增多，形成"满月脸"，颈背交界处脂肪堆积形成"水牛背"，四肢脂肪较少，相对瘦小。患者晚期可有动脉粥样硬化改变。

2）蛋白质代谢紊乱：可导致全身皮肤、肌肉、骨骼等的蛋白质分解过度。表皮、真皮处胶原纤维断裂，暴露皮下血管，形成"紫纹"，多见于下肢、腰部、臀部及上臂。血管脆性增加，从而易导致皮肤瘀斑，伤口易感染、不易愈合等。约 50% 的患者可有腰背酸痛，可出现软骨病、佝偻病及病理性压缩性骨折。在儿童则影响其骨骼正常生长。

3）糖代谢紊乱：可引起类固醇性糖尿病。

4）性腺功能障碍：70% ~ 80% 的女性患者出现闭经、不孕及不同程度的男性化，如乳房萎缩、毛发增多、痤疮、喉结增大、音色低沉等。

5）高血压：约 85% 的患者出现高血压症状。

6）精神症状：约 2/3 的患者存在精神症状，如轻度失眠、情绪不稳定、易受刺激、记忆力减退，甚至精神变态。

（4）促甲状腺激素（TSH）腺瘤：占垂体瘤不足 1%。TSH 腺瘤表现为甲状腺肿大，可扪及震颤、闻及血管杂音，有时可见突眼及其他甲亢症状，如急躁、易怒、双手颤抖、多汗、消瘦、心动过速等。TSH 腺瘤可继发于原发性甲状腺功能减退，可能因甲状腺功能长期减退，TSH 细胞代偿性肥大，部分致腺瘤样变，最后形成肿瘤。

（5）促性腺激素腺瘤：很罕见。促性腺激素腺瘤起病缓慢，因缺乏特异性症状，故早期诊断困难。多见于中年以上男性，主要表现为性功能减退，但无论男女患者，早期多无性欲改变。晚期大多有头痛，视力、视野障碍，常误诊为无功能垂体腺瘤。本病分 FSH 腺瘤、LH 腺瘤、FSH/LH 腺瘤 3 型。

1）FSH 腺瘤：患者血 FSH 水平明显升高。病程早期，LH、睾酮水平正常，男性第二性征正常，大多数性欲及性功能正常，少数性欲减退，勃起功能差。晚期 LH、睾酮水平相继下降，可出现阳痿、睾丸缩小及不育。女性则出现月经紊乱或闭经。

2）LH 腺瘤：患者血 LH、睾酮水平明显升高，FSH 水平下降，睾丸及第二性征正常，性功能正常。全身皮肤、黏膜可有明显色素沉着。

3）FSH/LH 腺瘤：患者血 FSH、LH、睾酮三者水平均升高。早期常无性功能障碍，随着肿瘤体积增大，破坏垂体产生继发性肾上腺皮质功能减退症状，以及阳痿等性功能减退症状。

（6）多分泌功能腺瘤：腺瘤内含有两种或两种以上的分泌激素细胞，根据肿瘤分泌的多种过量激素而产生不同的内分泌亢进症状，出现多种内分泌功能失调症状的混合症候，最常见的是 GH + PRL。

（7）无分泌功能腺瘤：多见于 30 ~ 50 岁人群，男性略多于女性。肿瘤生长较缓，不产生内分泌亢进症状。往往确诊时瘤体已较大，压迫或侵犯垂体已较严重，导致垂体分泌促激素减少，出现垂体功能减退症状。一般认为，促性腺激素的分泌最先受影响，其次为促甲状腺激素，最后影响促肾上腺皮质激素，临床上可同时出现不同程度的功能低下的症状。

1）促性腺激素分泌不足：男性性欲减退，阳痿，第二性征不明显，皮肤细腻，阴毛呈女性分布；女性月经紊乱或闭经，性欲减退，阴毛、腋毛稀少，或出现肥胖等。

2）促甲状腺激素分泌不足：患者畏寒、少汗、疲劳、乏力、精神萎靡、食欲减退、嗜睡等。

3）促肾上腺皮质激素分泌不足：患者虚弱无力、恶心、厌食、免疫力差、易感染、血压偏低、心音弱、心率快、体重偏轻。

4）生长激素分泌不足：儿童骨骼发育障碍，体格矮小，形成侏儒症。

少数肿瘤可压迫后叶或下丘脑，产生尿崩症。

2. 神经症状

神经症状由肿瘤占位效应直接引起。一般无功能腺瘤在确诊时体积已较大，多有鞍上及鞍旁生长，神经症状较明显。分泌性腺瘤因早期产生内分泌亢进症状，确诊时体积较小，肿瘤多位于鞍内或轻微向鞍上生长，一般无神经症状或症状较轻。

（1）头痛：约2/3的无功能垂体腺瘤患者有头痛症状，但并不十分严重。早期出现头痛是因肿瘤向上生长时，鞍膈被抬挤所致。头痛位于双颞部、前额、鼻根部或眼球后部，间歇性发作。若肿瘤继续生长，穿透鞍膈，则头痛症状可减轻甚至消失。晚期头痛可因肿瘤增大压迫颅底硬膜、动脉环等痛觉较敏感的组织所致。肿瘤卒中可引起急性剧烈头痛。

（2）视神经受压：肿瘤向上生长，可将鞍膈抬起或突破鞍膈压迫视神经、视交叉，导致视力、视野发生改变。

1）视力改变：视力减退与视野的改变并不平行，双侧也并不对称。常到晚期才出现视力改变，主要原因是视神经受压原发性萎缩。肿瘤压迫所致的视神经血液循环障碍也是引起视力下降甚至失明的原因。

2）视野改变：多为双颞侧偏盲。肿瘤由鞍内向上生长压迫视交叉的下部及后部，将视交叉向前推挤，此时首先受压迫的是位于视交叉下方的视网膜内下象限的纤维，而引起颞侧上象限视野缺损。肿瘤继续向上生长则累及视交叉中层的视网膜内上象限纤维，产生颞侧下象限视野缺损。若肿瘤位于视交叉后方，可先累及位于视交叉后部的黄斑纤维，出现中心视野暗点，称为暗点型视野缺损。若肿瘤偏向一侧生长，压迫视束，可出现同性偏盲，临床上较少见。一般来说，视野的改变与肿瘤的大小呈正相关，但如果肿瘤发展缓慢，即使瘤体很大，只要视神经有充分的时间避让，则可不出现视野的改变。

（3）其他神经症状：主要由肿瘤向鞍外生长，压迫邻近组织所引起。

1）肿瘤压迫或侵入海绵窦，可导致第Ⅲ、Ⅳ、Ⅵ对脑神经，以及三叉神经第一支的功能障碍，其中尤以动眼神经最易受累，导致一侧眼睑下垂、眼球运动障碍。肿瘤长至颅中窝可影响颞叶，导致钩回发作，出现幻嗅、幻味、失语及轻度偏瘫。

2）肿瘤突破鞍膈后向前方发展，可压迫额叶而产生一系列的精神症状，如表情淡漠、欣快、智力减退、癫痫、大小便不能自理、单侧或双侧嗅觉障碍等。

3）肿瘤长入脚间窝，压迫大脑脚及动眼神经，导致一侧动眼神经麻痹、对侧轻偏瘫，若向后压迫导水管，则可导致阻塞性脑积水。

4）肿瘤向上生长压迫第三脑室，可导致多种下丘脑症状，如多饮、多尿、嗜睡、健忘、幻觉、迟钝、定向力差，甚至昏迷。

5）肿瘤向下生长可破坏鞍底，长入蝶窦、鼻咽部，导致鼻塞、反复少量鼻出血及脑脊液鼻漏等。

二、诊断

垂体腺瘤的诊断需根据临床症状、体征、内分泌检查及影像学检查结果综合确定。

1. 内分泌检查

测定垂体及靶腺激素水平有利于了解下丘脑—垂体—靶腺轴的功能，对术前诊断及术后评估具有重要参考价值。诊断分泌性垂体瘤的内分泌指标是：血清 PRL 水平 > 100 μg/L；随机 GH 水平 >5 μg/L，口服葡萄糖后 GH 水平 >1 μg/L，IGF-1 水平增高；尿游离皮质醇（UFC）>100 μg/24h，血 ACTH 水平 >46 μg/L。皮质醇增高者，应做地塞米松抑制试验，必要时可行胰岛素兴奋试验、促甲状腺激素释放激素（TRH）试验，以及促肾上腺皮质激素释放激素（CRH）刺激试验。

垂体 ACTH 腺瘤临床表现为库欣综合征，分为 ACTH 依赖性和非 ACTH 依赖性，临床上需依靠多项检查才能明确病因。

2. 影像学检查

除需做 CT 及 MRI 外，有时也做脑血管造影以排除脑部动脉瘤或了解肿瘤供血及血管受压情况。怀疑有空蝶鞍或脑脊液鼻漏者，可用碘水 CT 脑池造影检查。

（1）CT 检查：CT 对微腺瘤的发现率约为 50%，小于 5 mm 的肿瘤发现率仅为 30%，做薄层扫描（1~2 mm），发现率可有所提高。微腺瘤的典型表现为垂体前叶侧方的低密度灶或少许增强的圆形病灶；垂体高，女性大于 8 mm，男性大于 6 mm，鞍膈抬高；垂体柄向肿瘤对侧偏移；鞍底局部骨质受压变薄。大腺瘤增强扫描常均匀强化。瘤内可见出血、坏死或囊性变，该区不被强化。鞍区 CT 薄层扫描加冠状、矢状重建可显示蝶窦中隔与中线间的关系，从而使术者避免在凿开鞍底时偏离中线损伤颈内动脉等组织，减少手术并发症；还可显示鞍底前后左右的大小，对于明显向颅内、海绵窦扩展，或呈侵袭性生长的肿瘤，术中保证鞍底够大，增大显微镜侧方观察范围，利于肿瘤全切。

（2）MRI 检查：MRI 是目前诊断垂体瘤的首选方法。微腺瘤垂体上缘膨隆，肿瘤呈低信号，垂体柄向健侧移位，垂体增强动态扫描可显示微腺瘤与正常组织的边界，增强前后证实微腺瘤的准确率为 90%，直径小于 5 mm 的发现率为 50%~60%。大腺瘤可显示瘤体与视神经、视交叉，以及与周围其他结构如颈内动脉、海绵窦、脑实质等的关系。术前 MRI 有助于了解肿瘤的质地，以及肿瘤与颈内动脉或基底动脉的关系。对于向鞍上或颅内明显扩展或明显侵袭海绵窦的肿瘤，根据 MRI 判断肿瘤质地，选择手术入路，可提高手术切除的范围。

三、治疗

垂体腺瘤的治疗目的是控制激素水平、恢复垂体功能、缩小或消除肿瘤、解除颅内占位引起的症状体征等。目前常用的治疗方案包括手术治疗、药物治疗和放射治疗。各治疗方案各有优缺点，手术可快速解除肿瘤对周围组织的压迫，并有效地减少激素分泌，但对已侵犯到鞍旁、海绵窦的垂体腺瘤，手术常不能全切，且风险大、并发症较多；立体定向放射治疗常用于不能耐受手术或拒绝手术者；放射治疗可控制肿瘤生长，恢复激素水平，但持续时间长，有导致垂体功能减退、放射性脑坏死、脑神经损伤，甚至诱发继发性恶性肿瘤的可能；药物治疗并发症少，但起效慢，终生服药，费用昂贵。

1. 手术治疗

（1）经颅手术：经颅手术切除垂体腺瘤很早就应用于临床，现已是非常成熟的术式。适用于：①明显向额颞叶甚至颅后窝发展的巨大垂体腺瘤；②向鞍上发展部分与鞍内部分的连接处明显狭窄的垂体腺瘤；③纤维化、质地坚硬，经蝶窦无法切除的垂体腺瘤。临床上常用手术入路有经额入路、经颞入路、经翼点入路及眶上锁孔入路。随着显微镜及内镜技术的不断发展，经颅手术现在主要用于不适合经蝶手术的患者，如巨大垂体腺瘤、侵袭性的肿瘤、需要联合入路及分期手术的患者。

（2）经鼻蝶手术：手术方式主要包括显微镜下经鼻蝶和内镜下经鼻蝶手术，是目前治疗垂体腺瘤最常用的手术入路，约96%的患者可经蝶窦入路手术切除。经鼻蝶手术入路适用于：①突向蝶窦或局限于鞍内的垂体腺瘤；②向鞍上垂直性生长的垂体腺瘤；③蝶窦气化程度良好的垂体腺瘤患者。以前，伴有甲介型或鞍前型蝶窦的垂体腺瘤患者，因术中定位、暴露鞍底困难，曾被列为经蝶入路手术的禁忌证，或需额外设备于术中定位鞍底，但随着手术技术发展及设备的创新，CT仿真内镜重建能显示蝶窦浅、深部结构的三维解剖图像，可模拟经鼻蝶入路手术过程。

神经内镜下经鼻蝶切除术是近20年国内外新出现并迅速推广的一项微创垂体腺瘤切除技术，较以往显微镜手术存在明显的优点：①减少了手术对鼻中隔中上部及鼻腔底黏膜的损伤，术后很少发生鼻中隔穿孔；②不造成鼻中隔骨性骨折，不影响术后鼻外形；③照明条件好，并可放大图像，能更好地显示蝶窦内、鞍内、鞍上等解剖结构，可减少术后并发症的发生；④患者术后反应轻，恢复快。但内镜也有其缺点：内镜缺乏立体层次感，对术者熟练度有较高的要求，需在鼻腔内寻找参照物；操作空间相对于显微镜手术更狭小，手术操作需要特殊训练。

2. 立体定向放射外科治疗

随着计算机技术和放射物理学的发展，立体定向放射外科（SRS）治疗在垂体腺瘤的治疗中取得了较好的效果，肿瘤无进展率和生物治愈率都较高。SRS或FSRT技术在确保肿瘤靶区剂量的同时，能使瘤外的照射剂量迅速减少，保护靶区周围的重要组织，故尤为适用于瘤体较小的垂体腺瘤。SRS治疗主要适用于：①直径 < 10 mm 的垂体微腺瘤；②直径 > 10 mm，但视力、视野无明显受损的垂体腺瘤，且 MRI 检查肿瘤和视交叉之间的距离在 3 mm以上；③手术残留或复发者；④不能耐受手术者。

3. 综合治疗

如在手术切除大部分肿瘤后行放疗或药物治疗控制肿瘤生长，或于放疗或药物治疗使肿瘤缩小、变软后再行手术，可以起到扬长避短、提高疗效、降低风险的效果。目前，综合治疗也存在一些尚待解决的问题，如放疗与药物治疗的最适间隔时间尚未明确，药物治疗对放疗剂量的影响也尚未明确等，且目前仍无较大的临床研究用于综合治疗的疗效分析。

（任　剑）

第四节 颅内神经鞘瘤

神经鞘瘤来源于施万细胞，又称施万细胞瘤，神经鞘瘤通常发生于脑神经末梢的胶质—施万结，多为良性肿瘤，WHO I 级。各种年龄、不同性别均可发生，患者多为 30~40 岁的中年人，无明显性别差异。肿瘤通常为单发，有时可多发，大小不等。有细胞型、丛状型、黑色素型 3 种亚型。肿瘤累及不同脑神经，出现不同临床症状及体征。以听神经鞘瘤为多发，其次是三叉神经鞘瘤。

一、听神经鞘瘤

听神经鞘瘤起源于听神经的神经鞘，多位于上前庭神经，少数位于该神经的耳蜗部。约占颅内肿瘤的 8.43%。听神经鞘瘤开始时多局限于内耳道，引起内耳道直径扩大并破坏内耳门后唇，而后向阻力较小的内耳道外、桥小脑角方向发展，故瘤体常为两部分，一部分在内耳道，另一部分在内耳道外、桥小脑角。肿瘤充满桥小脑角池后可向脑干和小脑方向发展，压迫耳蜗神经核和面神经核。若肿瘤继续增大，向小脑幕上扩展，甚至可达枕骨大孔附近，压迫三叉神经和后组脑神经。肿瘤可压迫脑干和小脑，当第四脑室受压时可导致梗阻性脑积水。约 10% 的听神经瘤为双侧听神经瘤，双侧听神经鞘瘤与神经纤维瘤病 2 型（NF-2）密切相关。

1. 临床表现

临床早期特征为进行性耳鸣伴听力丧失，之后可出现感觉性平衡失调和发作性眩晕。大多数瘤体较小者表现为单侧听力丧失、耳鸣、前庭功能异常；瘤体较大者出现三叉神经、面神经功能异常及颅内高压的症状；最后肿瘤体积增大，可出现脑干和小脑受压。

（1）听力丧失：听力丧失是听神经鞘瘤最常见的症状，患者出现渐进性、高频感音神经性听力丧失。

（2）耳鸣：常见，于听力下降之前或同时出现，多为单侧持续性高调耳鸣。

（3）前庭功能异常：约 50% 的患者会出现前庭功能失调，表现为眩晕、平衡功能障碍。早期瘤体较小，患者眩晕症多见；晚期瘤体大，患者平衡功能障碍多见。

（4）三叉神经功能异常：约 50% 的患者出现三叉神经功能异常，以角膜反射消失最常见，其他症状如面颊部、颧骨隆突处感觉麻木或麻刺感。三叉神经症状与肿瘤体积密切相关，听神经瘤直径在 1 cm 以下者几乎不出现三叉神经症状，直径在 3 cm 以上者 48% 出现三叉神经症状，特大肿瘤者还可出现咀嚼肌薄弱，甚至萎缩。

（5）面神经功能异常：常于晚期出现，瘤体较小的患者很少有此症状。患者常出现面部肌肉抽搐、麻痹。

（6）其他症状：肿瘤占位效应可导致颅内高压、脑积水、脑干和小脑受压症状。颅内高压表现为渐进而持久的头痛、恶心、呕吐、感觉迟钝等。脑干受压出现患侧上、下肢功能障碍。小脑受压出现步态紊乱、共济失调。

2. 辅助检查

（1）神经耳科学检查。

1）一般听力检查：出现气导大于骨导并一致下降，双耳骨导比较试验偏向健侧，提示内耳病变；纯音听阈检查表现为以高频为主的听力减退，气导与骨导听力曲线一致或接近一致。若肿瘤压迫内耳道血管，影响耳蜗血液循环，可产生重振现象。

2）语言听力检查：神经性耳聋不仅出现纯音听阈下降，同时还有语言审别能力的下降，即能听到谈话声，而不理解谈话的内容。

3）前庭功能检查：目前多采用微量冷水试验法。大多数正常人在耳内注入 0.2 mL 的冰水后可出现水平性眼震。若注入量达 2 mL 仍未出现反应，则认为注水侧前庭功能丧失。肿瘤越大，前庭功能障碍越严重。

4）听觉脑干诱发电位：是反应脑干内听觉过程神经机制的客观指标。声音由外界传入内耳后，用头皮电极记录耳蜗至脑干的电生理反应。诊断听神经瘤主要依靠波幅和峰潜伏期改变：无反应；仅有Ⅰ波；仅有Ⅰ~Ⅱ波；Ⅰ~Ⅴ波间潜伏期延长。

（2）影像学检查：内耳道 X 线平片包括通过眼眶显示岩锥的前后位或后前位、汤氏位、斯氏位、颅底位，其中以斯氏位最好，前后位和汤氏位可发现约 75% 的听神经瘤，其他不能增加诊断率。CT 能发现约 80% 的听神经瘤，直径在 1.5 cm 以下的肿瘤很难发现。MRI 可提供肿瘤的早期诊断，特别是内耳道内的小肿瘤。

3. 诊断与鉴别诊断

中年以上患者出现耳鸣、耳聋、眩晕、平衡障碍等表现，影像学显示桥小脑角（CPA）占位时，应考虑听神经瘤。NF-2 型听神经瘤具有一定特点：最常见于青年人，双侧发病多于单侧。双侧肿瘤可同时发生，也可先后发生，两侧肿瘤的大小和听力可明显不同。需与以下疾病相鉴别。

（1）脑膜瘤：为桥小脑角第二好发的肿瘤。脑膜瘤的特点为肿瘤钙化、岩骨侵蚀或增生，且 CT 比 MRI 更明显。33% ~75% 的患者听力丧失，与内耳门之间存在一定距离，且跨过内耳门而不进入。在所有磁共振（MR）序列中几乎均为等信号，因血管变化，在 T_2 上呈高信号。增强后，脑膜瘤比听神经瘤均匀。

（2）表皮样囊肿：由进入神经管的上皮细胞聚集而成，在颅内最常见于桥小脑角。特点为沿蛛网膜下腔生长且压迫周围脑组织。CT 上呈水样均匀影像，MRI 上呈典型沿蛛网膜下腔见缝就钻的表现。听力、前庭功能障碍均不明显。

（3）三叉神经鞘瘤：以三叉神经症状起病，早期无耳鸣、听力下降等症状。内耳道无扩大，可向颅中窝、颅后窝两个方向发展。

4. 治疗

对大型肿瘤，尤其有脑干、小脑明显受压症状者，只要无手术禁忌证，无论年龄大小都应争取手术切除。对于中小型肿瘤，选择治疗方式应考虑肿瘤的大小、年龄、症状出现时间的长短、同侧及对侧听力状态、有无合并其他内科疾病、患者的意愿、经济状况等因素，设计个性化的治疗方案。若暂时无法决定，可用神经影像学动态观察。

（1）姑息疗法：对于 65 岁以上、体质虚弱且肿瘤较小的患者，除非肿瘤生长较快，否则密切的临床观察是最好的选择。年轻人采用姑息疗法尚存在争议。

（2）立体定向放射外科治疗：立体定向放射外科治疗听神经瘤具有时间短、无痛苦、手术风险低、神经功能保留较好等优点，但存在某些局限性而不能取代手术：①治疗后占位效应仍存在，不适用于伴有脑积水、脑干受压的患者；②适用于体积较小的肿瘤；③增加了面神经、三叉神经的不必要放射性损伤；④若需要手术介入，可能增加手术难度。

（3）显微神经外科手术治疗：1964 年，House 在经迷路入路手术中应用显微镜，听神经瘤手术治疗开始了显微外科时代。近年来，随着神经影像技术、现代显微神经外科技术的不断发展，听神经瘤的手术治疗方式发生了巨大的变化，不但可以完全切除肿瘤，还可保留面神经甚至听神经功能。

1）手术入路的选择：听神经鞘瘤手术入路主要包括经枕下开颅乙状窦后入路、经迷路入路和经颅中窝入路。对于大型或巨大型肿瘤，有学者还采用经岩骨乙状窦后入路、经岩骨部分迷路切除入路，甚至经岩骨乙状窦前入路。经枕下开颅乙状窦后入路是最常用的入路，优点为该入路显露好，肿瘤与脑干和内听道的关系显示较为清楚，适合切除任何大小的肿瘤，并可保留面神经和耳蜗神经；缺点为手术创伤大，必须暴露、牵拉小脑，手术时间也较长。经迷路入路适用于小肿瘤伴听力完全丧失者，以及老年患者。其优点为手术完全在硬膜外操作，对脑干和小脑影响小，危险性低；缺点为听力永久性丧失。经颅中窝入路适用于小肿瘤，手术主要在耳上硬脑膜外操作，优点为可保留听力，缺点为需牵拉颞叶。

2）神经内镜在术中的应用：神经内镜适用于保留听力的听神经鞘瘤切除，尤其是直径在 1.5 cm 以下的听神经瘤。显微镜下肿瘤全切除，暴露内听道底部时必须打开迷路，这样就会损伤迷路，而使用神经内镜则多可发现并切除内听道内的残留肿瘤。神经内镜辅助显微手术提高了手术的安全性和有效性，但也有学者提出，应用神经内镜并不提高术后听力保留率。

二、三叉神经鞘瘤

三叉神经鞘瘤起源于三叉神经的颅内段。多发生于三叉神经半月节部，也可发生于三叉神经根部；还可同时累及半月节部和根部，形成哑铃状，跨越颅中窝、颅后窝。极个别可破坏颅中窝，向颅外生长。三叉神经鞘瘤占颅内肿瘤的 0.07% ~ 0.33%，颅内神经鞘瘤的 0.8% ~ 8.0%，好发于中年人，早期症状多不典型，易被忽视。

1. 临床表现

以三叉神经损害为主要表现，患者常有一侧面部麻木或阵发性疼痛，患侧咀嚼肌无力及萎缩。肿瘤生长方向不同，导致不同的邻近脑神经和脑组织受损。若肿瘤位于颅中窝，可损害视神经和动眼神经，导致视力、视野障碍，眼球活动受限，眼球突出等。若肿瘤压迫颞叶内侧面，患者可出现颞叶癫痫、幻嗅等症状。若肿瘤位于颅后窝，可累及滑车神经、面神经、听神经及后组脑神经，出现眼球运动障碍、面瘫、听力下降等症状。若肿瘤压迫、损伤小脑，则可出现共济失调。晚期，肿瘤可推挤脑干，导致对侧或双侧锥体束征、脑积水等。若肿瘤骑跨颅中窝、颅后窝，除可引起相关脑神经症状外，因肿瘤紧贴、压迫大脑脚，还可影响颈内动脉，导致对侧轻偏瘫、高颅压和小脑损害等症状。

2. 辅助检查

（1）X 线检查：平片可见典型的肿瘤进入颅后窝的特征性表现，即岩尖前内部骨质破坏；边缘整齐。

（2）CT 检查：肿瘤生长部位不同，CT 表现有所差异。若肿瘤位于岩尖部的 Meckel 囊处，可见患侧鞍上池肿块影有均匀强化效应，若肿瘤中心坏死，瘤内可见不规则片状或条索状强化影，以及周边环状强化，并可见岩尖部存在骨质破坏。若肿瘤向颅后窝发展或起源于颅后窝，在 C-P 角可见尖圆形肿块影，还可见小脑、脑干及第四脑室受压、变形等间接征象。若肿瘤位于颅中窝，有时可出现肿瘤侵入眶内、眼球外凸等 CT 征象。

（3）MRI 检查：常见岩骨尖部高信号消失，病灶呈长 T_1、长 T_2 信号，T_2 加权像显示病灶信号强度较脑膜瘤高，注射造影剂强化后效应较脑膜瘤弱。

3. 治疗

三叉神经鞘瘤为良性肿瘤，全切后可治愈，手术切除是最佳手段。

（1）开颅手术切除：若患者可耐受全身麻醉和手术，且肿瘤直径在 3.5 cm 以上，应选择开颅手术切除肿瘤，以解除肿瘤压迫，维护神经功能。手术应选择最易接近肿瘤且不对重要神经和血管造成严重损害的入路。常用入路如下。

1）经颅眶或经颞下入路：适用于颅中窝的神经鞘瘤，以及累及海绵窦或颞下窝的神经鞘瘤。

2）经岩骨入路或扩大经岩骨入路：适用于位于海绵窦后部、体积小到中等的肿瘤。

3）枕下乙状窦后入路：适用于三叉神经根部的神经鞘瘤。

4）小脑幕上下联合、经颞下经乙状窦前入路：适用于跨越颅中窝、颅后窝的"哑铃形"大型三叉神经鞘瘤。

（2）伽马刀治疗三叉神经鞘瘤：随着显微外科及颅底手术技术的不断发展，70% 以上的三叉神经鞘瘤可做到全切或近全切，但三叉神经功能损伤率为 38% ~75%，永久性功能障碍发生率为 13% ~86%。欧美一些学者认为，海绵窦区的肿瘤即使全切后也有可能因窦内残留极少量肿瘤而导致日后复发。近年来，国内外开展了三叉神经鞘瘤放射外科治疗。伽马刀在改善患者临床症状方面，多数患者可获得症状缓解。不能耐受全身麻醉或不愿开颅，且肿瘤直径在 3.5 cm 以下者，可采用伽马刀控制、缩小甚至消除肿瘤。对行开颅手术而未能全切仍有残留的患者，也可采用伽马刀进行立体定向放射外科治疗。

（任　剑）

第九章

脑和脊髓先天性疾病

中枢神经系统先天畸形发生率很高，约占所有产婴（含死婴）先天性畸形总数的60%，其中有64%为神经轴及相应节段中胚叶发育缺陷所致的神经管与椎管闭合及发育异常。主要包括颅裂及脑膜脑膨出、狭颅症、脊髓栓系综合征、脊柱裂、脊膜膨出与脊膜脊髓膨出、先天性脑积水、枕骨大孔区畸形、脊髓空洞症、脊髓分裂症及蛛网膜囊肿、颈肋等疾病。

第一节　脑膨出

脑膨出（encephalocele）是指疝出的内容物超出了正常的颅骨界限。在这个定义中，医学术语脑膨出包括脑膜膨出（脑膜和脑脊液疝出）、脑膜脑膨出（脑组织和脑膜疝出）以及积水性脑膜脑膨出（一部分脑室、脑膜和脑组织膨出）。

脑膨出的发病率占颅脊神经管闭合不全的10%～20%。在新生儿中其发病率为（0.8～4）/10 000。因为大多数脑膨出的患儿可以引起流产，所以真正的发病率会更高。

一、分类

大多数脑膨出的分类标准是基于颅骨缺损的部位。主要有枕骨型、枕颈型、顶骨型、前顶型、前颅底型、颞部型。有关顶骨型、前顶型、前颅底型脑膨出的亚分类也已经被提出。借助CT或MRI扫描的影像，根据脑膨出内是否包含有脑脊液、脑膜和脑组织，大多数脑膨出能被准确分类。

1. 颅后部脑膨出（图9-1）

枕骨型，窦汇上型，窦汇下型，枕颈型，顶骨型，额骨间型，顶骨间型，前囟型，后囟型。

2. 颅前部脑膨出（图9-2）

前顶型，额筛骨型，鼻额骨型，鼻筛骨型，鼻眶骨型，额骨间型，颅面裂型。

3. 前颅底脑膨出（图9-3）

翼咽骨型，翼眶骨型，翼上颌型，翼筛骨型，经筛骨型。

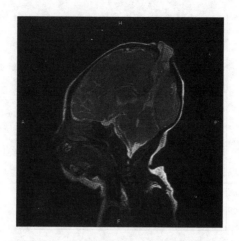

图 9-1　颅后部脑膨出 MRI 表现

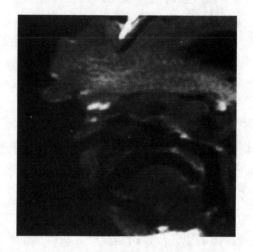

图 9-2　颅前部脑膨出 MRI 表现

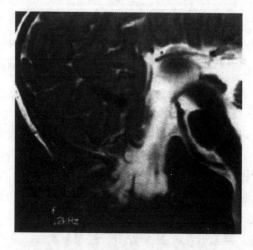

图 9-3　前颅底脑膨出 MRI 表现

二、发病机制

脑膨出的发病机制仍不完全清楚，第一种相关理论是基于 Von-Recklinghausen 临床观察推定的。最被广泛接受的理论是在 1827 年提出，认为神经裂发生在神经管闭合之前。随着裂隙的愈合，在神经外胚层和皮肤外胚层之间发生粘连，从而阻止中胚层形成颅骨。通过分子生物学研究，对脑膨出的发病机制有了新的观点。神经管的形成是一个通过基因及其编码的蛋白质控制的过程，这些蛋白可以是转录因子、膜受体或配体。部分基因已被识别。例如：sonic hedgehog，SHH，它在脊索动物中表达，影响脊髓腹侧的细胞结构形成。目前已知的骨形态发生蛋白影响脊髓背侧结构的形成。这些发现加强了对脑膨出发病机制的理解。

颅后部脑膨出主要有枕骨型、枕颈型、顶骨型脑膨出。顶骨型脑膨出发生在前囟与人字点之间，也包括这两点之间的脑膨出。枕骨型脑膨出发生在人字点与枕骨大孔之间，还可以进一步分出窦汇上和窦汇下膨出两个亚型。枕颈型脑膨出是指同时合并颈椎的缺损时的脑膨出。低枕部和高颈段的脑膨出合并 Chiari II 型畸形，被称为 Chiari III 型畸形或枕骨颅裂脑颅畸形。颅后部脑膨出，枕骨型较顶骨型更普遍。

三、临床表现

枕骨型脑膨出具有特征性的形态学改变，最常见的是脑干畸形，通常呈 S 状扭曲，合并小脑的异常，可能出现小脑缺如，小脑蚓部缺如或反转，小脑半球反转压迫脑桥并且脑干向后移位，颅后窝狭小，颅后窝囊肿，类似于 Dandy-Walker 畸形，小脑幕或硬膜的静脉窦抬高，枕骨向尾侧移位等。这个部位的脑膨出只包括脑脊液和脑膜，因此称为脑膜膨出，这实际上代表了脑室系统的一种突出（脑室膨出），并且经常合并小脑的重要畸形。

顶骨型脑膨出比枕骨型脑膨出预后更差，这是因为顶骨型脑膨出合并的脑畸形通常包括：背侧囊腔直接与脑室系统沟通以及前脑无纵裂畸形。后者是严重的大脑半球中线融合畸形，在这些病例中，静脉引流很有特点，引流静脉通常是通过一个分离的矢状窦和异常的大脑大静脉。

与颅前窝脑膨出呈现出面部和眼部的临床表现相反，颅后部脑膨出的患者表现为颅外的畸形，这些畸形可与其他综合征相关，也可能是散发的病例。最常见的畸形包括心脏异常、多囊肾、肢体复位缺陷和多指畸形。

四、相关综合征

即使发病率较低，也必须认识到与颅后部脑膨出相关的综合征，因为这可以让医师推测出患儿的预后和提供遗传咨询。

1. Meckel-Gruber 综合征

该综合征发病率约为 5.8%，又称 Meckel 综合征，其特点是中枢神经系统畸形，例如枕骨型脑膨出、前脑发育不全、方颅畸形、小脑蚓部发育不全、多囊肾、伴有导管增生的肝门区纤维变、多指（趾）畸形。其他的畸形包括小眼畸形、唇腭裂、长骨弯曲、内脏反转、心脏缺如、生殖器异常等。目前，许多这样的妊娠被终止，还有一些因畸形太严重导致死胎或新生儿出生不久后死亡。

Meckel-Gruber 综合征是常染色体隐性遗传病，在妊娠中的再发生率为 25%，Meckel-

Gruber 综合征的发病率在芬兰为 1/9 000，在英国为 1/20 000，此综合征存在遗传异质性，有两个相关基因被发现，第一个是在染色体 17q21 ~ q24 上，第二个是在染色体 11q13 上。

2. Knobloch 综合征

Knobloch 综合征是一种罕见疾病，临床表现有高度近视，儿童时期玻璃体视网膜变性、视网膜剥离，含有很少量发育不良的神经胶质和神经组织的小脑枕骨型脑膨出，在脑膨出的部位还可以见到中线部位的先天性头皮缺损，如血管瘤、簇状毛发或暗色毛发。该综合征患者有眼部异常，但智力是正常的，影像学检查显示大脑镰和小脑幕缺损，但脑结构几乎正常，本病是常染色体隐性遗传病，与之有关的基因位于染色体 21q22.3 上。

3. Walker-Warburg 综合征

Walker-Warburg 综合征包括脑积水，无脑回畸形 II 型，小脑畸形，眼部畸形或先天性肌营养不良，脑膨出也可存在，本病是常染色体隐性遗传病。

五、产前诊断

脑膨出的诊断可以通过羊膜腔穿刺，而更普遍的是依靠超声检查。羊膜腔穿刺能测定甲胎蛋白和乙酰胆碱酯酶。这种方法在测定神经管开放性缺损如无脑畸形和脊柱裂方面更敏感，在测定脑膨出方面也有很高的检出率。在妊娠期超声检查已成为一个常规检查，用来排除神经系统先天畸形。超声检查法的进展，例如三维成像已经提高了诊断精确度。胎儿 MRI 检查已经施行，具有更清晰的影响。

六、影像学检查

影像学检查在患有脑膨出的婴幼儿的诊断和治疗中非常重要，现在可以使用高分辨率 CT 或 MRI，MRI 检查是鉴别囊内容物以及这些内容物与周围神经、血管结构关系的金标准。磁共振动脉造影（MRA）和磁共振静脉造影（MRV）序列成像经常有助于描绘静脉窦的引流部位。手术修补前了解这些结构非常重要。其他能从影像学中收集的特征包括特定颅内颅外畸形。这些畸形可以与不同的临床综合征相联系。脑积水是影响预后的一个不良因素。CT 或 MRI 还能显示胼胝体发育不全、小脑蚓部发育不全、无脑回畸形、灰质异位和其他静脉引流异常。

七、治疗

大多数脑膨出遵循以下神经外科手术修补原则，能够被有效地修补，然而如果囊内发育不良的脑组织超过颅内正常脑组织，术后神经功能将严重残缺。在这种情况下，可以选择不进行脑膨出的手术。但这种不进行手术的选择，只有在与家属和相关医护人员广泛讨论后才能决定。

手术目的是切除囊袋，保留神经组织功能，利用发育正常的皮肤缝合切口。完善的术前影像学检查能帮助制订外科手术计划，尤其是 MRI 检查。脑膨出内容物有脑脊液存在是一个有利因素。因为脑脊液的存在意味着囊腔被发育不良的疝出物脑组织占据。

颅后部脑膨出的修补术常需俯卧位或侧卧位，患儿被放进一个马蹄形的头垫内，因为过多的皮肤带来很多不便，在解剖脑膨出时，常使用吊钩使囊袋保持直立。

神经外科的手术修补首先是皮肤切开，根据囊的结构和大小，切口既可以水平也可以垂直，在手术开始时标出切除头皮的范围非常重要。皮肤应在脑膨出的基底部弧形切开，在皮肤软组织和硬膜之间的层次钝性分离。在次层内环形解剖，囊被打开，引出脑脊液。然后检查囊内容物。加入有发育不良的神经组织影响正常的缝合，可沿骨缘切除这些组织。但是，需要反复权衡 MRI 提供的信息之后才能作出这个决定。多余的硬脑膜可以被切除，留下的部分需严密缝合。颅后部脑膨出的骨缺损一般不大，闭合这些病变后，经过一段时间，在硬膜的引导下，新骨不断形成，骨缺损会不断缩小。

疝出的脑组织过多并且合并小头畸形少见，此时的脑膨出修补是很困难的。在这些病例中，可应用不同的技术来避免切除神经组织。Gallo 报道，用金属钽网制作外壳保护疝出的脑组织，更倾向于用自体分离的颅骨骨瓣来关闭较大的骨缺损。在颅后部脑膨出修补术后的患者需要观察症状性脑积水和颅内感染的发生。进行性脑积水可行脑室分流术治疗。除非绝对必要，新生儿期尽量减少脑脊液分流术，脑膨出经过适当的修补，仍有脑脊液漏，常提示脑积水。在这种情况下，应用短期的外引流和抗生素来避免分流管感染。

一些因素预示颅后部脑膨出患者的预后不好，包括囊内有较多的神经组织，膨出位置过后，小脑畸形，需要脑室分流的脑积水等。其他因素包括患者有大脑畸形等对预后影响很小。

（周天天）

第二节　狭颅症

狭颅症（craniostenosis）又称颅缝早闭，是指一个或多个纤维性颅缝过早骨化闭合，以致颅骨生长模式异常。在少部分患者中，颅骨的异常生长能提供一定的颅内容积以适应脑的正常发育，仅表现为特征性的面颅畸形。大部分患者的颅骨畸形不能适应脑组织的正常发育，导致颅内高压，致使神经系统功能障碍如视力损害、喂养困难、精神发育迟滞等。狭颅症因颅缝过早闭合引起，主要涉及面颅美容问题，部分患儿也合并有神经功能障碍。综合治疗需多学科参与，其中手术主要涉及再造或重建。由于早闭骨缝的范围不同，发病时间不同，具体手术规范因人而异。总体而言，单纯的骨缝再造逐渐被复杂的颅顶重建手术替代。手术目的在于重塑正常颅骨轮廓，适应脑组织正常发育。

一、历史

描述颅缝早闭相关的面颅畸形资料历史悠久。国外，荷马伊里亚特史诗中以及希波克拉底、盖仑记录中均涉及狭颅症的相关描述。直到 200 多年前，Sommering 首次针对面颅畸形展开科学研究记录，并指出颅缝早闭导致狭颅畸形。1830 年，Otto 假定颅缝早闭导致颅骨畸形，颅骨其他部位代偿性扩张。在 Otto 的研究基础上，Virchow 发表了颅面畸形的专著，奠定了颅盖骨缝早闭的研究基础。自此后的 100 多年，关于颅缝早闭的学术报道日益增多，尤其是 Apert、Crouzon 等报道的颅缝早闭合并其他先天畸形，促进了颅缝早闭综合征分类的发展。19 世纪末期，Lane 和 Lannelongue 报道了颅缝早闭的手术矫正，在这些科学先驱者的经验基础上，颅缝早闭的外科治疗不断改良发展。Virchow 的学说流行了一个多世纪。直到20 世纪中期，Van de Klaauw 和 Moss 才提出挑战性的理论设想：颅缝早闭可能起源于颅底骨而非颅盖骨缝。其理论依据是：在少数狭颅症畸形的手术中发现颅盖骨缝仍存在；特异性的颅底解剖特点与部分颅盖骨骨缝早闭明显相关；实验性去除颅盖骨骨缝并不影响整体头型的发育；颅底骨的发育和成熟先于颅盖骨骨缝。此外，Moss 还提出功能性基质理论：大脑生长发育是骨缝生长的原始驱动力。但是，Persson 用颅缝早闭的动物模型结果反驳了这一理论。Marsh 和 Vannier 也指出，已经存在的颅底畸形在手术治疗早闭颅缝后也得到有效改善。大量的实验资料证实，至少在非综合征的颅缝早闭患者，颅盖骨骨缝早闭是狭颅症的主要驱动因素之一。Opperman 强调间叶成分如硬脑膜、骨膜等调节颅骨骨缝的生长发育至关重要。现在，分子生物学的发展成果也提示间叶成分中细胞外基质和复杂的细胞调节因子如 FGF、FGFR、TGF-β 等对颅缝早闭形成影响深刻。

二、病因、病理

出生时人类颅骨多达45块，颅盖骨之间由致密结缔组织分割。婴幼儿的主要骨缝有额缝、冠状缝、矢状缝及人字缝等。一些较大区域的致密结缔组织又称为囟门。骨缝的存在让颅骨具有一定的可塑性和延展性，这一点对于分娩和颅脑发育等非常关键。随着颅骨的生长发育和骨化，一些骨缝消失，颅骨开始逐渐融合成为一块整体，额缝可在 3~9 月龄时融合消失，冠状缝、矢状缝、人字缝可在 22~39 月龄时消失。随着骨化的增加，致密结缔组织逐渐由骨质代替。后囟通常在 8 周左右闭合，而前囟可保留至 18 个月。与此相对应的是脑的快速发育，出生后的 6 个月脑组织容积扩大 1 倍，到了 2.5 岁脑组织容积增大到出生时的 3 倍，这相当于其最大脑容积的 80%。在成人，头颅由 28 块骨头组成，其中构成颅盖的扁平骨之间由颅缝相互连接。这些颅缝既保证了颅骨的刚性结构，也允许颅骨之间相对的位移，有利于吸收外界的机械力，以保护脑组织。

随着分子生物学、基因组学以及实验动物学的快速发展，对颅缝早闭的认识越发深入。基于动物模型的实验研究认为，相比于骨膜，硬脑膜在颅缝的维持和闭合方面发挥着更为关键的作用。目前，颅缝早闭发生的分子机制研究获得较大进展，多种潜在的病因得到了确认，但是骨缝生理学特性以及早闭的准确致病机制仍未完全明了。例如，特定的颅缝早闭综合征与基因变异相关，而非综合征的颅缝早闭仍是病因未明，可能与环境因素、激素水平、基因变异等相关。Jacob 等认为，妊娠期胎头的受压可能影响 Hedgehog 蛋白和 noggin 的表达，从而影响颅骨的发育。研究发现，吸烟能够增加颅缝早闭发生的风险，其可能通过影响成纤维细胞生长因子受体基因导致颅缝早闭的发生。相反，以前被怀疑的丙戊酸与颅缝早闭的发生无关联作用。血浆中高水平甲状腺素能否诱导颅骨更早骨化成熟，因此甲状腺功能亢进症（简称甲亢）可诱导颅缝早闭。有 6%~11% 冠状缝早闭患儿存在家系发生情况，而且双侧冠状缝早闭更多见。这些资料提示 FGFR3 和 TWIST 等基因变异致病的可能性。成纤维细胞生长因子及其受体共同调节胎骨的发育，而且在妊娠期的颅骨骨缝中广泛表达。转录因子基因 TWIST 一方面下调 FGFR 的作用，一方面直接调节胎骨的生长。Moloney 等观察到约 31% 的非综合征冠状缝早闭患儿存在 FGFR3 基因突变。在 Apert 综合征、Crouzon 综合征、Peiffer 综合征和 Jackson Weiss 综合征中，除了 FGFR3 和 TWIST 基因突变外，还有 FGFR1 和 FGFR2 基因突变发生。约 90% 的颅缝早闭综合征患者存在 FGFR2 基因异常改变。与 FGFR 基因等明确相关的颅缝早闭综合征见表 9-1。

表 9-1　与 FGFR 基因等明确相关的颅缝早闭综合征

综合征名称	合并的主要症状、体征	相关基因
Crouzon 综合征	瞳距增宽，眼球突出，鹰钩鼻，扁平面	FGFR2，FGFR3
Apert 综合征	蹼（指）趾，面中部塌扁	FGFR2
Crouzonodermoskeletal 综合征	瞳距增宽，眼球突出，鹰钩鼻，扁平面，黑棘皮病，脊柱畸形，下颌肥大	FGFR3
Jackson-Weiss 综合征	脚趾宽大弯曲，面中部塌扁	FGFR1，FGFR2
Muenke 综合征	冠状缝早闭，手或脚骨畸形，听力丧失	FGFR3
Pfeiffer 综合征	拇指宽短，脚趾粗大，蹼趾（指）	FGFR1，FGFR2
Loeys-Dietz 综合征	宽眼距，腭裂，动脉瘤，主动脉根部扩张，动脉骑跨	TGFBR1，TGFBR2，SMAD3
Saethre-Chotzen 综合征	面部不对称，额发迹低，眼睑下垂，蹼趾（指），宽短趾	TWIST1
Shprintzen-Goldberg 综合征	突眼，平面，疝，细长手指，精神发育迟滞	FBN1

出生后颅缝是颅骨生长发育的中心。颅缝与脑的生长发育密切相关。当骨缝早闭时，颅骨的生长在闭合颅缝垂直方向上受限，而在平行方向上代偿性生长，以保证颅内容积。而且，邻近的未闭合骨缝也可代偿性生长。未闭合骨缝与闭合骨缝平行时，代偿性生长对称性发生在骨缝两侧，未闭合骨缝垂直于闭合骨缝时，代偿性生长发生在远离闭合骨缝的一端。例如，矢状缝闭合时，额缝平行于矢状缝，额缝两侧对称性代偿生长，双额增宽，冠状缝垂直于矢状缝，双侧冠状缝远端代偿性生长，颞骨鳞部膨隆。多个骨缝早闭，而脑组织发育增大，颅内高压即发生。目前认为，原发性颅缝早闭是由于颅骨的间叶细胞层的钙化异常，继发性颅缝早闭是由于脑组织发育停滞等原因。脑组织生长发育的推力是维持颅缝存在和颅骨发育的重要因素。应用磁共振影像技术采集颅缝早闭患儿和正常儿童的脑影像资料对比发现存在明显区别。这些特点引起新的争论：脑发育异常是颅缝早闭的结果还是发病的原因？实际上，还有其他许多疾病也可导致儿童继发颅缝早闭，如红细胞增多症、镰刀型红细胞贫血、地中海贫血、脑膨出、小头畸形、甲亢、佝偻病、Hurler 综合征、Morquio 综合征、黏多糖症Ⅲ型、β 葡萄糖苷酶缺乏症，其他致畸原如甲氨蝶呤、维 A 酸、氟康唑、环磷酰胺、苯妥英等。

三、流行病学特点

颅缝早闭在新生儿中的发病率为 1 :（2 000 ~ 2 500）。15% ~ 40% 患者存在复杂的综合征，实际上，最常见的颅缝早闭综合征发病率也很低，如 Apert 综合征为（13.7 ~ 15.5）/10 万人，Crouzon 综合征为（15.5 ~ 16.5）/10 万人，但绝大多数是单纯的颅缝早闭。非综合征的颅缝早闭中，最常见的是矢状缝早闭，占 40% ~ 50%，其次是冠状缝早闭患者（20% ~ 25%）、额缝早闭（5% ~ 15%）和人字缝早闭（<5%）。5% ~ 15% 患者存在多发颅缝早闭，而且大多是颅缝早闭综合征的症状之一，只有 4% ~ 8% 的非综合征颅缝早闭累及多条骨缝。

四、分类

颅缝早闭在不同的医学时期有许多不同的分类法方法，临床上比较实用的颅骨早闭分类见表9-2。

表9-2 颅缝早闭分类

类型	临床表现
综合征	
90多种已经明确	不一
非综合征	
单纯型	
矢状缝	舟状头
单侧冠状缝	前额斜头
额缝	三角头
单侧人字缝	后斜头
复合型	
双侧冠状缝	尖头
双侧人字缝	短头
两条及以上骨缝	不一

　　单纯型颅缝早闭（仅累及一条颅缝）和复合型颅缝早闭（累及两条及以上颅缝）根据头颅畸形的临床特征分为舟状头、三角头、斜头、短头、尖头和小头畸形。

　　根据是否存在特定综合征分为两大类。没有颅脑以外的畸形的颅缝早闭称为非综合征颅缝早闭，合并颅脑以外的畸形，如合并肢体畸形、心脏畸形、呼吸道畸形、中枢神经系统畸形等，称为颅缝早闭综合征。其中以Apert综合征和Crouzon综合征最常见。

五、临床表现

　　颅缝早闭可单独发生，但并不是所有颅缝早闭患者仅仅表现为头颅畸形。约20%颅缝早闭与综合征相关。颅缝早闭常见的临床表现包括颅内高压、阻塞性睡眠呼吸困难、颅底畸形、神经性行为异常等。

　　1. 颅内压症

　　根据Monro-Kellie假设，颅缝早闭致使颅内容积固定，与不断生长发育的脑组织相矛盾，导致颅内压不断地升高。因此，颅缝早闭患儿出现颅内高压，多表现为呕吐、视物模糊、前囟膨隆、精神萎靡、视盘水肿和头痛。长期的视盘水肿可继发视力障碍和认知功能损害。在小儿神经外科的临床查体应重视眼底镜检查，以排除隐匿性颅内高压症。

　　2. 阻塞性睡眠呼吸困难

　　主要指睡眠中间断发生呼吸暂停、打鼾、白天瞌睡等。颅缝早闭患者，尤其是颅缝早闭综合征多合并有面中部发育不全，如腭骨发育不全导致阻塞性睡眠呼吸困难、眼眶发育不全、眼球突出等。

　　3. 颅底畸形

　　颈静脉孔发育不全致颅内静脉流出受阻，继而出现颅内高压。Arnold-Chiari畸形致阻塞性脑积水，继而出现颅内高压。Arnold-Chiari畸形可无临床症状，也可表现为共济失调、吞咽困难、呼吸困难以及强直体位等。

4. 脑积水

颅缝早闭可合并 Arnold-Chiari 畸形以及颈静脉流出受阻等继发脑积水,尤其颅缝早闭综合征患者多见。6.5%~8.0% 的 Apert 综合征,25.6% 的 Crouzon 综合征和 27.8% 的 Pfeifer综合征合并脑积水。

5. 神经行为异常

常见的神经性行为异常包括注意力下降、计划感缺失,以及语言能力、阅读能力、拼写能力、空间辨别能力异常等。

六、影像学检查

头颅 CT 扫描成像,尤其是 CT 三维重建,是诊断颅缝早闭的"金标准"。CT 扫描不仅有助于准确诊断颅缝早闭的范围和评估颅脑畸形的程度,也有利于颅骨重建的手术计划。有学者提出,CTA 能提供硬脑膜窦的解剖信息,辅助手术前计划,降低手术并发症发生。尤其颅缝早闭综合征涉及颈静脉孔狭窄,CTA 的临床价值更加重要。其他术前检查如 TCD、PET 也用于颅缝早闭的诊断,但其临床价值有待进一步评估。

七、治疗

手术是治疗颅缝早闭唯一有效的手段。目前尚无有效的药物治疗和物理治疗经验。

手术治疗颅缝早闭的主要目的在于恢复颅盖骨的正常发育,矫正颅骨畸形,而不仅仅限于处理闭合的骨缝。颅缝早闭迟早会影响面容,也会影响到神经功能。有时为了满足美容方面的需求,改善颌面中部的发育缺陷,手术需要联合颌面骨科和矫形科的医师。在手术中,头皮夹用来控制出血,尽量避免电凝止血,电凝可能影响头皮愈合效果。一般来讲,大手术切口多采用"之"字形切口,以改善愈合后外观效果。术中切除骨瓣(包含骨缝结构)后重新拼接塑型,拼接采用可吸收的颅骨锁、颅骨桥、颅骨钉等人工材料。这些材料大多在1 年内分解为水和二氧化碳而吸收。

(一)手术时机

手术时间的选择对颅缝早闭的治疗效果影响很大。理想的手术时间是颅骨骨缝未完全闭合之前。但是颅缝早闭目前大多认同在婴幼儿早期阶段手术干预,即 6~12 月龄。该时间窗的手术效果良好,因为 1 岁前幼儿的颅骨延展性良好,通过青枝样骨折容易塑形;塑形后的颅骨缺损不需填充物,通过骨再生能够修复骨缺损;3 月龄之前手术中麻醉相关风险增加,6 月龄之前手术中失血风险增加。

(二)手术要点

颅盖骨成形的手术要点包括:①尽量减少出血,切皮前妥善备血;②尽量使用可吸收材料,避免使用钛板固定颅骨。

目前新的手术方法采用内镜辅助下微创颅缝再造 + 矫形头盔塑形。这种手术方法因创伤小、肿胀轻微、失血少、住院时间短、痛苦轻而大受推崇。但内镜手术治疗颅缝早闭在患者选择上多限于 6 个月龄以下的婴儿。

（三）不同狭颅症手术治疗

1. 舟状头（矢状缝早闭）

针对矢状缝早闭的手术治疗常见两种手术方案。其一，在传统颅骨切除术基础上改进的大范围条状颅骨切除。传统颅骨切除术仅仅切除闭合的骨缝部分的颅骨，幼年脑组织的快速发育促进颅骨生长以自动矫正颅骨畸形。实际上，手术中没有修复颅骨正常形态。大范围条状颅骨切除术可在内镜辅助下进行微创性操作，已获得越来越多的临床肯定。其二，全颅盖骨成形术，术中涉及额骨、顶骨和枕骨，直接矫正颅骨畸形，并且切除早闭的骨缝组织。临床上，大多采用人颅指数来评估手术效果。

人颅指数：头颅最大宽径与最大长径的百分比值，最大宽径指乳突上脊部位的左右径，最大长径指眉间到后正中线的前后径。就人颅指数而言，全颅盖骨成形术较大范围条状颅骨切除术效果好。实际上，两种手术方案的优劣，临床上仍无定论。

2. 三角头（额缝早闭）

三角头的基本要点就是颅前窝容积小，额缝骨嵴和眶部间距缩短。这些均能通过手术干预而改善。术中通过前移额骨和眶缘增加颅前窝容积，切除下的额骨通过青枝样骨折塑形增加额部间距，通过骨缝切除和打磨消除骨嵴。

3. 前斜头（单侧冠状缝早闭）

前斜头的手术治疗主要包括眶上缘的前移和不对称眼眶的矫正。手术目标是将眶骨上缘连同额骨前置于角膜垂直面前 3 mm 以上，通过术前矢状位的影像资料可预估术中前置额骨的活动范围，根据畸形的严重情况，一般可前置 7 ~ 15 mm。眼眶的不对称往往是颅缝早闭同侧眼眶高位且狭窄，对侧眼眶宽，矫正眼眶对称性是通过取出对侧眼眶上缘骨片减少对侧眼眶宽度，取出同侧眼眶少许骨片降低眼眶高度。而鼻尖的偏移（多指向对侧）在儿童时期多不予矫正。

4. 后斜头（单侧人字缝早闭）

手术主要是切除扁平的枕骨成形 + 骨缝再造。

5. 短头（双侧冠状缝早闭）

短头的治疗和单侧冠状缝早闭手术治疗基本相同，不同的是术中需要设计颅盖骨增加的高度。

6. 全颅骨缝早闭

手术涉及前颅盖骨成形和后颅盖骨成形，可以一次性手术完成，但临床上大多推荐分两次手术完成。

手术目标是重建正常头颅轮廓和容积，以适应大脑持续生长发育的必要，同时考虑减少多次手术的可能性。

颅缝早闭和继发代偿性骨质生长影响颅骨畸形的发展，因此，临床上手术技术的进展让单纯的颅缝再造术逐渐被复杂的颅骨重建术取代。

（周天天）

第三节　脊髓栓系综合征

脊髓栓系综合征（tethered cord syndrome，TCS）是指先天或后天的因素使脊髓受牵拉、圆锥低位、造成脊髓出现缺血、缺氧、神经组织变性等病理改变，临床上出现下肢感觉、运动功能障碍或畸形、大小便障碍等神经损害的综合征。先天性的 TCS 主要是指由于脊髓神经管闭合不全（又称脊髓神经管缺陷、脊柱裂）所致的脊髓栓系综合征，它是小儿 TCS 最主要的病因。后天原因所致 TCS 少见，见于腰骶椎管内肿瘤、脓肿、创伤或手术引起脊髓圆锥段或马尾神经粘连。脊髓神经管闭合不全为人类最常见先天性畸形之一，全球发病率为1‰~2‰，我国北方为高发区。导致脊髓神经管闭合不全的确切因素不明确，可能与围孕期补充叶酸不足有一定关系。脊髓神经管闭合不全的病理变化复杂，其中终丝粗短、脊髓粘连、脊髓脂肪瘤等病理改变在胚胎早期即构成脊髓栓系。TCS 可于任何年龄段发病，由于病理类型及年龄的不同，其临床表现各异。脊髓栓系综合征在临床上虽然并不罕见，但是很多医师对该病缺乏足够的认识。患者常得不到及时正确的诊治甚至被误诊误治。因此，普及脊髓栓系综合征相关知识是实现早发现、早诊断和早治疗的前提与保证，也是改善脊髓栓系综合征患者神经功能和生活质量的有效方法。

一、病因与病理生理

1. 病因

导致脊髓栓系综合征的原因有很多种，如先天性脊柱裂，硬脊膜内、外脂肪瘤，脊髓脊膜膨出，腰骶椎管手术后脊髓粘连，脊髓纵裂畸形，妊娠早期病毒感染，以及缺乏叶酸等导致的发育畸形等。脊髓栓系综合征可见于脊髓的各个部位，但最常见于脊髓末端，也就是脊髓下端被栓系固定，像颈、胸段脊髓被各种因素牵拉，形成各种神经损害的症状也属于脊髓栓系综合征的范畴，其共同特点是病变对脊髓远端和神经根的牵拉固定效应。

脊髓栓系综合征的病因可分为原发性和继发性两种。原发性脊髓栓系综合征的病因：在胚胎发育初期（3 个月前），脊髓与脊柱节段一一对应，脊髓和椎管等长，随后脊柱生长快于脊髓，由于脊髓头端固定，故脊髓相对向上移位，在胚胎 20 周时，脊髓圆锥上移达 $L_{3~4}$ 椎体水平，40 周时位于 L_3 椎体水平，出生婴儿脊髓末端位于 $L_{1~2}$ 水平。出生 3 个月后脊髓升至成人水平，即圆锥末端位于 L_1 水平。脊髓圆锥向下变细移行为终丝（成人直径小于2 mm）。在脊髓上移过程中，如存在神经管闭合不全、椎管内脂肪瘤、脊髓圆锥皮样囊肿或畸胎瘤、脊髓纵裂等原因导致脊髓牵拉、圆锥低位等病理改变，就会造成脊髓末端回缩不良，马尾终丝被粘连、束缚而导致发育不良，称为原发性脊髓栓系综合征。继发性脊髓栓系综合征的病因：多见于腰骶部脊柱裂修补术后或椎管硬膜内手术后，该部位瘢痕组织与脊髓和马尾粘连，瘢痕收缩导致脊髓受牵拉，也可见于椎管蛛网膜炎或椎管内蛛网膜下腔局部出血后形成的粘连，称为继发性脊髓栓系综合征。不过临床上常见的是先天性因素引起的脊髓栓系综合征。脊髓栓系综合征的病因在临床上很难完全明确，有很多患者是混合因素所致，如脊柱裂、硬脊膜膨出、皮毛窦反复感染、局部脂肪瘤形成等致病因素常同期存在，都是导致脊髓栓系综合征的病因。因此，在制订脊髓栓系综合征的治疗方案时必须全面考虑存在的各种致病因素。

2. 病理生理

脊髓栓系固定后，引起脊髓和脊神经的血液循环障碍而发生不同程度的缺血、缺氧，逐渐变性坏死或呈退性行改变。血液循环障碍导致栓系部位代谢率降低，产生进行性神经损害，而且约 20% 脊髓栓系综合征合并脑积水。不同的病因还可导致相应的直接损害，例如脂肪瘤型的脂肪组织经缺损的椎板、硬脊膜栓系脊髓，脂肪组织不仅可直接浸润脊髓，还会与神经纤维包裹粘连，直接损害脊髓与脊神经。Yamada 等在研究中发现，脊髓受牵拉而紧绷时，其滋养血管变形变细，神经元缺氧，细胞内线粒体高度减少，三磷酸腺苷的产生明显减少，使脊髓由机械性损伤发展为代谢性损伤。长期处于这种状态使脊髓出现变性、坏死、软化、萎缩和脊髓空洞等改变。其 MRI 表现多样，且多发生于近栓系部位。目前认为脊髓栓系综合征的主要病理改变在灰质，并提出"灰质病变学说"，即灰质内线粒体氧化代谢障碍是脊髓栓系综合征的发病基础，先引发神经元变性，后影响轴突。存在于灰质中线粒体内的氧化磷酸化作用如果发生障碍，神经元的病变随之发生。

二、临床表现

脊髓栓系综合征的临床表现主要包括特征性皮肤表现，疼痛、感觉和运动功能障碍以及膀胱和直肠功能障碍等。

1. 腰骶部皮肤异常

脊髓栓系综合征患者常有特征性的皮肤表现，如腰骶部皮肤出现小的凹陷、皮肤窦道，局部多毛或皮毛窦，腰部中线部位血管瘤，不对称臀裂等。腰骶部皮下脂肪瘤则提示脂肪脊髓脊膜膨出。此外，合并脊柱侧弯也是常见表现。

2. 疼痛

疼痛是成人 TCS 最常见的症状。特点是后背痛，并向单侧或双侧下肢放射，无皮肤节段分布的特点。范围可包括直肠肛门部、臀中部、会阴区、腰背部和下肢。下肢疼痛常分布广泛，超过单一神经根支配区，也有单侧根性分布，直腿抬高试验阳性，有时可与腰椎间盘突出症相混淆。疼痛常因久坐、身体过度屈曲等引起，腰部前屈动作可（手触碰脚）因疼痛受限。

3. 膀胱和直肠功能障碍

脊髓栓系综合征患者的膀胱和直肠功能障碍比运动、感觉功能障碍发生不可逆的损害早，并且运动、感觉功能障碍常同时出现。膀胱功能障碍包括遗尿、尿频、尿急、尿失禁和尿潴留，常有频繁尿路感染，严重的可以合并肾功能损害。根据膀胱功能测定，可分为痉挛性小膀胱和低张性大膀胱。前者常合并痉挛步态、尿频、尿急、压力性尿失禁和便秘，系上运动神经元受损的表现。后者表现为低流性尿失禁、残余尿量增多和大便失禁等，系下运动神经元受损的表现。直肠功能障碍多表现为便秘，少数可有大便失禁。

4. 感觉功能障碍

主要表现为鞍区皮肤麻木或感觉减退。TCS 的损害主要发生于灰质，因此患者很少有明显的感觉障碍平面。此外，由于神经营养状况不佳，有些患者常合并难以愈合的足部或会阴部溃疡。

5. 运动功能障碍

常表现为单侧或双侧下肢无力和步行困难。运动功能最常受累部位是踝部，而近端肌群一般不受累。儿童患者可不明显，患者常出现频繁摔倒。运动功能障碍可以是上运动神经元损害或下运动神经元损害。前者表现为下肢痉挛性瘫痪、肌张力增高、腱反射亢进等。后者表现为下肢软瘫、肌张力降低、肌肉萎缩、腱反射减弱甚至消失。上、下运动神经元损害也可以合并出现，腱反射检查可不对称。

6. 肌肉骨骼畸形

足畸形是最常见的肌肉骨骼畸形，如双足不对称、高弓内翻足、鹰爪趾、营养不良性溃疡等。这种畸形是一些肌肉的无力造成足部与趾拮抗肌平衡失调所致。此外，脊柱侧弯和脊柱前凸畸形也较为常见。

三、辅助检查

1. B 超检查

对年龄 <1 岁的患者因椎管后部结构尚未完全成熟和骨化，B 超可显示脊髓圆锥位置，并可根据脊髓搏动情况来判断是否有栓系。

2. X 线检查

X 线平片可了解有无脊柱裂、脊柱侧弯及椎体分节不全等畸形，对 TCS 的诊断具有提示作用，但仅能显示骨质异常，不能直接显示神经畸形和异常。

3. CT 检查

CT 脊髓造影能显示脂肪瘤、脊髓圆锥、马尾神经和硬脊膜之间的关系。另外，CT 能显示骨骼畸形、脊柱裂、椎管内肿瘤等。但是 CT 诊断脊髓栓系综合征的敏感性和可靠性不如 MRI，CT 椎管造影又属有创性检查，目前已经很少应用。对典型脊髓栓系综合征患者，MRI 诊断已足够。对复杂脊髓栓系综合征尤其是合并复杂的骨性畸形者，可联合应用 MRI 和 CT 检查。

4. MRI 检查

MRI 是诊断 TCS 的首选方法，可清楚显示脊髓圆锥的位置、形态以及增粗的终丝，并可以发现椎管内（外）脂肪瘤、脊髓空洞症、脊髓纵裂及其他合并的畸形，对于制订手术方案有重要参考意义。但目前多数认为 MRI 对术后随访价值有限，因为术后患者圆锥位置多无改变，单纯依靠 MRI 也不能确定是否存在栓系。

5. 膀胱功能检查

近年来随着尿流动力学的发展，TCS 神经源性膀胱尿道功能障碍越来越受到重视。尿流动力学可客观反映神经性膀胱尿道功能障碍的类型、性质、病变程度，预测上尿路的损害，为临床提供客观依据及判断预后，已成为判断手术疗效的客观指标。其包括膀胱内压测定、膀胱镜检查和尿道括约肌肌电图检查。

6. 体感诱发电位（SEP）及其他电生理检查

下肢和会阴部的 SEP 检查有助于评估脂肪瘤和终丝增粗等病变造成脊髓栓系的程度和偏侧，有时对术前制订治疗方案有一定参考意义。手术前后对比有助于评估栓系松解程度，间接反映手术疗效。

四、诊断

本病早期症状隐匿，一旦出现典型临床症状后又缺乏特别有效的根治性措施，因此早期诊断、早期治疗对患者预后至关重要。对于存在以下症状的患者尤其是儿童：腰骶部皮肤异常、隐性脊柱裂、双足和双腿发育不对称、原因不明的尿路感染及尿失禁，应高度警惕患本病的可能。辅助影像学检查不仅能尽快明确诊断，而且可以初步了解引起脊髓栓系的原因。

脊柱腰骶段 MRI 是最重要的影像学检查方法，不仅可显示脊柱裂、脊膜或脊髓脊膜膨出、椎管内脂肪瘤、脊髓及神经根的粘连及与脂肪瘤的关系，还可显示脊髓圆锥末端的低位。这里必须要指出的是，既往认为圆锥末端低于 L_3 即为低位圆锥，而且被认为是脊髓栓系综合征的影像诊断标准。可是近来临床发现有"正常位置脊髓栓系"及脊髓末端位于 L_3 以下而长期无症状者，说明低位圆锥（L_3 以下）不是脊髓栓系综合征影像诊断的唯一证据。在 MRI 上表现为腰骶段脊髓变细、紧张、失去生理性弯曲，是典型的脊髓栓系被牵拉后的形态改变。同时应结合尿流动力学、肛肠动力学和肌电检查作出全面的综合判断。

关于脊髓栓系综合征的临床分型目前尚未统一，但多数学者主张根据病理形态学改变进行分型。目前主要由两种分型方法。①根据 MRI 及术中所见将 TCS 分为终丝粗大型、脂肪瘤型、术后瘢痕组织粘连型、肿瘤型及混合型 5 型。先天性的 TCS 以终丝粗大型和脂肪瘤型为主，而术后组织粘连型多是因为显性脊柱裂中脊膜膨出或脊髓脊膜膨出手术时仅行了脊膜切除与成型，未行栓系松解所致。②另有学者根据术中椎管内病变及其脊髓病理解剖改变，将 TCS 分为 I 型（终丝栓系型）、II 型（脊髓粘连型）、III 型（脊髓脂肪瘤型）、IV 型（椎管囊性占位型）、V 型（脊髓纵裂型）、VI 型（静态病变型）6 型。多数学者认为，TCS 中的"栓系"引起的脊髓被纵向牵拉而紧张，从而导致缺血、缺氧、脊髓神经组织变性、坏死和退行性变不是 TCS 中神经损害的唯一病理生理学机制，而占位病灶的压迫及神经根的粘连也参与了神经的损害。

五、鉴别诊断

双侧下肢出现运动障碍、感觉障碍以及自主神经功能紊乱等症状并不是脊髓栓系综合征的特异性表现，还应借助 CT 或 MRI 等相关辅助检查以进一步明确诊断，并和下列疾病进行鉴别。

1. 腰椎间盘突出

椎间盘纤维环破裂后髓核突出压迫神经根或脊髓，造成疼痛和神经功能障碍为主要表现的疾病。

2. 椎管狭窄

一般分为先天发育性（原发性）和后天继发性椎管狭窄症两大类。按狭窄部位可分为颈椎管狭窄、腰椎管狭窄症和胸椎管狭窄症，最常见的为腰椎管狭窄症，颈椎管狭窄症常归于脊髓型颈椎病，胸椎管狭窄症较少见。颈椎管狭窄按解剖部位分为中央型（主椎管）狭窄、侧隐窝狭窄和神经根孔狭窄。

3. 腰肌劳损

腰肌劳损又称功能性腰痛或腰背肌筋膜炎等，主要是指腰骶部肌肉、筋膜等软组织慢性损伤，在慢性腰痛中本病占的比例最大。多由急性腰扭伤后失治、误治，反复多次损伤所致。也可由劳动中长期维持某种不平衡体位，如长期从事弯腰工作或习惯性姿势不良等引起。

4. 脊髓肿瘤

发生于椎管内各种组织如脊髓、神经根、硬脊膜、血管和脂肪组织的原发性或继发性肿瘤。根据肿瘤和脊髓的关系，分为髓外肿瘤和髓内肿瘤两大类。

六、治疗

在讨论脊髓栓系综合征的治疗前，必须要明确三点：①神经元都是不能再生的，手术的目的在于防止症状进一步加重，因此早期诊断和早期治疗最为重要；②并不是所有的脊髓末端位置低都是脊髓栓系，如果成年人脊髓低位不明显，又没有相关症状，则不需要手术；③当脊柱裂、脊髓脊膜膨出合并脊髓栓系时，仅仅将皮下的包块切除并不能解决脊髓栓系。

脊髓栓系综合征目前唯一有效的疗法是施行脊髓栓系松解术。但手术的最佳时机各家观点不一。有学者认为只要确诊为脊髓栓系（不是脊髓低位），就应尽早手术；也有学者认为如果是单纯的脊髓低位的患者，在没有症状时可以密切观察，一旦出现脊髓栓系症状再进行手术；但是脊髓脂肪瘤、畸胎瘤等合并脊髓低位者宜在无症状时手术。由此可见，对于腰骶部的包块、毛发异常增生、色素沉着甚至出现皮肤凹陷或窦道等均应及早检查，及早明确是否有脊髓栓系，以便及时给予治疗。其实目前的主流观点比较一致，考虑到随着年龄增长、脊柱脊髓发育以及弯腰活动增多、神经损害呈进行性加重的趋势，而且神经损害一旦发生，外科治疗很难完全逆转，因此脊髓栓系综合征提倡早诊断和早治疗。部分患儿家长因害怕手术风险，心存侥幸而选用各种非手术疗法，最终贻误治疗，导致不可逆性神经功能障碍是非常不可取的。

脊髓栓系综合征的治疗应坚持早期手术、注意分型、显微手术、松解彻底、终池成型和预防再粘连的原则。手术医师应具备脊髓手术和显微外科手术经验，手术时贯彻微创理念，坚持做显微外科手术，并配合神经电生理监测，尽可能彻底松解栓系，避免神经损伤，减少再粘连和栓系，预防术后伤口并发症。对术后患者进行随访，对泌尿系功能障碍的防治、下肢运动和感觉的康复以及下肢畸形的矫治给予指导。单纯注重栓系手术，而忽视对这些功能障碍的继续诊疗进行正确的指导，对患者不利。

手术目的是解除脊髓下端的栓系，因此手术中有几个比较关键的问题。一是终丝（可以简单地理解为连接于脊髓末端和骶骨之间的索条）是否需要切断，有学者的观点是即便现在终丝对脊髓没有栓系作用，在松解其他栓系因素后脊髓末端向头端移位时终丝可能导致其移位受限，因此都应予以切断。二是肿瘤（尤其是与马尾神经根粘连的脂肪瘤）的切除程度，由于造成患者神经功能障碍的原因是脊髓被牵拉和肿瘤的压迫，而这类肿瘤与脊髓之间常常没有明确的界限，过分切除常导致神经功能障碍加重，甚至使患者瘫痪或大小便失禁，因此肿瘤的切除以松解栓系和减容为主，在保证神经完整的前提下尽量切除肿瘤，而不刻意追求肿瘤的全切，对畸胎瘤的残余囊壁可给予低功率电灼。三是粘连的松解，由于长期的牵拉和肿瘤的挤压，脊髓可能与周围有广泛的粘连，在手术中应注意将粘连彻底松解。四是神经根的保护问题，神经根长期受压，可能会有变形及变性，导致其外形与纤维索条相似，容易造成神经根的误损伤，因此手术需要在显微镜下操作，并使用神经电生理监测，尽量减少对神经的损伤。因此，栓系松解手术应选择有完善的显微神经外科设备的医院，由具有脊髓手术和显微外科手术经验的神经外科医师来做，以提高疗效、减少脊髓损伤等并发症。如果病情发现早、治疗及时，部分患儿可以治愈。即便术前已有症状，如果早期手术，术后部分患儿的症状还可有一定程度的改善，包括疼痛缓解或消失，感觉运动功能恢复，排尿排便功能恢复，甚至畸形停止加重、自行矫正。发病年龄早、症状重而治疗晚的病例，其治疗结果相对较差。

脊髓栓系综合征手术疗效因人而异，决定手术预后的因素很多，包括年龄、病程、病因、神经损害程度、手术操作和术前术后护理等因素。通常，出现大小便功能障碍常提示预后欠佳，手术通常不能改善大小便功能障碍、下肢和足部的变形，但可能会改善疼痛和不完全的肌力下降。下肢和足部的变形部分可以通过矫形手术得到改善。对于大小便功能正常的脊髓栓系综合征患者，包括因腰骶部皮肤改变和下肢感觉和运动功能障碍而发现者，手术效果相对较好。总体上成人型脊髓栓系综合征手术效果相对不如儿童，若病情发现早、治疗及时，部分患儿可以治愈，发病年龄早、症状重而治疗晚的病例其治疗结果相对较差，部分无效，或术后病情复发需再次手术。术后症状改善程度从易到难依次为：疼痛缓解或消失 > 感觉、运动功能恢复 > 排尿、排便功能恢复 > 畸形停止加重。

常见认识误区如下。①TCS 患儿仅行单纯脊膜修补术：早年实施的单纯脊膜修补术，仅对附着于囊膜壁上的脊神经进行分离，还纳入硬膜腔，然后切除多余的囊壁组织，关闭硬膜腔。该手术方式没有完全解除脊髓栓系，不能改善 TCS 的症状或随着年龄的增长出现 TCS 症状加重。手术应以解除脊髓栓系为主要目的，目前的手术方式是完全松解脊髓圆锥及神经根的粘连，切断粗大的或张力增高的终丝，尽量切除圆锥周围的脂肪，从而以利于恢复受牵拉及压迫部位的微循环，促进神经功能的改善。②脂肪瘤型脊髓栓系追求脂肪瘤全切除：TCS 的病例中，脂肪瘤与脊髓及神经根附着紧密，相互交织、混杂生长，即使在显微镜下手术，采用神经电生理监测和超声乳化吸引，大多数病例也难以达到脂肪瘤的全切除。为了避免神经的损害，对于脂肪瘤不可勉强切除。因为脊髓圆锥通过附着的脂肪瘤粘连固定于硬脊膜壁及硬膜外的脂肪上，所以在不能全切除脂肪瘤时，必须完全松解脂肪瘤与硬脊膜的粘连。若脂肪瘤切除不全，可采用扩大修补硬膜囊的方法来解除对神经的压迫作用。③手术应该在 1 岁后进行：关于手术年龄问题目前尚无统一的意见，有学者认为栓系手术应在 1 岁后进行，可能是考虑到小于 1 岁的婴儿对手术的耐受性差及局部组织薄弱给手术带来困难等因素。但目前大多数学者认为宜及早手术，手术年龄越小，相对术后效果越好，因为脊髓氧化代谢功能障碍的轻重与牵拉的时间长短有关。

七、预防

脊髓栓系综合征属于神经管畸形（neural tube defect，NTD）范畴，NTD 是目前出生缺陷中常见的一类疾病，是由于神经管的发生和分化紊乱而出现的一类常见畸形，是遗传和环境因素共同作用的结果，包括无脑儿、颅脑畸形、脊柱裂、脊膜膨出、脑膨出和脑积水，它是死胎、死产、婴儿死亡的主要原因之一。NTD 的预防干预措施包括：①加强科普教育，提高群众对补充叶酸制剂的认识；②提高基层科技人员的业务素质；③加大干预力度，采取有效的、群众易接受的措施；④加强 AFP 甲胎蛋白 + HCG 人绒毛膜促性腺激素的筛查工作，开展四氢叶酸还原酶检测；⑤加强 B 超在产前诊断中的应用，发现异常及时采取补救措施；⑥建立基层防止 NTD 新生儿出生的模式，规范干预措施的落实。

（田学实）

第四节 脊柱裂、脊膜膨出与脊髓脊膜膨出

脊髓先天畸形是胚胎发育过程中，中枢神经系统因为各种致病因素的影响，导致的先天性发育异常。脊髓脊膜膨出新生儿发病率为（1~2）/1 000。在美国每年有 2 500~6 000 例脊柱裂和脊髓脊膜膨出患儿出生。主要原因是妊娠期缺乏叶酸导致神经管闭合不良，其他可能原因有家族遗传、创伤、感染、辐射、代谢疾病等等，是一种严重的先天性神经系统畸形。妊娠期如果发现，可以考虑人工流产。

一、常见脊柱裂类型

脊柱裂种类繁多复杂，每个患者可能是一种畸形，也可能是几种畸形的混合体，临床诊断必须个体化。脊柱裂主要分为显性脊柱裂和隐性脊柱裂，前者主要包括脊膜膨出和脊髓脊膜膨出，后者包括各种脊髓栓系。主要类型如下。

1. 脊膜膨出和脊髓脊膜膨出

脊膜膨出是指先天性脊突和椎板缺如，椎管内容物向背外侧膨出，椎体异常向腹侧膨出者较少见。可发生在脊柱任何节段，腰骶部多见，有时需要与先天性骶骨发育不良鉴别。

脊膜膨出患儿出生时脊背中线即可发现包块，大小不一，通常为圆形，表面有正常皮肤。皮肤表面可有毛发、色素沉着，部分患儿顶部皮肤菲薄，可发生破溃感染，脊髓和（或）神经可突入并与囊内壁粘连。哭闹时包块张力可增加。脊膜膨出的部位不同，膨出物不同，临床表现也不同，常见的腰骶部脊膜膨出患者可出现双下肢瘫和大小便功能障碍，并发足部畸形。

脊髓脊膜膨出患者出生时局部皮肤可见裸露的、无皮肤覆盖的红色神经板，时间久后神经板可被上皮覆盖或瘢痕化，常合并脑积水、脊髓栓系和 Chiari Ⅱ 型畸形。由于多伴有严重神经功能障碍，预后差，生活多不能自理。

2. 张力终丝

张力终丝指异常的脊髓圆锥低位，但是有时脊髓圆锥位置正常但是终丝异常。张力终丝有两种表现：一种是终丝增粗，MRI 检查发现终丝直径大于 2 mm；另一种是终丝部位出现脂肪，可称为脂肪终丝或终丝脂肪瘤。可见于正常人，无须手术，如出现临床症状可在电生理监测下切断终丝和切除脂肪瘤。

3. 脂肪瘤性脊髓膜膨出

圆锥或终丝脂肪瘤通过硬脊膜和椎板缺损突入皮下形成的肿物，与骶部脂肪垫不同，不局限于骶骨，也无神经组织膨出，可随年龄生长。

4. 脊髓纵裂畸形（split cord malformation，SCM）

SCM 指胚胎发生来源相同的脊髓双干畸形。SCM 分两型：Ⅰ 型是双干脊髓位于独立的硬脊膜管内，中间为硬脊膜包绕的骨性中隔；Ⅱ 型是双干脊髓位于同一硬脊膜管内，中间为纤维性中隔分开。有 90% 以上的患者合并局部皮肤异常，最常见的是多毛。所有腰部 SCM 都合并脊髓圆锥低位和至少一种脊髓栓系病变。

5. 皮毛窦

颅内或椎管内异位的皮肤组织，通过皮毛窦窦管与皮肤相连，可合并颅内或椎管内表皮

样囊肿或皮样囊肿，并可引起脑脊膜炎或脓肿。皮毛窦可发生在中线任何部位，头部多发于前颅凹底和后颅凹，脊柱最常见部位是腰部和腰骶部，皮毛窦的窦壁由上皮组织构成。

脊髓皮毛窦可表现为局部皮肤凹陷或窦道，有或无毛发，常靠近中线，窦口大多只有 1~2 mm，周围皮肤可正常，也可有色素沉着，或由于局部皮下肿块而变形。

骶尾部皮毛窦一端在皮肤表面，另一端止于尾骨，腰部皮毛窦可贯穿正常脊突或经脊柱裂止于硬脊膜或突入椎管。窦道可增宽扩大为囊肿，如窦道壁由复层鳞状上皮构成，其内只含有脱落上皮细胞形成的角蛋白，则称为表皮样囊肿，如窦壁由皮肤成分构成，内含皮脂和毛发则称为皮样囊肿。如窦道在硬脑膜下膨大形成囊肿，则可表现为硬脑膜下皮样囊肿或表皮样囊肿，并可合并脊髓栓系，出现大小便和双下肢功能障碍。

皮毛窦是硬脑膜下感染的一个潜在途径，可导致细菌性脑脊膜炎，并可以反复发作，或形成脓肿。窦道内容物具有刺激性，如进入硬脑膜下腔可引发无菌性（化学性）脑脊膜炎。

窦道内不能进行探入检查或打药增强对比，以免引发细菌性或无菌性脑脊膜炎。发现皮毛窦应行 MRI 检查，以发现皮毛窦的起止走向以及椎管内有无肿物。

皮毛窦应在发生硬脑膜下感染和神经功能缺失前行手术全切除，止于尾骨尖的皮毛窦很少穿通硬脑膜，在除外椎管内无病变后可简单切除缝合。

二、历史与手术争议

1587 年，Peter Van Forest 描述了儿童脊柱裂，并在 1610 年完成首例脊髓脊膜膨出囊颈结扎术。1641 年，Tulp 绘制了描述该疾病的解剖图谱。1761 年 Morgagni 认识到脊柱裂中脊髓的缺陷是与临床症状相联系的。1881 年 Lebedeff 确定脊柱裂的原因是神经管闭合不良。1886 年，von Recklinghausen 将脊柱裂分型并讨论了手术治疗的方法。Fraser 报道了 1898~1923 年 131 例手术治疗效果，有 63% 患者活着出院，到 1929 年时仍有 23% 患者生存。在 20 世纪 30~40 年代，Moore 建议延迟脊髓脊膜膨出的手术时间，等待暴露的神经板上皮化，著名小儿神经外科创始人 Ingraham 在 1943 年重申了这一观点。随着 20 世纪 50 年代脑室腹腔分流术发展，外科手术治疗儿童脊柱裂也取得进展。由于新生儿脊柱裂患者远期有许多残疾和迟发并发症，一些内科医师质疑脊柱裂手术的意义，认为神经外科医师应选择性治疗轻度脊柱裂患者。20 世纪 70 年代选择性治疗患者在伦理上一直备受争议，直到 80 年代很多报告表明非选择性治疗新生儿脊柱裂和选择性治疗效果一样好甚至更好，这种争论才平息。大量临床报告表明，如果患有脊柱裂的新生儿不进行手术修补或不给抗生素抗感染而仅仅给予营养支持，只有 40%~60% 的小儿能存活下来，与之对应一组 171 例患儿经手术治疗，3~8 岁时生存率达 81%，McLone 报道 100 例未经选择的脊柱裂患者，5~9 岁时生存率 86%。McLone 等调查了 274 例脊柱裂患儿父母，请他们谈谈在治疗中的后悔事，52% 父母回答是得不到足够的信息，不知道什么时候手术。9 例认为决定手术晚了，13 例为当时的错误决定感到遗憾。现在在小儿神经外科学界统一观点是：只要新生儿无致命的心、脑、肝肾等疾病，所有脊髓脊膜膨出患儿都应尽早手术治疗。

三、流行病学特点

在过去几十年随着产前检查的不断完善，患病胎儿被发现和引产以及妊娠期叶酸的补充治疗，本病的出生率大大降低。1980 年以前，美国脊髓脊膜膨出患儿的出生率是占活产的

1‰，1989 年下降致 0.6‰，最近报道 0.44‰。在爱尔兰的都柏林，发生率从 1952 年 3.4‰降至 1982 年 1.55‰。英格兰和威尔士 1985 年占 0.5‰。其中女性比男性多 0.57% ~0.71%。印度 308 387 例活产婴儿中有 1 310 例神经管缺陷（NTD），发生率为 4.1‰，其中脊柱裂占 1.9‰。马来西亚 2009 年统计 NTD 发生率为 0.42‰，其中脊柱裂为 0.11‰。

地理因素对脊柱裂的发生也有影响，在英国，尤其爱尔兰与欧洲大陆和美国差异很大，1980 年以后，英国脊髓脊膜膨出的发生率在活产中占 0.74‰ ~2.5‰，而同期欧洲大陆为0.41‰ ~1.90‰，斯堪的纳维亚为 0.2‰ ~1.3‰，意大利为 0.26‰ ~0.57‰，美国为0.41‰ ~1.43‰。

人种差异也是存在的，在美国白种人发生率高于黑种人和亚裔。在一份研究中，美国总体活产发生率是 0.46‰，其中西班牙和葡萄牙裔是 0.6‰，而亚裔是 0.23‰，而且西班牙和葡萄牙裔比其他白种人发生率高。畸形的类型和严重程度也存在种族和部落人群差异。

季节与 NTD 发生有一定关系，有报道秋季出生婴儿 NTD 发生率较高，推测主要原因可能是妊娠早期叶酸摄入减少所致。

随着胎儿 B 超和胎儿 MRI 的普及，很多脊柱裂在胎儿期被发现，终止妊娠降低了20% ~30% 脊柱裂发生率。Roberts 在 1990 ~1991 年报道降低了 23%，von Dorsten 报道23.7% 的脊柱裂胎儿被流产。

四、病因学研究成果

遗传因素目前被广泛关注，因为在不同人种间发病率差异很大，如爱尔兰凯尔特人高发，在美国不同人种和族群中发病率差异很大。从 20 世纪 80 年代中叶起，随着人们对孕期营养的高度重视，特别是叶酸和锌的补充，NTD 的发病率已经大幅下降。其他一些危险因素如甲氨蝶呤、水杨酸、克罗米酚、利尿剂、抗组胺药、磺胺药都可能影响神经管发育。

孕妇服用卡马西平和丙戊酸治疗癫痫，NTD 发生率高达 1% ~2%。1 型糖尿病孕妇NTD 发生率达 1%。

五、产前诊断要点与产前咨询

甲胎蛋白（AFP）是胎儿头 3 个月胎肝产生的，测量孕妇血浆 AFP 最佳时间是妊娠16 ~18 周，有 79% 开放性 NTD 和 3% 正常单胎 AFP 水平在正常均值 2.5 倍以上。如果发现孕妇 AFP 异常应该复查。

高分辨率超声对 NTD 的诊断接近 100%，如果确定存在，应做羊水穿刺检测胎儿 AFP和乙酰胆碱酯酶（AChE），并行家族遗传学调查。

如果孕妇 AFP 和胎儿超声检查异常，应行羊水穿刺，由于 AFP 假阳性较高，应检查羊水乙酰胆碱酯酶。AChE 在开放性 NTD 可通过脑脊液漏到羊水中，但在有皮肤覆盖的闭合性NTD 乙酰胆碱酯酶为阴性。

六、术前准备与手术要点

术前需检查膨出肿块的大小、颜色、皮肤薄厚、有无破溃和感染。如有感染，除局部换药、做细菌培养外，需要全身使用抗生素至感染得到控制。术前还应做神经系统评估，如观察双下肢运动情况，检查感觉平面水平，了解大小便情况，测量头围，检查脊柱、髋、膝、足部有无畸形。

术前需行病变位置 CT 和 MRI 检查,明确椎板缺损的部位、膨出物的种类、与椎管内外结构的关系、有无脊髓低位、脊髓栓系以及合并其他占位,如脂肪瘤、皮样囊肿等。另外,应行头部 CT 和(或)MRI 检查,明确是否已经存在脑积水和其他异常,并为将来出现脑积水的患者提供比较资料。

脊髓脊膜膨出最佳手术时间是出生后 48 小时,最迟 72 小时,再往后,脑脊膜炎和脑室炎的发生率就会大大升高,早期手术脑脊膜炎发生率是 7%,延迟发生率是 37%。如果因为各种原因延迟到 72 小时后,必须做局部细菌培养,并进行抗炎、腰椎穿刺外引流,直到炎症消失后方可手术。

约 15% 脊髓脊膜膨出患儿生后合并严重的脑积水,是否先行分流术再行修补术存在争议,因为先行修补很容易导致伤口不愈和脑脊液漏。但有文献报道,如果在脊髓脊膜膨出手术前行分流术,分流管感染的可能性是 83%,与脊髓脊膜膨出修补术同时行分流术,分流管感染的可能性是 23%,如果在修补术后行分流术,感染率仅为 7.3%。分流后一旦发生感染,死亡率在 13% 以上。如果脑脊液蛋白升高,远期分流管堵塞的可能性是 91%。因此,最稳妥的方法是在行修补术的同时行侧脑室外引流,待无明确感染后再行分流术。

手术时患儿取头低位以减少脑脊液外流,注意暴露的神经盘上不能用碘剂等可能损伤神经的药物消毒,并避免用力刮擦。

手术目的是神经管再造,通过保护还纳神经组织,保护神经功能,避免脑脊膜炎。完整松解与周围粘连的神经盘并保护其上的神经,如果发现神经盘附近有增厚的终丝,需要切断终丝,其他合并畸形也应尽量修补如皮毛窦、脂肪瘤、神经源性囊肿、脊髓纵裂畸形等。神经盘上的表皮和皮下组织需要仔细切除防止将来长出皮毛窦和脂肪瘤。如果可能,神经盘可用 7-0 不可吸收线缝合为管状,目的是防止再粘连,软膜缝合以及人工硬脑膜的使用也对再粘连有一定作用。周围硬脊膜需要松解并做椎管成型,有时神经盘过大,置入椎管有困难,椎管成型后可因为继发性粘连可能导致脊髓栓系,发生率为 10% ~ 15%,可能需要再次手术松解。最后可用不可吸收线,行邻近部位筋膜和肌肉加强多层缝合,以修补缺口。

巨大脊髓脊膜膨出修补中勿造成周围肌肉大面积损伤,这些胸腰部肌肉对将来坐轮椅和使用拐杖的患者非常重要,损伤这些肌肉还可能导致脊柱侧弯和驼背。工程巨大的修补一般没有必要,特别是使用转移皮瓣,发生缺血坏死达 20%。患儿经过局部和周围松解,绝大多数可以在中线部位修补缝合。

有约 15% 的脊髓裂合并驼背,特别是胸部。最理想的是待患儿长大后再行脊柱矫形,但有时不得不与脊髓脊膜膨出一同手术,术后需要带 2 年的矫正器。

皮毛窦手术切口的设计可选择围绕皮毛窦的纵行切口,脊髓皮毛窦通常自皮下斜向上生长,并根据 MRI 上皮毛窦的走向设计切口的长度以便充分暴露。小心分离皮下组织至皮毛窦穿入腰背部筋膜部位,从中线切开筋膜,向两侧分离牵开椎旁肌肉,暴露椎板和棘突,辨别皮毛窦穿入的位置,通常可见棘突上有一个切迹或一个孔洞,咬除上下椎板,暴露皮毛窦进入硬脊膜的部位,沿中线纵行切开硬脑膜并环状切除皮毛窦入口。完整切除整个皮毛窦,分离过程中应保护皮毛窦完好无损。有些皮毛窦仅终止于硬脑膜,有些皮毛窦可穿入硬脑膜止于终丝或脊髓圆锥。止于终丝者可行单纯分离切断,而进入脊髓圆锥者必须将皮毛窦全切除。术野用抗生素生理盐水反复冲洗,分层缝合硬脑膜、肌肉、筋膜和皮肤。

七、术后注意事项

术后给予全身抗感染治疗，手术部位应避免受压并高于头部以减少脑脊液漏的可能。在术野和肛门之间贴敷塑料膜，避免粪便污染，术后 3 日要密切观察，避免窒息。

脊髓脊膜膨出手术死亡率低但残疾率高。术后近期最常见并发症是伤口不愈，患儿皮肤娇嫩，术后容易出现皮肤缺血坏死和脑脊液漏，特别是合并脑积水和大面积松解、剥离皮肤的患儿很容易出现皮下积液。术后营养支持很重要。伤口感染的发生率是 1% ~1.5%，常发生在术后 5 ~7 日，除了局部伤口换药，需要全身静脉抗感染治疗。术后脑脊膜炎是非常麻烦的，需要做核磁检查排除椎管内脓肿，需要行脑脊液外引流，如果已经行分流术，需要拔出分流管外引流，除静脉抗炎外，可行鞘内注射。90% 以上的坏死性小肠结肠炎是发生在低于孕 36 周的早产新生儿，表现为出生后 2 周内腹胀，脊髓裂易合并本病，在胸部病变时合并本病常诊断困难，因为腹部征象不明显。

80% ~90% 脊髓脊膜膨出患者需要行分流术，脊髓脊膜膨出修补术后需要密切观察颅内压变化，可通过量头围、摸囟门、做 CT 观察脑室大小变化来确定。如果出现脑积水加重，在证明无颅内感染情况下应行侧脑室—腹腔分流术。如果患者住院期间未出现，也要告知家属院外密切观察事项，如果出现上述症状和头皮静脉怒张、脑干症状等需及时就诊。对于已经分流的患者，要教会家属观察分流管堵塞后可能出现的症状。

八、胎儿脊柱裂和脑积水治疗进展

如果出生时脑组织厚度低于 1 cm，患儿常会有严重的神经系统残疾。西方 20 世纪 80 年代开始做宫内脑积水分流术，但死亡率和残疾率较高，后来发现待肺部成熟后行剖宫产再行分流术效果好于宫内分流术。宫内脊柱裂手术是被提倡的，主要依据是动物实验发现，如果正常脊髓去除椎板使神经管末端开放，将导致严重的神经功能障碍，如果封闭神经管，脊髓将发育正常。因此，假设把脊髓脊膜膨出胎儿的脊髓和神经盘回纳入椎管，避免羊水的侵蚀，神经功能可能会好转。Bruner 报道 4 例 22.5 ~24.5 周胎儿脊髓脊膜膨出宫腔镜手术，采用转移皮瓣和胶水修补缺口，死亡率为 50%，存活 2 例出生后需要再次手术，远期仅有一侧肢体力弱。文献报道，宫内修补还可减轻小脑下疝，但由于仅有低于 20% 的脊柱裂患者合并症状性 ChiariⅡ畸形，其中 70% 患者在行脊柱裂修补术后好转，所以是否宫内手术仍存争议。

目前认为，对于脊髓脊膜膨出胎儿在肺部成熟后，超声显示胎儿膝部和脚踝活动正常、脊髓脊膜膨出增大且无其他禁忌证，于预产期前选择剖宫产是恰当的。驼背、脊髓发育不全和臀位非剖宫产指征。

（田学实）

第十章

脊髓疾病

第一节　脊髓损伤

脊髓损伤（spinal cord injury，SCI）是中枢神经系统（central nervous system，CNS）严重致不可逆的感觉及运动功能丧失，主要表现为损伤平面以下感觉、运动功能的完全丧失和大、小便失禁，因高致残率和死亡率而成为神经外科工作者研究的重点和难点。

一、病因

（一）闭合性脊髓损伤

闭合性脊髓损伤指脊柱骨折或脱位造成的脊髓或马尾神经受压、水肿、出血、挫伤或断裂，不伴有与外界相通的伤道。脊柱骨折中 14% 合并脊髓损伤，绝大多数为单节段伤。正常脊椎引起脊髓损伤，需要强大的外力。最常见的原因为屈曲性损伤，其次为伸展性、旋转性及侧屈性损伤。这种外力通常是复杂的、联合的，其作用方向多为纵向或横向，由于外力性质不同，可引起挫伤、撕裂伤或牵拉伤。一般闭合性脊髓损伤的原因是暴力间接或直接作用于脊柱并引起骨折或脱位，造成脊髓、马尾挤压损伤，约 10% 的脊髓损伤者无明显骨折和脱位的影像学改变，称为无放射影像异常的脊髓损伤，多见于脊柱弹性较强的儿童和原有椎管狭窄或骨质增生的老年人。鞭索综合征（Whiplash injury syndrome）曾被称为"挥鞭症"等，指颈部软组织的非骨性损伤（如有脊髓损伤，则为 SCIWRA）。多由于汽车由后面相撞时突然向人体躯干施加加速度等外力，引起颈椎伸展及之后的屈曲所致。而分娩时脊髓损伤则是指骨盆位分娩和产钳分娩等难产时由于新生儿脊髓的牵拉性不如椎骨和关节所造成的颈髓屈曲损伤。总之，直接暴力致伤相对少见，见于重物击中颈后、背、腰部椎板、棘突致骨折，骨折片陷入椎管内。间接暴力致伤占绝大多数，常见于交通事故、高处坠落、建筑物倒塌、坑道塌方和体育运动中暴力作用于身体其他部位，再传导至脊柱，使之超过正常限度的屈曲、伸展、旋转、侧屈、垂直压缩或牵拉（多为混合运动），导致维持脊柱稳定性的韧带的损伤、断裂、椎体骨折和（或）脱位、关节突骨折和（或）脱位、附件骨折、椎间盘突出、黄韧带皱褶等，造成脊髓受压和损伤。

脊髓损伤除因打击或压迫导致急性损伤外，另一种常见原因为慢性压迫，多因脊椎退化引起，如后纵韧带肥厚、钙化或骨化，以及黄韧带钙化或骨化等，压迫物为骨赘、骨嵴、突出或膨出的椎间盘及韧带等。一些脊椎或椎管内肿瘤、炎症，特别是结核，其坏死脱落的骨片、碎裂的椎间盘组织及炎性肉芽组织均可慢性压迫脊髓而致截瘫或四肢瘫。

脊髓急性缺血在平时比较罕见，偶尔因主动脉炎致管腔狭窄血流缓慢，可部分影响脊髓的血供。脊髓胸段特别是 $T_4 \sim T_8$ 段血供比较贫乏。因外伤或主动脉邻近肿物可使脊髓血供进一步下降。

（二）开放性脊髓损伤

1. 脊髓火器伤

主要由枪弹或弹片所造成，因子弹穿越部位不同可致不同损伤。常因合并颈、胸和腹部重要脏器损伤而使伤情趋于复杂，加之脊髓本身损伤多为完全性，预后较差。

2. 脊髓刃器伤

脊髓刃器伤多由犯罪导致，被害者遭受背后袭击。最常见的致伤器为匕首，其次为斧头、螺丝刀、自行车辐条、镰刀和削尖的竹、木棍等。刃器可立即被拔出，也可滞留或部分折断于体内。

（1）刃器戳伤脊髓的途径有经椎板间隙（最为常见。脊椎的棘突向后方突出，横突向侧后方突出，两者之间形成一纵形沟槽，刃器从背后刺入易在此沟中进入椎板间隙或遇椎板后上下滑动，再进入此间隙。因此，脊髓刃器伤近半数为半切性损伤）、经椎间孔（由此途径进入椎间的几乎均为细长的锐器，可造成脊髓、神经根和血管损伤）、经椎板（用猛力将锋利的刃器刺入椎板后，刃器本身及椎板骨折片损伤脊髓）。

（2）脊髓受伤的方式分为直接损伤（刃器或骨折片直接刺伤脊髓、神经根或血管）、对冲性损伤（刃器进入椎管一侧，将脊髓挤向对侧，造成对侧的撞击伤）两种。

二、发病机制

急性脊髓损伤机制包含原发性脊髓损伤和随之发生的继发性脊髓损伤。原发性损伤指由于局部组织变形和创造能量传递引起的初始机械性的脊髓损伤；继发性的脊髓损伤则是指原发性损伤激活的包括生化和细胞改变在内的链式反应过程，可以使神经细胞损伤进行加重甚至死亡，并导致脊髓损伤区域的进行性扩大。

（一）闭合性脊髓损伤

1. 脊髓震荡

脊髓损伤之后短暂的传导及反射功能遭到抑制，是可逆性的生理性紊乱。无肉眼及显微镜下可见的病理改变。

2. 脊髓挫裂伤

其损伤程度可有所不同。轻者有挫伤改变，但软膜保存完好，称为脊髓挫伤；重者脊髓软膜和脊髓都有不同程度的破裂、出血及坏死，称为脊髓裂伤，甚至有脊髓断裂。

3. 脊髓缺血

当颈椎过伸或脱位时椎动脉被牵拉，引起脊髓供血障碍，缺血缺氧坏死。血管本身受损、压迫也可产生同样现象。

4. 椎管内出血

椎管内出血包括硬膜外、硬膜下、蛛网膜下腔及脊髓内出血，血块可压迫脊髓引起坏死。

5. 脊髓中央灰质出血性坏死

这是一种特殊而又严重的继发性脊髓损伤，可在伤后立即发生，并成为不断发展的脊髓自体溶解过程。在伤后数小时和数日，受力点附近的脊髓中央管周围和前角区域出现许多点状出血，并逐渐向上、下节段及断面周围扩展，有时可遍及整个脊髓，但脊髓表面白质区较少出现神经组织损伤后的修复征象。整个病理过程在 2~3 日达到高峰，2 周后逐渐出现神经组织损伤后的修复征象。脊髓损伤的动物实验研究发现，脊髓受损后，有大量的儿茶酚胺类神经递质积储及释放，包括去甲肾上腺素、多巴胺及肾上腺素等，使脊髓局部平滑肌受体处的浓度达到中毒的程度，出现微血管痉挛、血栓形成及栓塞、微血管通透性增加、小静脉破裂。尽管如此，对于继发性脊髓损伤机制的认识目前仍然还不十分精确，在上述相关因素中最值得重视的是局部微循环障碍引起的缺血改变和自由基引起的脂质过氧化反应。由于继发性脊髓损伤具有严重的危害性，在伤后早期阻断、逆转这一进程对于脊髓损伤的救治有极其重要的意义，有效的治疗应针对继发性脊髓损伤的病理生理机制，保护尚未受损的白质传导束，从而达到保全部分神经功能的目的。

（二）开放性脊髓损伤

1. 脊髓火器伤

在脊髓火器伤，子弹的致伤能力由它的质量和速度所决定（$E = 1/2 \ mv^2$），而相对于质量而言，速度的作用更为明显。致伤物在战时多为高速子弹或弹片，即飞行速度大于 1 000 m/s，而平时则以低速子弹为主。低速飞行物造成脊髓损伤相对较轻，常见的是直接撞击、挤压和挫裂。高速飞行物呈滚动式前进，对组织的直接毁损更为严重，当其击中骨质时，可使之成为继发投射物，尤为突出的是其在伤道内形成的强大侧方冲击力，可以达 135 kg/cm^2，累及远离伤道的脊髓。高速弹造成的脊髓损伤，甚至可以不直接击中脊柱，在不发生脊柱骨折，穿通或者弹片存留的情况下引起脊髓挫伤。此外，特殊的受伤机制是枪弹击中臂丛神经的瞬间撕扯脊髓的后索和侧索。

2. 脊髓刃器伤

单纯的脊髓刃器伤很少致死，多无须手术探查，故早期的病理资料来源较少。对死合并伤者进行尸检，可观察到脊髓部分或全部被切除，或仅为挫伤，断面水肿、外翻，硬膜可破损，椎管内可有血肿。根动脉损伤者，脊髓坏死、软化。致伤物越锐利，损伤血管的可能性越大。

三、临床表现

（一）闭合性脊髓损伤

伤后立即出现损伤水平以下运动、感觉和括约肌功能障碍，脊椎骨折的部位可有后突畸形，伴有胸腹脏器伤者，可有休克等表现。

1. 神经系统表现

（1）脊髓震荡：不完全神经功能障碍，持续数分钟至数小时后恢复正常。

（2）脊髓休克：损伤水平以下感觉完全消失，肢体弛缓性瘫痪、尿潴留、大便失禁、生理反射消失、病理反射阴性。这是损伤水平以下脊髓失去高级中枢控制的结果，一般 24 小时后开始恢复，如出现反射等，但完全度过休克期需 2~4 周。

（3）完全性损伤：休克期过后，脊髓损伤水平呈下运动神经元损伤表现，如肌张力增高、腱反射亢进、出现病理反射、无自主运动、感觉完全消失等。

（4）不完全性损伤：可在休克期过后，也可在伤后立即表现为感觉，运动和括约肌功能的部分丧失，病理征阳性。

2. 常见的综合征

（1）Brown-Sequard 综合征：即脊髓半侧损害综合征，可见单侧关节绞锁和椎体爆裂性骨折，表现为同侧瘫痪及本体感觉、振动学、两点分辨觉障碍，损伤水平皮肤感觉节段性缺失，而对侧在损伤水平几个节段下的痛、温觉消失，典型者并不常见，多为一侧损伤比另一侧重。

（2）脊髓中央损伤综合征：是最常见的颈椎综合征，主要见于年龄较大者，尤其是中老年男性，这些患者受伤前常已有脊椎肥大症及椎管狭窄，损伤通常是过伸性的。除了一些脊椎肥大等原发改变外，在 X 线上多无或很少有异常表现。临床表现为四肢瘫，但上肢的瘫痪要重过下肢，上肢为迟缓性瘫，下肢为痉挛性瘫。开始时即有排便及性功能障碍。大多数患者能恢复，并逐渐进步使神经功能达到一定稳定水平。在恢复过程中，下肢恢复最快，膀胱功能次之，上肢恢复较慢，尤其是手指。

（3）前脊髓损伤综合征：由于过屈或脊椎轴性负荷机制所引起。常伴有脊椎骨折和（或）脱位及椎间盘突出。临床表现为受伤水平以下总的运动功能丧失、侧束感觉功能（疼痛及温度）丧失，而后束功能（本体感觉及位置感觉等）不受影响。其预后要比脊髓中央损伤综合征差。

（4）圆锥损伤综合征：常伴有胸腰段脊髓损伤。其特点是脊髓与神经根合并受累（如圆锥与马尾受损），同时存在上运动神经元及下运动神经元的损伤。圆锥成分的损伤与较上水平的脊髓损伤的预后相似，即完全性损伤预后差，不完全性损伤预后较好。马尾神经根损伤的预后较好，如同外周神经损伤。完全性的圆锥或脊髓损伤或不完全的马尾或神经根损伤是不常见的，这些患者如有足够的减压，则有可能恢复到自己行走的状态，但如果有长期的完全性圆锥损伤综合征，患者将不能排便及产生性功能障碍。

（5）马尾损伤综合征：圆锥损伤综合征的受伤常是从 $T_{11} \sim L_1$ 水平，而马尾损伤综合征见于从 L_1 到骶水平损伤，这些患者表现为单纯的下运动神经元损伤，临床上常呈现出不完全性及不对称性，并有好的预后。严重的圆锥及马尾损伤患者常有慢性顽固性疼痛，比高水平的损伤更多见。

（6）急性 Dejeine 洋葱皮样综合征：这类损伤位于高颈位，是由于三叉神经脊髓束受损所致。面及额部麻木、感觉减退及感觉缺失环绕于口鼻部呈环状，躯体的感觉减退，水平仍于锁骨下，四肢有不同程度的瘫痪。

（二）开放性脊髓损伤

1. 脊髓火器伤

（1）伤口情况：多位于胸段，其次位于腰、颈段，骶段，这与各部位节段的长度相关。伤口污染较重，可有脑脊液或脊髓组织流出。

（2）脊髓损伤特征：由于火器伤在原发创道外还存在的震荡区和挫伤区效应，受伤当时表现出的神经系统功能损害的平面可高出数个节段，随着此种病理改变的恢复，受损平面可能下降。因此，伤后早期行椎板切开脊髓探查术对此应有所考虑。与脊髓刃器伤相仿，完全性损伤占多数。

（3）合并伤：颈部可伴有大血管、气管和食管损伤，胸腹部有半数合并血、气胸、腹腔内脏损伤或腹膜后血肿，因此，休克发生率高。

2. 脊髓刃器伤

（1）伤口特点：伤口几乎均在身体背侧，1/3 在中线处或近中线处，可为单发，也可为多发，但一般只有一个伤及脊髓。伤道的方向在胸段多朝上，在颈段和腰段多为水平或向下。伤口的大小与刃器的种类有关，最小者仅为一小洞，需仔细检查方能发现。

（2）脑脊液漏：4%~6% 的伤口脑脊液漏，多在 2 周内停止。

（3）神经系统症状：根据 Peacock 的 450 例资料统计，损伤部位在胸段占 63.8%，颈段占 29.6%，腰段占 6.7%，完全性损伤仅占 20.9%，不完全性损伤占 70%，表现为典型或不典型的 Brown-Sequard 征。脊髓休克一般于 24 小时内恢复。有动脉损伤者，症状多较严重。损伤平面以下可因交感神经麻痹、血管扩张而体温升高。

（4）合并损伤：多伴有其他脏器的损伤。腹腔脏器有损伤时，可因缺乏痛觉和痛性肌紧张而漏诊。

四、实验室和特殊检查

（一）腰椎穿刺及奎肯试验

在脊椎损伤合并脊髓损伤患者，为确定脑脊液的性质及蛛网膜下腔是否通畅，对了解脊髓损伤程度及决定手术减压有一定参考价值，但目前已很少应用。

（二）脊柱平片

脊椎平片是诊断脊髓损伤的重要依据。除拍摄前后位及侧位片外，尚需拍摄两侧斜位片。在疑有第一、第二颈椎损伤时需摄张口位片。除个别病例外，对椎体骨折或骨折脱位都能很好显示，但对附件骨折往往不能显示或显示较差，这给决定手术适应证及入路带来困难。因此，有些患者尚需进一步做如体层造影、计算机体层甚至脊椎造影等检查以明确诊断。

（三）脊柱 CT 扫描术

轴位 CT 可显示椎管形态、有无骨折片突入。腰椎穿刺注入水溶性造影剂后再行 CT，可清楚地显示突出的椎间盘及脊髓受压移位情况，脊髓水肿增粗时，环形蛛网膜下腔可变窄或消失。出血表现为椎管内高密度影，使脊髓受压移位。硬膜外血肿为紧贴椎管壁，包绕硬膜囊的高密度影；髓外硬膜下血肿表现为类似椎管造影后的 CT 扫描，高密度出血充满蛛网膜下腔，包绕低密度脊髓；脊髓挫伤水肿表现为脊髓外形膨大，内部密度不均，可见点状高密度影；脊髓横断后相应硬膜囊必然破裂，此时椎管造影 CT 扫描可见高密度造影剂充满整个椎管，脊髓结构紊乱。

（四）脊髓造影

可显示蛛网膜下腔有无梗阻、脊髓受压程度和方向、神经根有无受累。

（五）脊柱磁共振成像

脊柱磁共振成像是迄今唯一能观察脊髓形态的手段，有助于了解受损的性质、程度、范围，发现出血的部位及外伤性脊髓空洞，因而能够帮助预后。一般来讲，MRI 能清楚地显示椎管、脊髓和椎位情况。矢状面可见椎体错位成角，并压迫脊髓，脊髓内可有出血而表现为信号不均，严重者可出现脊髓断裂。椎体压缩性骨折时，常伴有椎间盘脱出。慢性脊髓损伤者，损伤部位形成脊髓空洞，与脑脊液信号相似，其远端还可有脊髓萎缩变细等表现。

（六）电生理检查

诱发体感电位（somatosensory potential，SEP），是电刺激周围神经时，在皮质相应的感觉区记录的电位变化。脊髓损伤可借此项检查判断脊髓功能和结构的完整性。24 小时以后检查，不能引出诱发电位，且经数日连续检查仍无恢复，表明为完全性损伤；受伤能引出电位波者，表明为不完全损伤。缺点是本检查只能反映感觉功能，无法评估运动功能。

五、诊断

（一）闭合性脊髓损伤的诊断

包括：①脊柱损伤水平，骨折类型，脱位状况；②脊柱的稳定性；③脊髓损伤的水平、程度。脊柱损伤的水平、脱位情况一般只需 X 线片即能判断，而骨折类型的判断有时尚需参照 CT 片。

保持脊柱稳定性主要依靠韧带组织的完整，临床实际中所能观察到的、造成不稳定的因素综合起来有：①前柱，压缩大于 50%（此时若中柱高度不变，则提示后方的韧带结构撕裂）；②中柱，受损（其他两柱必有一个结构不完整）；③后柱，骨质结构破坏，矢状位向前脱位 >3.5 mm（颈）或 >3.5 mm（胸、胸腰），矢状向成角 >11°（颈），>5°（胸、胸腰）或 >11°（腰）；④神经组织损伤，提示脊柱遭受强大外力作用而变形、移位、损伤；⑤原有关节强直，说明脊柱已无韧带的支持；⑥骨质异常。

寰枢椎不稳定的标准：①寰椎前结节后缘与齿状突前缘的间距 >3 mm；②寰椎侧块向两侧移位的总和 >7 mm。脊髓损伤的水平是指保留有完整感觉、运动功能的脊髓的最末一节。完全性损伤是指包括最低骶节在内的感觉、运动功能消失。应检查肛门皮肤黏膜交界区的轻触觉和痛觉并指诊肛门括约肌的随意收缩功能。不完全性损伤是指损伤水平以下有部分感觉、运动功能保留，包括最低骶节。

（二）开放性脊髓损伤的诊断

1. 脊髓火器损伤的诊断

鉴于脊髓火器伤合并伤的高发性，首先强调不能遗漏危及生命的合并伤的诊断，必要时应行血管造影明确有无大血管的损伤。脊髓火器伤一般根据枪弹伤的入（出）口和伤道的方向及脊髓损伤的神经系统症状可作出初步诊断。受伤时神经系统损伤程度同样需要采用 Frankel 分级或者 ASCI 评分进行记录和评价，伤情允许时，有选择的辅助检查，判断脊髓受损的确切平面和严重程度。

（1）X 线平片：观察子弹或弹片在椎管内、椎旁的滞留位置，有无骨折。根据脊椎受损显示估计脊髓受损的严重程度。

（2）CT 扫描：当 X 线片上脊柱受损的情况显示不清时，行轴位 CT 扫描提示骨折的部位，以及椎管内有无骨折片或金属碎片突入。注意有无椎管内血肿。

（3）MRI 检查：能够准确显示脊髓受损的情况，具有不可代替的优势，但在脊髓火器伤时是否采用 MRI 检查，特别是可能有弹片位于脊髓内时，应慎重分析。MRI 扫描时产生的强大磁场可能使位于脊髓内的弹片发生移位，引起更严重损伤，并且金属异物本身也可以使检查产生伪影。伤道内，特别是椎管内无金属弹头或弹片存留时，MRI 检查能最准确地显示脊髓受损状态。

2. 脊髓刃器损伤的诊断

根据背部刀伤史和随即出现的脊髓半侧损害症状，即可明确诊断。

X 线平片上可能发现较大的骨折片，也可根据滞留刃器的尖端位置或折断后残留部分的位置判明损伤的节段，应常规拍摄正、侧位片。与投照方向平行的细长刃器可仅为一点状影，若重叠于椎骨上，不易发现。胸片和腹平片上注意有无有胸、腹腔积液和膈下游离气体。为明确伤道与椎管的关系，可采用伤道水溶性碘剂造影。轴位 CT 可明确显示残留刃器或骨折片的部位或发现椎管内血肿、脓肿等需要手术的占位病变，但金属异物产生的伪影常影响观察。MRI 可清楚显示脊髓损伤的程度。典型的半切损伤在冠状位上为脊髓一侧的横行缺损，缺损区为长 T_1、长 T_2 信号。有金属异物存留时，一般不做此项检查。当神经系统症状恶化，需手术探查，但又不便行 CT 或 MRI 时，应做脊髓碘水造影，了解有无受压或梗阻。

六、鉴别诊断

（一）闭合性脊髓损伤的鉴别诊断

1. 椎管内出血

外伤，如高处坠落背部或臀部着地，背部直接受力等偶可引起椎管内血管破裂出血，原有血管畸形、抗凝治疗、血液病等患者轻度受伤即可出血（也可为自发性），血肿可位于硬膜外、硬膜下、蛛网膜下腔和髓内。起病较急，常有根性疼痛，也可有脊髓压迫症状，往往累及几个节段。蛛网膜下腔和髓内出血时，腰椎穿刺脑脊液呈血性，轴位 CT 可见相应部位有高密度影。MRI 则可显示异常信号，早期（2 日）T_1 时间缩短，在 T_1 加权像上出现高信号后约 1 周红细胞破裂，出现细胞外正铁血红蛋白，使 T_2 上变为高信号（T_1 上仍为高信号）。

2. 脊髓栓系综合征

当腰部受直接打击或摔伤时，使原有脊髓栓系综合征患者的症状可加重，出现双腿无力，行走困难，括约肌功能障碍。MRI 上可以看到圆锥低位、终丝增粗，多伴有脊柱裂、椎管内或皮下脂肪瘤。

（二）开放性脊髓损伤的鉴别诊断

主要是脊髓火器伤的鉴别诊断。

1. 脊髓闭合损伤

被枪弹或弹片击中后，患者可发生翻滚、坠落，引起脊柱骨折、脱位、压迫脊髓，X 线检查多可发现椎体压缩，呈楔形变，常伴有脱位。火器伤一般只见椎骨局部的破坏，不会影响脊柱稳定性。

2. 腰骶神经丛损伤

与单侧的圆锥和马尾神经的火器伤有时不易鉴别，后者腰椎穿刺有血性脑脊液。

七、闭合性脊髓损伤的治疗

（一）院前急救

在事故现场，要注意患者的意识及心肺功能。正确的抢救技术非常重要，通过积极的现场救治处理危及患者生命安全的问题，预防脊髓损伤继发瘫痪，以及不全瘫痪转为完全瘫痪，为后继治疗和康复奠定良好基础。由于伤后6~8小时内脊髓中心未坏死，周围白质情况尚好，且血管介质释放而导致的代谢紊乱在伤后6~8小时内，因此，掌握正确的急救技术，在现场对怀疑存在脊柱脊髓损伤的患者进行正确的固定和搬运，紧急转送至具备治疗条件的医院，显得极为重要，也是防止加重、影响预后的重要措施。对颈椎损伤患者，应放在平板上，适当固定颈椎，不必一定保持颈椎的生理弯曲。因为在没有经过X线确诊之前，无论是四头带牵引，还是颅骨牵引，都可能是有害的。如果患者处于昏迷状态，转运前应插好气管插管，以保证通气。对胸腰椎损伤患者，在变换体位过程中，常需要几个人协同进行，同时要控制颈部，清理呕吐物及呼吸道。创伤患者只要锁骨以上皮肤损伤或有意识障碍，都应高度怀疑颈椎损伤，应固定颈部，使用颈围、颈托或颈胸支架，直至影像学检查明确颈椎情况后才可决定是否去除固定。

（二）非手术治疗

1. 药物治疗

（1）甲泼尼龙（methylprednisolone，MP）：主要作用是抑制细胞膜的脂质过氧化反应，可以稳定溶酶体膜，提高神经元及其轴突对继发损伤的耐受，减轻水肿，以防止继发性脊髓损害，为手术治疗争夺时间。1990年美国第二次全国急性脊髓损伤研究（NASCIS2）确认：早期大剂量应用甲泼尼龙是治疗人类急性脊髓损伤的有效方法。损伤8小时内应用，最好在3小时内，大剂量使用，应密切注意应激性溃疡等并发症的发生。

（2）21-氧基类固醇（tirilazad mesylate，TM）：抑制脂质过氧化反应的能力强于甲泼尼龙，而不易引起激素所具有的不良反应。TM在动物实验中显示出良好效果，已被列入第三次美国急性脊髓损伤研究（NASIS3）计划。临床研究证实，患者在伤后24小时内使用TM可促进运动功能恢复。

（3）甘露醇、呋塞米等脱水药：可减轻脊髓水肿，宜早期使用。

（4）GM-1：为神经节苷脂类（Ganglioside，Gg），Gg是组织细胞膜上含糖鞘脂的唾液酸。GM-1在哺乳类中枢神经系统的细胞膜上含量很高，特别是髓鞘、突触、突触间隙，能为受损脊髓（特别是轴突）提供修复原料。在动物实验中具有激活Na^+-K^+-ATP酶、腺苷酸环化酶、磷酸化酶活性，防止神经组织因缺血损伤造成细胞水肿，提高神经细胞在缺氧状态下的存活率，并有促进神经细胞轴突、树突发芽再生的作用。关于GM-1的应用时机、给药时间、与MP的最佳配伍剂量仍需进一步研究。

（5）其他药物：兴奋性氨基酸拮抗剂（MK-801）、阿片肽受体拮抗剂、自由基清除剂等仍处于动物实验阶段，并被认为具有一定的应用前景。目前，研究主要集中在选择最佳的神经营养因子和载体时间模式。

2. 高压氧和局部低温疗法

高压氧疗法可以提高血氧分压，改善脊髓缺血状况。局部低温可降低损伤部位的代谢，减少耗氧，可采用开放或闭合式，硬膜外或冷却液灌洗，温度 5 ~ 15 ℃。

（三）手术治疗

1. 切开复位和固定

由于关节绞锁或骨折脱位严重，闭合复位困难，需行手术复位。整复关节绞锁有时需切除上关节突。脊柱固定方法和材料有多种，途径可经前路或后路，总的要求是固定牢靠，操作中防止脊髓损伤。需要提及的是，对于骨折脱位严重、脊髓横断、瘫痪已成定局者，复位和固定依然十分重要，它可以减轻疼痛并为全面康复训练打好基础。某些韧带损伤如不经有效固定，可发生晚期不稳定，出现渐进性神经功能障碍。

2. 椎板切除术

传统上试图用此法来迫使脊髓后移，躲避前方的压迫，结果是无效的。此外，椎板广泛切除增加了脊柱的不稳定性，实验证明可能减少脊髓供血。但遇下列情况，可行椎板切除术：①棘突、椎板骨折压迫脊髓；②合并椎管内血肿；③行脊髓切开术；④行马尾神经移植、缝合术。为保持脊柱的稳定性，防止晚期出现驼背畸形，可行内固定术或将切除的椎板复位、成形（去除椎板之时应保持其完整）。

3. 脊髓前方减压术

脊柱骨折引起的脊髓损伤，大多来自压缩和脱位的椎体或其后上角、粉碎骨折块、突出的椎间盘，有效的方法是解除来自脊髓前方的压迫。

（1）颈髓前路减压术：此入路包括经口咽行齿状突骨折切除术的入路已逐渐为神经外科医生掌握。为减少操作加重脊髓损伤，尽量不用 Cloward 钻或骨凿，理想的方法是用高速小头钻磨除压迫物，减压后取髂骨行椎体间融合术。术前、术中和术后需行颅骨牵引。

（2）胸段前方减压术：包括经胸腔入路、经椎弓根入路和经肋骨横突入路。后两种入路神经外科医生较为熟悉，是经过椎管的侧方进入，对脊髓的牵拉较小。但近年一些学者尚嫌暴露不够满意，特别是对严重的爆裂性骨折，需要彻底减压后行椎体间植骨融合，故主张经胸前路手术（经胸膜外或胸腔），此手术需要术者有胸外科知识和技巧。减压后应行椎体间植骨融合，必要时加用固定器。

（3）胸腰段前方减压术：Mcafee 等在 20 世纪 80 年代中期开始应用腹膜后入路。通常从左侧进入以避开肝脏和下腔静脉。由第 12 肋床进入腹膜后间隙，可暴露 T_{11} ~ L_3 椎体，稍向下方做皮肤切口，即可显露 L_4 椎体。切除横突、椎弓根，去除骨折块和椎间盘，或用小钻磨除突出的椎体后缘。充分减压后行椎骨间植骨融合术（取同侧髂骨）。

（4）腰段前方减压术：除上述腹膜后入路外，仍有学者采用侧后方入路，切除半侧椎板和椎弓根，显露硬膜囊的外侧，稍向后方牵开（马尾神经有一定游离度），用弯的器械夹取前方的骨折片、突出的椎间盘，或用小钻磨除突出的锥体后缘。经此入路暴露前方不满意，优点是可同时行椎板内固定。创伤和脊柱手术都可能影响脊柱的稳定性，合理的脊柱内固定可以纠正脊柱畸形，减轻神经组织受压，融合不稳定的脊柱节段，保护附近正常活动的脊柱节段。后路器械固定及融合术是最常采用的治疗方案，一般为适应不同的脊柱节段采用不同的固定系统。钩杆系统（CD，TSRH，ISOLA）常用于颈椎、中胸段区域的固定。颈段椎体因椎弓根直径狭窄，经椎弓根固定较少采用，而代之以椎板下的钢丝；中胸段区域则通常采用横突钩及椎弓根钩固定。胸腰连接部椎弓根宽大，椎弓根螺丝容易插入，故常使用固定杆和椎弓根螺丝（TSRH、CD、ISOLA）。$L_2 \sim L_4$ 内固定的目的是减少融合节段的数目及维持腰椎的生理曲度，可以利用椎弓根螺丝固定，固定杆按生理弯曲塑形，实行短节段（2 个或 3 个运动节段）融合。对于 L_5 和骶骨骨折，固定是必须的，通常采用经后路椎弓根螺丝固定，术后患者应戴腰骶矫形支架。有时为了避免二期后路融合，某些病例行前路减压术后可以直接行前路器械固定及融合术。目前常用的前路固定装置可以分为金属板、椎体外侧固定和椎体间装置。值得引起重视的是，脊柱内固定成功在于成功的关节融合术，而不在于器械应用，这依赖于良好的组织清创、皮质剥除和大量的髂骨或同种异体移植骨。

八、开放性脊髓损伤的治疗

（一）火器脊髓损伤的治疗

（1）开放性脊髓损伤一般不影响脊柱稳定性，对搬运无特殊要求。

（2）优先处理合并伤，积极抗休克治疗。

（3）早期全身大剂量应用广谱抗生素、破伤风抗毒素（TAT），预防感染。

（4）伤后早期实行清创术，应争取伤后 6~8 小时内进行。原则是沿伤道消除坏死组织和可见异物、游离骨片。胸壁上伤口清创仅限于组织内，不进入胸腔。

（5）椎板切除术的适应证：①椎管内异物、骨片压迫脊髓或存在易引起感染的因素（如子弹进入椎管前先穿透肠管）；②椎管内有血肿压迫脊髓；③脑脊液漏严重；④不完全损伤者在观察过程中症状恶化，奎肯施泰特试验提示椎管内有梗阻，一般应另做切口。手术目的是椎管内清创，一般不应切开硬脊膜，以免污染脊髓组织。已破损者，应扩大切开，探查脊髓，清除异物，碎烂的脊髓可轻轻吸除。清除后，缝合修补硬膜。

（6）继发于低速弹火器伤的脊柱不稳定很少见，发生不稳定的原因多数是医源性引起的。常常是由于不正确或者过分追求减压效果的多个椎板切除减压导致。因此，在椎板切除术前应对此有足够的认识。

（二）刃器脊髓损伤的治疗

优先处理颈、胸、腹部重要脏器的损伤。

（1）早期静脉应用大剂量抗生素，肌内注射 TAT。

（2）伤口的处理：小的伤口，若无明显污染，可只冲洗其浅部，然后将其缝合；较大的伤口，有组织坏死或污染较重者，需行伤道清创。与火器伤相比，刃器伤的伤口处理偏于保守，但前提是应用大量的广谱抗生素。

（3）手术指征：遇下列情况，可考虑行椎板切除术。①影像学证实椎管内异物，骨片存在，需清除；②进行性神经功能障碍，CT 或 MRI 证实椎管内有血肿；③椎管内有脓肿或慢性肉芽肿造成脊髓压迫症状。

九、并发症及其治疗

（一）闭合性脊髓损伤并发症及处理

1. 压疮

每 2 小时翻身 1 次，保持皮肤干燥，骨突出部位垫以气圈或海绵。新研制的可持续缓慢左右旋转的病床可有效地防止压伤，可活动身体任何部位而不影响脊柱的稳定性。压疮若久治不愈，可行转移皮瓣覆盖。

2. 尿路感染

患者入院后一般均予以留置导尿，导尿管应每周更换 1 次，并行膀胱冲洗。

3. 肺部感染

C_4 以上脊髓损伤可导致呼吸困难、排痰不畅，较容易并发肺部感染，应加强吸痰、雾化吸入治疗。

4. 深静脉血栓形成（DVT）

DVT 日益受到重视。据统计，有临床症状的 DVT 发生率为 16.3%，如做其他检查，如静脉造影等，DVT 的发生率为 79%。DVT 可能与下列因素有关：缺乏大组肌群收缩产生的泵作用，静脉血淤滞；创伤后纤维蛋白原增多，血液黏滞度高；脱水；血浆蛋白原激活抑制因子释放增多，纤溶障碍；下肢不活动、受压导致血管内皮的损伤等。DVT 常发生在伤后前几个月，表现为下肢水肿、疼痛、皮肤颜色改变、局部或全身发热，最严重的并发症是肺栓塞致死。诊断方法有多普勒超声、静脉造影等。预防措施主要是活动下肢，应用抗血栓长袜等。一旦出现 DVT，应行抗凝治疗。

（二）开放性脊髓损伤并发症及处理

1. 脊髓火器伤的突出并发症是感染

感染可发生在伤口、椎管内（硬膜外或硬膜内），防治方法重在彻底清创、充分引流和全身大量应用抗生素。

存留的子弹有引起铅中毒的可能，特别是在弹片直接与脑脊液或者形成的假性囊肿液相接触时，弹片中含的铅成分可发生分解而引起慢性铅中毒，主要表现为腹痛、痴呆、头痛、记忆力丧失、肌无力等。可以采用乙二胺四乙酸（EDTA）、二巯丙醇（BAL）等金属螯合剂治疗。

2. 刃器伤的并发症

Brodie 脓肿，残留在椎体内折断的刃器尖引起的慢性椎体脓肿，需手术清除。

十、预后

（一）闭合性脊髓损伤

高位完全截瘫者死亡率为 49.0% ~ 68.8%。死亡原因主要为呼吸衰竭、呼吸道梗阻、肺炎，脊髓功能的恢复程度主要取决于受损的严重程度和治疗情况。完全横断者，神经功能不能恢复，马尾神经受压解除后恢复良好。对完全截瘫者的脊柱骨折脱位采用闭合复位，其功能有 10% 恢复，采用手术方法治疗有 10% ~ 24% 恢复；对不完全截瘫者治疗后功能恢复率为 80% ~ 95%。

（二）开放性脊髓损伤

脊髓火器伤常伴有危及生命的内脏损伤和休克。据英国著名的脊髓损伤专家 Ludwig Guttmann 统计，第一次世界大战期间，死亡率高达 70% ~ 80%。此后由于抗休克治疗的加强，抗生素的广泛应用，后因条件改善及脊髓损伤中心的建立，死亡率逐渐下降，至第二次世界大战后期已低于 15%。

刃器伤的预后比火器伤为佳，原因是脊髓切缘整齐，挫伤范围小，利于神经组织修复。

Peacock 报道的 450 例中，65.6% 恢复良好，无须或略加支持即能行走，17.1% 需挂拐行走，17.3% 无恢复，16 例死亡者中，9 例早期死于脑膜炎或肺栓塞。

（甄 为）

第二节　椎管内肿瘤

一、概述

椎管内肿瘤也称为脊髓肿瘤，指生长于脊髓本身及椎管内与脊髓相邻近的组织结构（如神经根、硬脊膜、椎管内脂肪组织、血管等）的原发性肿瘤及转移性肿瘤的统称，多见于青壮年；是神经外科常见病，占神经系统肿瘤的 10%～13%。临床上根据肿瘤与脊髓、硬脊膜的位置关系，一般将椎管内肿瘤分为髓内、髓外硬膜内和硬膜外三类。髓外硬膜内肿瘤最多见，其次是硬膜外肿瘤，最少见为髓内肿瘤。根据病理可将椎管内肿瘤分为脊膜瘤、神经鞘瘤、星形细胞瘤、节细胞性神经瘤、浆细胞瘤、单纯性囊肿、血管瘤、脂肪瘤、错构瘤、硬脊膜囊肿、间叶瘤、肠源性囊肿、恶性神经鞘瘤和恶性血管内皮细胞瘤。神经纤维瘤、脊膜瘤和胶质细胞瘤（包括星形细胞瘤和室管膜瘤）为最常见的病理类型。神经纤维瘤约占 40.0%，脊膜瘤占 9%～12%，胶质细胞瘤占 8%～12%。

椎管内肿瘤大多数为良性肿瘤，其临床症状和体征依肿瘤部位、大小、性质不同而异。多数早期症状较轻且具有多样性，临床体征常不典型，如出现颈部或背部隐痛伴有肩部酸痛，胸前部不适，上、下肢麻木或放射痛等；故早期诊断比较困难，可导致漏诊、误诊而延误治疗。因此，全面了解病情及体检、正确使用影像学检查是本病早期诊断最重要的两个方面。

手术治疗是椎管内肿瘤的唯一选择，将肿瘤予以切除，绝大多数病例可达到治愈效果，因此对椎管内肿瘤的手术应持积极态度，即使是转移癌，手术虽不能挽救患者生命，但能提高患者的生活质量。

二、诊断

（一）病史要点与体格检查

椎管内肿瘤的病变较隐匿缓慢，个别也有起病较急的。要注意首发症状以及病程发展的先后顺序。脊髓压迫症是其最主要的临床表现，病程多在 1～3 年。起病以神经根痛、运动障碍和感觉障碍为首发症状的各约占 1/3。国内报道椎管内肿瘤以神经根痛起病最为常见，其次为运动障碍和感觉障碍。神经根痛在神经鞘膜瘤患者表现尤为突出，疼痛多为难以忍受的胀痛，进行性加重，夜间卧床休息疼痛明显，行走活动时可缓解；而脊膜瘤则较少出现，故对定性诊断有重要参考价值。椎管内肿瘤的诊断除根据临床的症状和体征外，影像学检查也必不可少。除细致和反复的神经系统检查外，不可忽视全身检查。如背部中线及其附近的皮肤有窦道或陷窝，常提示椎管内的病变是胚胎残余肿瘤等。怀疑转移性肿瘤时注意检查原发病灶。一旦确诊为脊髓肿瘤，则应进一步进行定位诊断。

（二）不同类型椎管内肿瘤的临床特点

1. 髓内肿瘤

髓内肿瘤占9%～18%，常见有星形细胞瘤、室管膜瘤。神经根痛较少见；其感觉改变以病变节段最明显，并由上向下发展，呈节段型分布，有感觉分离现象；可有下运动神经元症状，肌肉萎缩；锥体束征出现晚且不明显，脊髓半切综合征少见或不明显；椎管梗阻出现较晚或不明显，脑脊液蛋白含量增高不明显，放出脑脊液后症状改善不明显；脊突叩痛少见，脊柱骨质改变较少见。

2. 髓外肿瘤

髓外硬膜内肿瘤占55%左右，常见有神经纤维瘤、神经鞘瘤、脊膜瘤等。硬膜外肿瘤占25%左右，多数是转移瘤、淋巴瘤。哑铃形椎管内肿瘤约占8.5%。神经根痛较常见，且具有定位诊断的价值；感觉改变以下肢远端感觉改变明显，且由下往上发展，无感觉分离现象；锥体束征出现较早且显著，下运动神经元症状不明显，脊髓半切综合征明显多见；椎管梗阻出现较早或明显，脑脊液蛋白明显增高，放出脑脊液后由于髓外肿瘤下移而症状加重；脊突叩痛多见，尤以硬膜外肿瘤明显，脊柱骨质改变较多见。

（三）病变平面定位

（1）当脊髓某节段受到肿瘤压迫性损害时，该节段的定位依据：①它所支配的区域出现根痛，或根性分布的感觉减退或感觉丧失现象；②它支配的肌肉发生弛缓性瘫痪；③与这一节段有关的反射消失；④自主神经功能障碍。

（2）不同节段的临床表现如下。①高颈段（C_1～C_4）肿瘤，颈、肩或枕部痛。四肢呈不全性痉挛瘫痪，肿瘤平面以下深、浅感觉丧失，大小便障碍。C_4肿瘤时，可出现膈神经麻痹，出现呼吸困难或呃逆。②颈膨大部（C_5～T_1）肿瘤，双上肢呈弛缓性瘫痪（软瘫），双下肢痉挛性瘫痪（硬瘫），手、臂肌肉萎缩，肱二、三头肌腱反射消失，或眼交感神经麻痹：同侧瞳孔及眼裂缩小，眼睑下垂，眼球轻度凹陷（霍纳征）。大、小便障碍。③上胸段（T_2～T_8）肿瘤，胸、腹上部神经痛和束带感。双上肢正常。双下肢硬瘫，腹壁及提睾反射消失。④下胸段（T_9～T_{12}）肿瘤，下腹部及背部根痛和束带感。双上肢正常，双下肢硬瘫。肿瘤平面以下深、浅感觉障碍，中、下腹反射消失，提睾反射消失。⑤圆锥部（S_2～S_4）肿瘤，发病较急，会阴部及大腿部有对称疼痛，括约肌功能障碍，出现便秘、尿失禁及尿潴留，性功能障碍，跟腱反射消失。⑥马尾部（L_2以下）肿瘤，先一侧发病，剧烈根痛症状以会阴部、大腿及小腿背部明显，受累神经支配下的肢体瘫痪及肌肉萎缩，感觉丧失，膝反射、跟腱反射消失。大、小便障碍不明显。

（四）辅助检查

1. 腰椎穿刺及脑脊液检查

对诊断很有意义，作为常规检查项目。腰椎穿刺时通过压迫颈静脉试验（奎肯施泰特试验）进行脑脊液动力学检查，了解椎管被肿瘤阻塞程度即椎管通畅程度，如椎管蛛网膜下腔有部分或完全梗阻现象即奎肯施泰特试验阳性。留取少量脑脊液检查，测定脑脊液蛋白含量，一般来说，椎管梗阻越完全，平面越低，时间越长，脑脊液蛋白含量越高；而脑脊液细胞计数正常，即所谓蛋白—细胞分离现象，是诊断脊髓瘤重要依据。须注意腰椎穿刺后可能神经系统症状加重，如根痛、瘫痪加重。颈段肿瘤腰椎穿刺后容易出现呼吸困难，甚至呼吸停止现象，须做好应急准备。如出现上述情况，应紧急手术切除肿瘤。

2. 脊柱 X 线检查

拍摄相应节段脊柱正侧位片，颈部加照左、右斜位片，观察椎间孔的改变。有 30% ~ 40% 的患者可见骨质改变，常见的征象有：①椎间孔扩大或破坏；②椎管扩大，表现为椎弓根间距增宽；③椎体及附件的骨质改变，椎体骨质破坏、变形，椎弓根破坏等；应考虑到是否为恶性肿瘤；④椎管内钙化，偶见于少数脊膜瘤、畸胎瘤及血管网状细胞瘤；⑤椎旁软组织阴影，由于椎管内肿瘤多为良性，早期 X 线片上常无骨质异常表现，有时仅在晚期可见椎弓根间距增宽，椎管壁皮质骨变薄，椎管扩大等间接征象。对于哑铃形等椎内肿瘤，可见椎间孔扩大。X 线检查可排除脊柱畸形、肿瘤等原因造成的脊髓压迫症，仍为一种不可缺少的常规检查。

3. 脊髓造影检查

脊髓气造影，适用于脊髓颈段及马尾部位的定位，方法简单、方便，但常不太清晰。脊髓碘油造影，是目前显示椎管内占位病变的有效方法之一，可选用碘油（如碘苯酯）或碘水造影剂（如 amipaque 或 omnipaque）行颈脊髓椎管造影，尤其是经小脑延髓池注药造影容易确诊。不仅能确定肿瘤的节段平面，还能确定肿瘤与脊髓和硬脊膜的关系，有时还能作出肿瘤定位诊断。方法是将造影剂经腰椎穿刺或 C_2 侧方穿刺注入蛛网膜下腔，透视下调节患者体位，观察造影剂在椎管内的流动状况和被梗阻的程度以及观察肿瘤对脊髓的压迫程度。髓内肿瘤时碘油沿脊髓两侧分流，衬托出肿瘤部位脊髓呈梭形膨大。髓外硬膜内肿瘤时，碘油呈杯口状充盈缺损。硬膜外肿瘤时，碘油梗阻平面呈梳齿状。Omnipaque 为第二代非离子碘水溶性造影剂，造影清晰，安全可靠，可根据脊髓膨大、移位及蛛网膜下腔梗阻确定脊髓肿瘤，结合脑脊液蛋白增高，作出正确诊断。但是由于粘连等原因，有时梗阻平面并非一定代表肿瘤真实边界。通常需要再进行 CT 扫描或 MRI 检查，以获得更多的肿瘤病变信息。

4. 椎管 CT 及 MRI 检查

CT 扫描具有敏感的密度分辨力，在横断面上能清晰地显示脊髓、神经根等组织结构，它能清晰地显示出肿瘤软组织影，有助于椎管内肿瘤的诊断，这是传统影像学方法所不具备的。但是 CT 扫描部位，特别是作为首项影像学检查时，需根据临床体征定位确定。有可能因定位不准而错过肿瘤部位。CT 基本上能确定椎管内肿瘤的节段分布和病变范围，但较难与正常脊髓实质区分开。CT 加脊髓内造影（CTM）能显示整个脊髓与肿瘤的关系，并对脊髓内肿瘤与脊髓空洞进行鉴别。磁共振成像无电离辐射的不良反应，可三维观察脊髓像，能显示肿瘤组织与正常组织的界线、肿瘤的部位、大小和范围，并直接把肿瘤勾画出来，显示其纵向及横向扩展情况和与周围组织结构的关系，已成为脊髓肿瘤诊断的首选方法。MRI对于区别髓内、髓外肿瘤更有其优越性。髓内肿瘤的 MRI 成像，可见该部脊髓扩大，在不同脉冲序列，肿瘤显示出不同信号强度，可与脊髓空洞症进行鉴别。髓外肿瘤可根据其与硬脊膜的关系进行定位，准确率高。MRI 矢状面成像可见肿瘤呈边界清楚的长 T_1、长 T_2 信号区，但以长 T_1 为主，有明显增强效应，有的呈囊性变；轴位像显示颈脊髓被挤压至一侧，肿瘤呈椭圆形或新月形。对于经椎间孔向外突出的哑铃形肿瘤，可见椎管内、外肿块的延续性。由于 MRI 直接进行矢状面成像，检查脊髓范围比 CT 扫描大，这是 CT 无法比拟的，而且 MRI 可以显示出肿瘤的大小、位置及组织密度等，特别是顺磁性造影剂 Gd-DTPA 的应用可清楚显示肿瘤的轮廓，所以 MRI 对确诊和手术定位都是非常重要的。这方面 CT 或 CTM

远不如 MRI。根据临床症状和体征初步确定肿瘤的脊柱平面后，病变节段 CT 扫描对确定诊断有重要帮助。MRI 不但可以观察到肿瘤的部位和大小，而且可以见到肿瘤突出椎管外破坏椎间孔的改变。MRI 可多节段纵行断层成像，对脊髓肿瘤具有很高的定位、定性的诊断价值。

（五）诊断标准

要提高椎管内肿瘤的早期诊断率，应做到询问病史、查体要仔细，一定做全面的查体，善于察觉有特殊意义的症状和体征，如下肢肌张力增高，膝、踝出现阵挛，病理征阳性，病史中叙述慢性持续性进行性加重，是否有间歇性症状和夜里静息痛等。同时提高对椎管内肿瘤的认识，无诱因下出现肢体、躯干神经症状和体征时，要意识到有椎管内肿瘤的可能。诊断除根据临床症状与体征外，影像学检查必不可少。

1. 主要症状与体征

①疼痛：为常见的首发症状，常表现为根性疼痛，有时可误诊为肋间神经痛或坐骨神经痛；②感觉障碍：常见，有不同程度的感觉障碍，表现为有感觉障碍平面并常伴有麻木或束带感，髓内肿瘤则常表现有不同程度的节段性感觉障碍，感觉障碍平面与脊髓肿瘤所在部位相关；③运动障碍：压迫脊髓平面以下有不同程度的运动障碍，从肌力减退到肢体瘫痪；④括约肌功能障碍：尿失禁或尿潴留，多出现于髓内肿瘤或脊髓受压严重或病程较长的患者；⑤其他：腰骶部肿瘤表现有颅内压增高，伴有眼底视盘水肿，与脑脊液中蛋白含量过高有关。

2. 定位与定性

脊柱 X 线片异常率不高，但可排除椎骨肿瘤、结核、骨质疏松症等病变。椎管内造影只能确定肿瘤的下界或上界，难以了解肿瘤的范围，更不能作出定性诊断。CT 平扫检查一般无法显示椎管内肿瘤，当发现椎间盘膨（突）出或椎管狭窄时，要进一步将 CT 表现与病史、症状和体征相联系，若临床症状及体征和 CT 表现不相符，不能草率下结论而误（漏）诊，更不能仓促手术，应进一步做影像学检查。静脉注射造影剂后 CT 扫描可提高椎管内占位诊断率，但椎管内病灶较小及造影无强化的病灶容易漏诊。最可靠的检查是 MRI，通过 MRI 检查，可对椎管内肿瘤精确定位，并能明确肿瘤大小、范围，位于髓内或髓外。两者的鉴别见表 10-1。

表 10-1　髓内和髓外肿瘤的鉴别诊断

鉴别点	髓内肿瘤	髓外肿瘤
常见病理类型	神经胶质瘤、室管膜瘤	神经纤维瘤、脊膜瘤
病程	长短不一，一般病程短，胶质瘤囊性变时可进展加速	较长，进展缓慢，硬膜外转移性肿瘤呈急性病程
根痛	少见，多为烧灼性痛，少有定位意义	多见，且有定位意义
感觉改变	病变节段最明显，由上向下障碍，呈节段性，有感觉分离改变	脚趾感觉改变明显，由下向上发展，少有感觉分离
运动改变	下运动神经元症状明显，广泛肌萎缩，锥体束征，出现晚且不显著	下运动神经元症状的早期只限所在节段，锥体束征出现早且显著
脊髓半切征	少见或不明确	多且典型，症状先限于一侧

鉴别点	髓内肿瘤	髓外肿瘤
自主神经障碍	较早出现且显著	较晚出现且不显著
椎管梗阻改变	较晚出现且不明显	出现较早且明显
腰椎穿刺放液后反应	症状改变不明显	肿瘤压迫症状加重
脑脊液蛋白改变	增高不明显	明显增高
椎管骨质改变	较少见	较多见

3. 不同病理类型肿瘤的特点

（1）神经纤维瘤：又称神经鞘瘤，为椎管内肿瘤中最常见的一种。好发于髓外硬膜内，多生长在脊神经根及脊膜，尤其多见于脊神经后根。肿瘤多数生长于脊髓侧面，较大者可使2~3个脊神经根黏附于肿瘤上。神经纤维瘤一般有完整的包膜，表面光滑，质地硬韧，与脊髓组织之间有明显的分界线。其切面均匀，呈半透明的乳白色。当肿瘤较大时可见淡黄色小区及小囊，有时可见出血。形成厚壁囊肿时，囊内充满水样液。显微镜下一般分为囊状和网状两种。好发于20~40岁的患者。多数患者有典型的椎管内肿瘤的症状与体征：早期先有神经根痛，以后逐渐压迫脊髓而产生椎管梗阻，出现感觉麻木及运动无力，可呈现脊髓半切综合征；晚期有括约肌症状。病程较为缓慢，偶有因肿瘤囊变而致急性发作。应注意颈部软组织及颈椎X线侧位片，警惕为哑铃形肿瘤。凡症状难以用一处受累解释时，应考虑可能为多发性神经鞘瘤。有的患者伴有皮肤咖啡色素斑及多发性小结节状肿瘤，称为多发性神经纤维瘤病。脑脊液蛋白含量显著增高。肿瘤大多容易切除，疗效好。急性囊性变而呈迟缓性瘫痪者术后恢复较差。椎管内外哑铃形肿瘤是指位于椎管内和脊柱旁，通过椎间孔相连的一种肿瘤。椎管内外哑铃形神经纤维瘤多位于硬膜外，起源于脊神经根，尤其多见于后根。肿瘤生长缓慢，可由硬膜外顺神经根长至椎管外或硬膜内，也可由椎管外长至椎管内。X线正位片可见到椎旁异常软组织阴影，斜位片可见椎间孔扩大，椎弓根有压迹，以此可作为定位诊断的依据。必要时行CT检查，可清晰显示肿瘤的部位及硬膜囊受压情况。神经鞘瘤起源于周围神经鞘施万细胞，因为骨组织同样受神经支配，骨内有许多施万细胞，因此，神经鞘瘤在骨组织可以生长。良性多见，恶性罕见，进展快，早期出现截瘫，大、小便失禁，CT及脊髓造影对诊断有帮助。

（2）脊膜瘤：发生率仅次于颈神经纤维瘤。一般生长于脊髓蛛网膜及软脊膜，少数生长于神经根。发生于颈段者占所有脊膜瘤的16.8%，少于胸段（占80.9%），多于腰段（占2.3%）。大多位于髓外硬膜内脊髓之前或后方，侧方少见。肿瘤包膜完整，血供丰富，与脊髓分界清楚；表面光滑或呈结节状。其血液供应来自脊膜，故肿瘤附近的脊膜血管可增粗。此类肿瘤生长缓慢，病程较长。其临床症状与神经纤维瘤极其相似，鉴别点在于脊膜瘤患者年龄较大，神经根痛较少见，症状易波动。

（3）神经胶质瘤：室管膜瘤最常见，星形细胞瘤其次，其他如胶质母细胞瘤等少见。一般于髓内呈浸润性生长，少数与脊髓分界清楚。病程因病理种类不同而异。少见于颈段而多见于胸段。约占颈椎管内肿瘤的1%。多见于20~30岁的年轻人。大多位于脊髓软膜下，罕见于髓外硬膜内。髓外硬膜内的脂肪瘤有完整的包膜，与脊髓没有或仅有少量粘连，软膜下的脂肪瘤则与周围组织无明显界限，可沿血管穿入神经组织而酷似浸润性肿瘤。椎管内脂肪瘤的来源尚不清楚，可能是先天性畸形的一部分或由异位组织形成。其临床症状发展缓慢，神经根性疼痛少见，病变以下可有感觉、运动障碍。

（4）先天性肿瘤：又称胚胎残余肿瘤，占椎管内肿瘤的5.9%，包括上皮样囊肿、皮样囊肿、类畸胎瘤、畸胎瘤、脊索瘤等数种。

（5）血管瘤和血管畸形：Lindau肿瘤是中枢神经系统较为特殊的良性血管瘤，又称为血管网织细胞瘤、血管网状细胞瘤、小脑血管瘤。较少见于颈椎管，一般发生在颅内。多见于35～40岁的成人，一些患者有家族史。在临床表现、椎管造影等方面与一般常见的椎管内肿瘤难以鉴别。部分病例还可合并肝、胰、肾的多囊性病变，附睾腺瘤、肾透明细胞癌，嗜铬细胞瘤及其他部位的血管瘤等。海绵状血管瘤又称海绵状血管畸形，可侵及脊髓，但是少见于颈脊髓，通常见于马尾，偶见于胸脊髓。脊椎海绵状血管瘤常局限于椎体，偶尔会膨入硬膜外腔。硬膜内海绵状血管瘤通常位于脊髓内，极少见于髓外硬膜内。常表现为出血或局灶性神经功能缺陷。许多海绵状血管畸形无症状而且为多发性。临床上海绵状血管瘤畸形略多见于女性，主要见于20～40岁。海绵状血管瘤的急性临床表现几乎全由出血引起，而再次出血在临床上似乎不可避免。据统计，出血的危险约每年1.6%。一系列研究表明，海绵状血管瘤常呈活动性、进行性增大，其机制尚不清楚，但是一般认为由毛细血管增生、血管扩张、反复出血并机化、血管化而产生。虽然部分栓塞的动静脉畸形可能不被血管造影发现，但是血管造影仍常用于排除绝大多数动—静脉畸形。MRI是一种有效的检查手段，其典型表现为 T_1 和 T_2 加权像低信号的分界清楚的区域。一些低信号强度可能与畸形中的低血流量及可能出现的铁磁性物质如含铁血黄素有关。这种MRI的特征性表现可能见于髓内动静脉畸形、肿瘤、继发于创伤或感染的损伤。由于MRI的问世，许多血管造影隐性的海绵状血管瘤畸形可轻易地被发现，其发病率呈增多的趋热。

4. 误诊的原因

①椎管内肿瘤多数为良性肿瘤，生长缓慢，早期症状多数较轻，症状体征不典型。②在上胸段以上的肿瘤可有上运动元受损的临床症状，但在下胸段及腰段并无特殊性，无肌张力增高、腱反射亢进、髌阵挛及踝阵挛阳性，极少引出病理征，仅有相应皮肤的平面感觉障碍，很易被忽视。③外科医生对腰椎间盘突出症、内科医生对脱髓鞘性脊髓炎及吉兰—巴雷综合征认识广泛，而对椎管内肿瘤的认识不足。④CT、X线机的广泛普及，当有腰疼痛、下肢疼痛及麻木时，多数临床医师首先考虑为腰椎间盘突出症，而正常无症状的腰椎间盘突出及膨出率可达30%。由此可见，无症状性腰椎间盘突出和图像上的腰椎管狭窄，是临床上造成误诊误治的主要原因。

5. 鉴别诊断

①与胸膜炎、心绞痛、胆石症等相鉴别：详问病史，进行系统的体格检查及神经系统检查即能鉴别。②与脊柱结核、椎间盘脱出及脊柱转移癌等疾病鉴别：脊柱结核多见于青年人，常有结核病史，X线平片可见椎体骨质破坏、变形和椎旁脓肿。椎间盘脱出者有外伤史，发病急，脊柱平片可见椎间隙变窄。脊柱转移癌多见于老年人，病程短、椎体骨质破坏、恶病质、严重疼痛等。③与脊髓炎、脊髓蛛网膜炎等鉴别：一般根据病史和临床表现常能鉴别压迫与非压迫性脊髓病。④脊髓空洞症：发病徐缓，常见于20～30岁成人的下颈段和上胸段。一侧或双侧的多数节段有感觉分离现象及下运动神经元瘫痪，无椎管梗阻现象。MRI检查可明确诊断并与髓内肿瘤相鉴别。⑤运动神经元疾病：特点为肌萎缩及受侵肌肉

的麻痹，并有舌肌萎缩，可见肌束颤动，病理反射阳性；脑脊液检查细胞及生化指标正常，无椎管梗阻现象。放射学检查无占位性病变存在。

三、治疗

（一）手术治疗

1. 基本原则

手术是椎管内肿瘤唯一有效的治疗手段，原则是在不加重脊髓损伤的前提下尽可能地切除肿瘤，3/4 的椎管内肿瘤为良性，故肿瘤全切预后良好。因此，对椎管肿瘤的手术应持积极态度。硬脊膜外的恶性肿瘤，如患者全身情况好，骨质破坏较局限，也可手术切除，术后辅以放射治疗及化学治疗。只有在病变为转移性，或是患者体质太差、难以耐受手术时，才考虑其他辅助或姑息性疗法。脊髓的结构复杂、功能重要，故在切除肿瘤时医生的手术操作需十分精细，应用显微外科技术有利于辨明肿瘤的边界及其与血管的联系，看清正常结构及病变组织，从而减少对正常组织、神经与血管的损伤。总结近年来经验，手术的关键在于以下几方面。①手术体位，术中患者取俯卧位或侧卧位。为预防颈部过伸或扭转而加重颈脊髓的损伤致呼吸障碍，并有利于手术部位的暴露，采用清醒状态下气管插管全身麻醉，麻醉后将头固定在特制的头架上。②精确的定位，术前将 X 线定位片和 MRI 反复核对，确定肿瘤的准确部位。③充分止血，剪开硬膜之前，做到无任何部位渗血；在剪断供血血管之前，确保止血完全，以免剪断后血管回缩而造成止血困难；对出血以棉片或止血海绵压迫止血为主，或采用双极电凝止血，以免损伤脊髓。对哑铃形肿瘤，需扩大瘤体侧神经根管，必要时切除一侧关节突和椎弓根，显露大部分瘤体，完整切除肿瘤。④分块切除，遇到肿瘤边界不清而难以分离时，应先寻找边界清楚的突破口，最后分离边界不清处。在操作过程中只能牵拉肿瘤，不能牵拉脊髓，所有操作都应靠肿瘤一侧进行。对较大瘤体可分块切除，以免整体切除肿瘤时伤及脊髓。单极电刀的电切强度以及双极电凝的电凝强度要足够小，以免热效应损伤脊髓和神经。勿片面追求整块切除而过分牵拉肿瘤，尽量不牵拉脊髓，少牵拉神经。⑤显微外科技术，在显微镜下可清楚地看见裸眼所看不清的细小结构，如蛛网膜与肿瘤、神经根与肿瘤、肿瘤与颈脊髓的界线，特别是供应或引流肿瘤血运的小血管。⑥术中脊髓诱发电位监护，近 20 年来，诱发电位监测技术在椎管内肿瘤手术中的应用逐渐增多，通常采用体感诱发电位（somatosensory evoked potentials，SEP）和（或）运动诱发电位（motor evoked ptentials，MEP）监测。其中 SEP 最为常用，主要反映脊髓深感觉传导通路情况，但是反映运动功能时不够准确，常用于监护髓外肿瘤。MEP 能直接反映锥体束的完整性及功能状况，适合于髓内肿瘤切除术中监护，但操作方法较复杂，仪器设备昂贵，易受麻醉药物影响。SEP、MEP 联合应用后有助于减少神经并发症。

2. 手术方法

（1）髓外硬膜下脊膜瘤：当肿瘤较小时，先分离肿瘤与脊髓、神经根的蛛网膜界面，再将肿瘤附着的硬脊膜内层分离，离断肿瘤的血供即可完整切除肿瘤；当肿瘤较大时应先离断肿瘤基底，囊内分块切除肿瘤，待瘤体缩小后分离瘤髓界面，必要时可剪断相关齿状韧带避免脊髓过分牵拉。对于哑铃形神经鞘瘤，打开椎板后应先切除肿瘤峡部，然后切除硬膜下肿瘤，最后处理硬脊膜外部分。切除硬膜下部分时应将肿瘤与脊髓、神经根表面的蛛网膜锐性分开，游离肿瘤，显露载瘤神经后离断。正确处理椎间孔外的肿瘤非常重要，应将椎间孔打开，仔细辨认并严格分离肿瘤包膜，先行肿瘤内切除，再沿瘤周分离，直至显露椎管外正常粗细的载瘤神经并将其在此处离断，确保肿瘤全切除。对颈段肿瘤注意避免损伤肿瘤峡部的椎动脉，胸段肿瘤避免损伤胸膜和大血管，腰段肿瘤保护好腹膜后脏器和大血管，马尾肿瘤尽量保护马尾神经。

（2）髓内肿瘤：必须应用显微外科技术，手术时机最好选择在患者脊髓功能中度障碍时，这样能取得最佳的效果。术前症状越轻，手术效果越好，甚至可以达近正常状态。手术时应在基本离断肿瘤血供后，严格沿肿瘤界面分离、切除肿瘤。避免和减少医源性损伤脊髓组织功能是手术成功的关键。操作过程应自上而下或自下而上进行，分离时应平行于传导束方向，尽量避免垂直于脊髓纵轴离断传导束的动作。游离肿瘤的腹侧部分时避免损伤软脊膜下的脊髓前动脉，严防误吸，将双极电凝调小减轻电灼造成的热传导损伤。当术中难以发现理想的瘤髓界面时，不宜勉强全切除，以免造成严重的脊髓功能损伤。髓内胶质细胞瘤与正常脊髓分界不清，仅颜色、质地稍有差别，通常只能部分切除；术中切忌做扩大切除，扩大切除非但不能减少复发机会，反而会加重脊髓的损伤，手术目的为充分减压以利改善脊髓功能。室管膜瘤一般边界清楚，伴有假包膜，血供中等，术中在显微镜下尽量沿中央沟分开脊髓，在不损伤传导束和血管的情况下，沿肿瘤和脊髓间的界线分离，尽可能将肿瘤完全切除。血管瘤呈紫红色，与脊髓有分界，术中一般先处理好供养血管和导出血管，然后切除，这样术前脊髓血管造影就非常必要。脂肪瘤，特别是髓内者，界限不清，切忌盲目全切，否则会导致严重的后果。

（3）脊柱稳定性的重建：对于哑铃形椎管内肿瘤，或肿瘤从后方伸向前方以及转移性肿瘤，术中为了提高肿瘤的切除率，有时不得不扩大切除范围，甚至切除相应的椎体。以前我们对脊柱稳定性问题未重视，只要不切除椎体就不考虑稳定性的重建。经随访发现术中如果切除关节突、椎弓根等结构，就会出现脊柱失稳，引起相应的症状。随后，只要术中破坏了脊柱的稳定性，我们都同期进行了脊柱稳定性的重建。

3. 术后处理

严密观察肢体运动情况、感觉平面的恢复，括约肌功能、引流管的引流性质和量；对高颈髓肿瘤手术后应特别注意呼吸功能的观察。常规应用脱水剂和糖皮质激素，如20%甘露醇与甲泼尼龙静脉滴注；合理使用抗生素，预防感染。术后卧床至少3周，对脊柱稳定性较差的患者，使用外固定。截瘫患者术前术后要加强定时翻身、防压疮护理和肢体的被动锻炼以及术后康复训练。

4. 手术并发症

（1）原因：①手术前治疗计划的错误，不正确的诊断、错误的手术入路、适应证掌握不严谨、特别是症状较轻或者有精神异常的患者；②手术中的损伤，如血管、神经、硬脊膜和脊髓的直接损伤；③手术后并发症，如切口的感染、出血、组织水肿、肿瘤复发。

（2）常见并发症。

1）神经损伤：脊髓是很娇嫩的组织，稍受挤压或碰撞，即可造成永久性的功能障碍。脊柱手术造成的神经损伤并不多见，其中多数为手术操作过程中对神经的直接损伤。常见的原因有麻醉、咬骨钳损伤、分离肿瘤时导致脊髓损伤、过度电凝、出血、过度牵拉、减压不充分、解剖不清晰等。颈椎手术中的脊髓损伤可因麻醉插管过程中颈椎过伸而引起，老年患者更为多见。而随着脊柱内固定应用的逐渐广泛，所引起的神经损伤相应增多。这些并发症发生后常需再手术取出内固定。

2）脑脊液漏：除脊柱原发损伤可导致硬膜撕裂外，脑脊液漏的常见原因为手术中的医源性硬脊膜损伤。脑脊液漏的直接后果是伤口的不愈合和感染，如经久不愈可引起头痛症状。此外，有部分病例虽然皮肤及皮下组织伤口愈合还可在局部形成脊膜囊肿，但多数情况下并无明显不适，个别病例可造成神经损害。脑脊液漏的预防关键是在手术中动作轻柔避免损伤硬膜，而手术需切开硬膜时应注意严密缝合，如硬膜缺损较大应及时修补。特别是脊膜瘤和神经纤维瘤，通常需要在硬膜内外切除肿瘤，因手术中硬膜缝合非常重要。当漏出的脑脊液不与外界交通时常形成假性脊膜膨出，CT 扫描能显示椎管内及皮下液体，在行椎板切除部位呈低密度影并向后延伸，在 MRI 则显示其内容物与脑脊液信号强度相同，但与软组织水肿难以鉴别。其实诊断脑脊液漏以脊髓造影及 CT 脊髓造影效果最为理想。脊髓造影可清晰显示脑脊液漏的范围，其特点为椎管后方的造影剂与脑脊液相交通。处理：严密缝合、置管引流、再次修补、抗感染与支持治疗。

3）脊柱不稳或内固定失败：脊柱的各种减压手术虽可切除占位病变并解除对脊髓、马尾和神经根的压迫，但却使脊柱赖以获得稳定的结构受到不同程度的破坏。近年来对医源性脊柱不稳的报道陆续增多，并已逐渐引起重视。应当指出，有一部分患者甚至在术前就已存在不同程度的脊柱不稳，一旦对这一问题有所疏忽，就有可能因施行了不适当的手术而使脊柱不稳得不到治疗甚至加重。特别在骨外科，对良性或低度恶性肿瘤，在肿瘤全切除后，常植入器械固定，以增加脊柱的稳定性。如果内固定失败，需要在综合评价患者临床及影像学表现的基础上决定下一步的对策。

4）神经根周围瘢痕形成和肌肉去神经改变：是手术对神经根损伤所引起，发生率一般为 1%～2%，高者可达 12%。神经根周围瘢痕形成可能与局部血肿形成及神经根解剖变异有关。此外，有学者认为与术中使用脑棉、生物材料有关。患者的临床表现为在术后经过一段缓解期后，又再次出现神经根痛症状；经非甾体抗炎药物治疗可能暂时有效，但症状也可持续存在或暂时缓解后数月内又复发。肌肉去神经改变是因为腰椎后路手术时对于椎旁肌肉的广泛剥离后导致，引起椎旁肌肉萎缩，这是临床医师一直关注和忧虑的问题。

5）蛛网膜炎：又称粘连性蛛网膜炎，指蛛网膜和（或）软脊膜的炎性过程引起的自身增厚以及神经根的相互和（或）与蛛网膜的粘连。蛛网膜炎可局限于一个节段也可同时累及多个节段，通常为硬膜囊尾端受累，病程长者蛛网膜还可发生钙化或骨化；导致脊髓功能障碍和神经根痛症状。

6）硬膜外血肿：脊柱手术过程中硬膜外静脉丛出血比较常见，术中尽管已采取止血措施，术后仍可能形成硬膜外血肿。硬膜外血肿多见于手术后 1～3 周内，极少数发生于手术3 周之后。在 CT 扫描图像上硬膜外血肿表现为不同程度硬膜外高密度影，也可对硬膜囊形成压迫，其密度信号的强度高低与血肿吸收程度及血肿内所含纤维组织有关。在矢状位像上典型的硬膜外血肿为梭形，位于硬膜囊背侧，应注意与硬膜内血肿、硬膜外脓肿及肿瘤相鉴别。如果血肿对脊髓压迫明显，需要再次手术处理。

7）感染：术前准备不足、患者自身抵抗能力差、器械消毒及手术无菌操作不严格、术中处理不恰当、脑脊液漏、术后引流管未按时拔除等因素导致。切口感染与裂开，可分浅层和深层两型。椎管内感染按其部位分为硬膜外感染、硬膜下感染和脊髓内感染，其中以硬膜外感染多见。对切口感染与裂开，可及时给予清创缝合、引流，保持伤口的干燥、清洁，增强机体抵抗力和敏感抗生素的应用。但对严重椎管内感染，单纯使用药物往往难以取得满意效果，且有可能致脊髓受压加重，应立即切开清创引流，否则会导致不可挽回的后果。再次手术后仍要根据细菌培养及药敏试验结果选择敏感和能透过血脑屏障的抗生素，时间不少于6周。

8）肿瘤复发：硬脊膜外恶性肿瘤手术后如不采用放射治疗或化疗，很容易复发；脊膜瘤和哑铃形神经纤维瘤可因未完全切除而复发；髓内肿瘤难以彻底切除，多数术后复发。

（二）选择性动脉造影及栓塞治疗

对血供非常丰富的血管性肿瘤或恶性椎体肿瘤，特别是在腰骶椎，常因手术出血多，肿瘤难以彻底切除而感棘手。选择性动脉造影可清楚地显示肿瘤的大小及血供特点，术前栓塞能安全有效地减少术中出血。此外，栓塞术作为姑息治疗手段能明显地缓解疼痛，这对于不能手术的患者是一种行之有效的治疗方法。栓塞可减少肿物效应，减轻椎管阻塞，使疼痛减轻，化疗和栓塞后，肿瘤发生变性坏死，也减轻了肿瘤组织对周围神经的刺激。临床资料表明，经明胶栓塞后的患者，疼痛缓解时间不超过2个月。因此，如想得到良好的疗效，应选择更好的栓塞剂，国外学者在对腰骶椎肿瘤姑息性栓塞治疗时，多选用聚乙烯醇等永久性栓塞剂，可使疼痛缓解时间延长。

（三）放射治疗

恶性肿瘤术后均可进行放疗，多能提高治疗效果。放射剂量为4~5千伦琴肿瘤量，疗程为4~5周。特别是脊柱椎管转移肿瘤引起疼痛、运动或感觉障碍，给予高能X线放射治疗，肿瘤剂量（tumor dose，TD）为1~2周内（20~30）Gy/（5~10）次，无明显不良反应，都能耐受治疗，是目前较为有效的治疗方法。

（四）化学治疗

胶质细胞瘤用脂溶性烷化剂如卡莫司汀（BCNU）治疗有一定的疗效。转移癌（腺癌、上皮癌）应用环磷酰胺、甲氨蝶呤等。

四、预后

若能早期发现椎管内肿瘤，早期手术治疗，大多数可取得良好的临床效果。部分患者椎管内肿瘤瘤体较大或者位于高位颈椎，术后可能因呼吸衰竭而死亡，也可能术后一段时间后复发。脊髓神经功能的恢复与患者脊髓受压的程度和时间有一定的联系。预后椎管肿瘤的手术治疗效果，主要与术前患者神经系统受累情况和肿瘤的大小、部位等因素有直接关系，因此对其早期诊断和治疗尤为重要。椎管肿瘤的预后取决于以下因素。①肿瘤的性质和部位，软性肿瘤，特别是生长缓慢者，使脊髓有充分时间调整其血液循环，发展较慢，症状较轻，手术后脊髓功能恢复较快而完善。硬性肿瘤，即使体积较小，因为其易于嵌入脊髓内，任何脊柱的活动都可使肿瘤造成脊髓的挫伤及胶质增生，术后恢复多数不理想。②肿瘤的生长方式及其生长速度，髓内肿瘤有的主要是扩张生长，有的主要是浸润性生长。后者对脊髓造成的损害较大。肿瘤生长缓慢的，即使脊髓受压明显，由于脊髓仍有代偿能力，症状可较轻微；反之，生长较快的肿瘤，尤其是恶性肿瘤，容易引起脊髓急性完全性横贯损害症状，需要急诊手术解除脊髓压迫，即使1~2小时的延误，也往往会造成严重的后果。③治疗时机和方法的选择，各种脊髓神经组织对压力的耐性有所不同，如肿瘤对神经根先是刺激而后造成破坏；灰质对肿瘤压迫的耐受性大于白质；白质中锥体束和传导本体感觉和触觉的神经纤维较粗（直径 5~21 μm），痛觉纤维较细（直径小于 2 μm），受压后细纤维比粗纤维耐受性大，压迫解除后恢复也较快。一般在受压之初，神经根受牵引，脊髓移位，继而受压变形，最后脊髓发生变性，逐渐引起该组织的神经功能障碍。④患者的全身状况。⑤护理与康复工作，术前 MRI 影像学检查、术中采用显微神经外科手术操作是椎管肿瘤诊疗中的关键手段，早期检诊与处理是影响其预后的重要环节。

（甄　为）

第三节　髓内动静脉畸形

一、流行病学特点

髓内动静脉畸形（IAVM）属于脊髓动静脉畸形中的一种类型，包括其中的 Ⅱ 型（球状血管畸形）和 Ⅲ 型（未成熟型和广泛血管畸形）。IAVM 占所有脊髓血管畸形的 10% ~ 15%，与其他类型脊髓动静脉畸形相比，IAVM 在性别分布上主要在男性，国外报道男女比为 4：1；Yasargil，Symon，Teddy 等报道 IAVM，75% 的患者年龄低于 40 岁，46% 的病变发生于颈段脊髓，44% 发生于胸腰段脊髓。

二、病因与发病机制

（一）病因

髓内动静脉畸形是一种先天性疾病，对其认识以病理解剖为基础。脊髓实质内有一个或多个独立的畸形血管团，并有多支供血动脉和引流静脉。供血动脉主要由 1 支纵行的脊髓前动脉和 2 支纵行的脊髓后动脉供血，供血动脉也有可能存在多源性。

（二）发病机制

1. 出血

畸形血管破裂出血到脊髓髓内或突破至脊髓蛛网膜下腔，引起局部疼痛及急性四肢瘫痪或截瘫。

2. 盗血

盗血可引起脊髓缺血，产生神经功能障碍。

3. 脊髓压迫

畸形血管扩张，可对周围正常的脊髓组织产生压迫。

4. 静脉压升高

由于动静脉直接分流，静脉压增高，病灶周围的静脉回流受阻，组织充血水肿，可致慢性进行性脊髓软化。

5. 血栓形成

畸形血管很易引起血栓形成，继而产生脊髓缺血症状。

三、临床表现

IAVM 异常血管团和静脉曲张一般比髓周动静脉瘘小，因此患者的症状主要是血栓形成或 SAH 引起的损害，而异常血管团、畸形团内动脉瘤和静脉曲张的压迫引起的损害相对要轻。

1. 急性损害

主要由髓内动静脉畸形出血引起，高段 IAVM 可导致四肢瘫痪、呼吸困难，出血还可以向脑室蔓延，造成意识障碍，出现脑神经症状，自血液中释放的毒素也可以导致脊髓的直接损害，形成蛛网膜炎、瘢痕，继发脊髓缺血等。

2. 慢性损害

慢性损害主要是由髓内动静脉畸形的盗血作用和急速回流的静脉血对脊髓的冲击作用（即"水锤作用"），以及血管团的直接压迫、静脉栓塞等造成的。由此造成自主神经功能紊乱、躯体感觉障碍、肌力减退、肌张力增高、病理征阳性等，并可随时间而加重。

四、实验室及特殊检查

1. MRI 检查

只有很少的文献报道在 MRI 上能显示真正的髓内动静脉畸形。MRI 上能见到的血管病变位于髓内，脊髓局部扩张，供血动脉及回流静脉血管由于血流高速而显示低信号，圆形、长的及蜿蜒的流空信号。在冠状位，T_2 加权像及脑脊液的高信号中显示蛇样充盈缺损。另外，有时可见 T_1 及 T_2 加权像上显示一个低信号区，这种现象与出血后含铁血黄素残留有关。静脉高压的信号为 T_1 低信号、T_2 高信号，脊髓水肿变粗。IAVM 的并发症也很明显，在 MRI 上表现为出血后的脊髓中央空腔、髓外血肿、脊髓萎缩及科布（Cobb）综合征。

2. 脊髓血管造影

MRI 是显示动静脉畸形供应及回流血管，脊髓反应，周围结构以及可能的病变的唯一方法。但是治疗前的血管造影是必需的，同时也是检查的手段之一。该检查可以明确供应血管的数量及位置，伴随血流量，病灶范围及位置，引流静脉的数量及位置，同时还可以了解其与正常脊髓血管的吻合。

造影过程中仍需注意以下事项。①对于隐匿性血管畸形，其可能原因为病灶范围小或者自发性蛛网膜下腔出血引起血管痉挛，为提高其 DSA 显示率，须结合多种影像学表现，重点行病变段供血动脉造影，必要时短期内复查血管造影。②IAVM 的供血动脉主要由 1 支纵行的脊髓前动脉和 2 支纵行的脊髓后动脉供血，血管造影必须清楚显示供血动脉的起始与行程。由于供血动脉可能存在多源性，检查中必须做全颈、胸和腰骶段脊髓血管的选择性造影。若见脊髓前动脉供血则必须确定脊髓前动脉和畸形血管病变上方及下方的血管有无吻合，以避免误栓。③须明确 IAVM 引流静脉的多少、粗细以及迂曲程度，其引流静脉一般呈双向性，经脊髓腹侧和（或）背侧向冠状静脉丛引流，并常通过髓周静脉系统向椎旁静脉丛引流。

五、诊断与鉴别诊断

现阶段，IAVM 的诊断主要根据临床症状和脊髓动脉造影确诊，临床上须与以下疾病相鉴别。

1. 椎管狭窄

可发生于脊柱的不同部位，主要表现为受压迫神经根及脊髓支配区的运动、感觉障碍，少部分有病理征出现。可根据脊椎的 CT 及 MRI 明确诊断。

2. 椎间盘突出

大多数病变的范围较窄，局限于 1~2 个节段椎体，依靠 CT 及 MRI 可以很好鉴别。

3. 脊髓蛛网膜炎

继发于多种原因的反应性蛛网膜炎症，临床以神经根的刺激症状为主。动力学检查表现为完全性和不完全性梗阻，除详细询问病史外，脊髓造影是有价值的鉴别手段，可见神经根轴和神经根的充盈缺损，蛛网膜下腔的不定型狭窄。

六、治疗

虽然 1916 年已有脊髓血管畸形手术治疗的报道，20 世纪 60 年代末期又出现了血管内的栓塞治疗，但要做到完全根治并保留正常的脊髓功能目前仍是一个难题。

IAVM 的治疗方法主要有手术、栓塞，以及手术联合术前或术中栓塞等。对于团块状 IAVM，由于它在髓内呈紧密型生长，一般体积较小，畸形团内无神经组织，因此部分病例可以行手术切除；而对不成熟型 AVM，由于它呈弥散型生长，在 AVM 和神经组织之间没有界限，畸形团内有正常的神经组织，手术只能限于结扎或电凝接近 AVM 的供血动脉，但一般认为只结扎或电凝供血动脉只能起到短期效果，术后不仅可能因形成侧支循环而复发，而且给进一步栓塞造成困难。大多数幼稚型 AVM 和部分不能手术的团块型的 AVM 可以行栓塞治疗，栓塞治疗还可以用于术前为手术做准备。

（一）介入栓塞治疗

该方法始于 20 世纪 60 年代，目前经血管内栓塞治疗对大多数髓内血管畸形是首选方法，术前栓塞可使手术更加安全。栓塞物质有十余种，目前使用较广泛的是微粒栓塞物和液体胶。

1. 栓塞的原则

经过较安全的途径，循序渐进地减慢脊髓动静脉间的异常血流，改善脊髓功能，减少出血机会，逐渐形成血栓，最终使 AVM 完全栓塞。

2. 栓塞的指征

供血动脉扩张、弯曲度小，可直接进入畸形血管团而使插管容易，如果在 AVM 上下有正常的 ASA 或侧支循环则栓塞更为安全。

微粒栓塞的优点是可以逐步进行，安全简便，能重复或经 ASA 进行栓塞，使临床症状得以改善，并发症少。但栓塞后再通的现象很常见，尽管在影像上再通，但其临床症状比较稳定。大部分患者临床症状得以改善。

液体胶的优点是可以避免动静脉畸形栓塞后血管再通，但其缺点是可闭塞正常的血管及引起炎症反应而产生较多的并发症。

脊髓 AVM 栓塞后恢复不好的因素包括：①没有充分分析畸形团的血管构筑，使供血动脉被栓塞的同时，供应正常脊髓组织的动脉也被栓塞；②引流静脉遭到破坏或血栓形成；③脊髓出血，造成脊髓实质破坏。

（二）手术治疗

由于病变位于髓内及腹侧，单独的显微外科手术切除难度较大，直到 20 世纪 70 年代才开始有报道，如 Yasagil 在 1975 年报道了 6 例，以后 Riche、Rosenblem、Malis 等陆续报道了 30 余例。国内外报道一般切除率为 60% 左右。现在，手术前做栓塞，术中运用神经电生理监测技术，再加上显微外科技术的发展，对于保护脊髓功能、降低手术致残情况有很大帮助。

（三）综合治疗

结合血管内介入——显微手术的方法是目前髓内动静脉畸形的常用方法，全面衡量病变的范围特点，采用联合治疗方法更有利于患者的恢复。

七、预后

国内外对髓内动静脉畸形的治疗预后研究表明，单纯接受栓塞治疗的患者总有效率达 81.2%，有 8.2% 的患者治疗后效果较术前不理想。IAVM 合并动脉瘤的患者，首先对动脉瘤进行栓塞，治疗有效率达 76.9%。运用栓塞结合显微手术治疗的患者，仅有 7.4% 的患者有一过性的症状加重。

（徐京闯）

参考文献

[1] 赵继宗，王硕，张建宁，等. 神经外科学[M]. 北京：人民卫生出版社，2019.

[2] 马克·伯恩斯坦，米切尔·S. 伯杰. 神经肿瘤学[M]. 吴安华，译. 天津：天津科技翻译出版有限公司，2017.

[3] 刘如恩. 周围神经外科学[M]. 北京：人民卫生出版社，2022.

[4] 詹姆斯·文森特·伯恩. 血管内神经外科学及介入神经放射学教程[M]. 郭庚，赵元立，译. 天津：天津科技翻译出版有限公司，2021.

[5] 刘庆，唐运姣，袁健. 神经外科疾病全病程管理[M]. 北京：化学工业出版社，2022.

[6] SPETZLER R F, KALANI M Y S, NAKAJI P. 神经血管外科学[M]. 张建民，王硕，毛颖，等译. 上海：上海科学技术出版社，2020.

[7] RASLAN A M, BURCHIEL K J. 功能神经外科与神经调控[M]. 刘如恩，译. 北京：人民卫生出版社，2020.

[8] DENITA RYAN. 神经外科护理手册[M]. 徐燕，曹艳佩，郎黎薇，等译. 上海：上海科学技术出版社，2022.

[9] 纪欢欢，孟萌，侯涛. 神经外科疾病护理常规[M]. 北京：化学工业出版社，2022.

[10] 查尔斯·特奥，迈克尔·E. 萨格鲁. 神经外科锁孔手术原则与应用[M]. 张建民，译. 上海：上海科学技术出版社，2020.

[11] 刘庆良. 神经外科手术入路解剖与临床[M]. 北京：中国科学技术出版社，2018.

[12] 赵继宗. 神经外科诊疗常规[M]. 北京：中国医药科技出版社，2019.

[13] 王丽芹，纪欢欢，侯涛. 神经外科健康教育手册[M]. 北京：化学工业出版社，2021.

[14] 迈克尔·林，韦斯利·许，丹尼尔·里加蒙蒂，等. 中枢神经系统疾病放射外科治疗手册[M]. 赵国光，徐建堃，译. 天津：天津科技翻译出版有限公司，2019.

[15] 周良辅. 现代神经外科学[M]. 上海：复旦大学出版社，2021.

[16] 李勇杰. 功能神经外科学[M]. 北京：人民卫生出版社，2018.

[17] 罗伯特·W. 赫斯特. 神经介入诊断与治疗[M]. 吕明，孙勇，译. 合肥：安徽科学技术出版社，2018.

[18] 格林柏格. 神经外科手册[M]. 赵继宗，译. 苏州：江苏凤凰科学技术出版社，2017.

[19] 孙国庆，赵超，许真，等. 神经外科手术要点[M]. 北京：科学出版社，2018.

［20］凌至培，汪业汉．立体定向和功能神经外科手术学［M］．北京：人民卫生出版社，2018.

［21］孙丕通，白长川，张绪新．神经外科危重症中西医结合治疗［M］．北京：人民卫生出版社，2018.

［22］石祥恩，钱海．显微神经外科解剖与手术技术［M］．北京：科学普及出版社，2018.